核生化防护技术丛书

陈高云　刘　敏　主编

生物检验分析技术

SHENG WU JIAN YAN FEN XI JI SHU

国防工业出版社
National Defense Industry Press

内 容 简 介

本书根据近年来生物检验分析技术的研究进展,比较系统全面地阐述了当前生物检验分析技术的原理与方法,包括微生物分离培养技术、微生物形态学检验分析技术、分子生物学检验分析技术、免疫学检验分析技术、蛋白质(组)学检验分析技术、代谢学检验分析技术、流式细胞检验分析技术、生物芯片检测技术和传感器检测技术等生物检验分析主要技术。

本书内容丰富、取材新颖,重点介绍了细菌、立克次体、真菌及病毒等典型病原微生物和生物毒素的检验分析技术与方法,包括现场快速检验分析技术与方法和实验室检验分析技术与方法,充分反映了近年来生物检验分析技术的新进展及其应用。

本书可作为大专院校生物检验相关专业教学及科研人员的参考书,也可作为从事生物应急救援相关岗位科研人员和分析检验人员的参考书。

图书在版编目(CIP)数据

生物检验分析技术/陈高云,刘敏主编. —北京:
国防工业出版社,2022.9
(核生化防护技术丛书) ISBN 978 – 7 – 118 – 12562 – 7

Ⅰ.①生… Ⅱ.①陈… ②刘… Ⅲ.①生物检验
Ⅳ.①R446.1

中国版本图书馆 CIP 数据核字(2022)第 135882 号

※

(北京市海淀区紫竹院南路23号 邮政编码100048)
北京龙世杰印刷有限公司印刷
新华书店经售

*

开本 710×1000 1/16 印张 22½ 字数 395 千字
2022 年 9 月第 1 版第 1 次印刷 印数 1—1500 册 定价 135.00 元

(本书如有印装错误,我社负责调换)

国防书店:(010)88540777 书店传真:(010)88540776
发行业务:(010)88540717 发行传真:(010)88540762

主 编：陈高云　刘　敏
编 者：陈开闯　韩丽丽　韩　笑　江瑞若
　　　　罗　腾　齐秀丽　施凯环　徐　莉
　　　　夏　娴　张　岱

前 言

随着社会和科学技术的进步以及多学科的融合发展,生物检验分析技术已成为一门集物理、化学、生物、电子学、计算机及信号处理等多门学科于一体的综合性技术,是生物专业重要的研究领域之一。目前,生物检验分析技术的应用已深入人们生活的方方面面,是突发生物事件中病原微生物和毒素的检验分析、环境保护与监测、食品安全、疾病诊断以及新药开发等领域的重要技术与分析手段,在工农业生产、生物安全防护与国民经济中发挥着重要的作用。

本书共分7章。第1章绪论,简要介绍了生物检验分析基本任务、内容与要求,生物检验分析历史、现状与发展趋势;第2章主要介绍了微生物分离培养技术、微生物形态学检验分析技术、分子生物学检验分析技术、免疫学检验分析技术、蛋白质(组)学检验分析技术、代谢学检验分析技术、流式细胞检验分析技术、生物芯片检测技术和传感器检测技术等;第3~7章分别介绍了细菌、立克次体、真菌、病毒等典型病原微生物和毒素的检验分析技术与方法,包括现场快速检验分析技术与方法,以及实验室检验分析技术与方法。

本书是结合陆军防化学院生物检验分析多年的教学和科研经验,在查阅了大量的国内外参考资料的基础上编写而成的。本书以细菌、立克次体、真菌及病毒等典型病原微生物和毒素为检验分析对象,以当前生物检验分析技术研究的前沿为选材内容,全面系统地介绍了病原微生物和毒素各种检验分析技术的现状和发展趋势,力求向读者介绍各种生物检验分析技术的原理、特点、方法及其应用。本书内容广泛,理论性及系统性强,具有较高的实用价值,可作为大专院校生物检验等相关专业教学用书及科研人员的参考书,也可作为从事生物应急救援相关岗位科研人员和分析检验人员的参考书,对于学生进行毕业论文设计、论文撰写、生物检测研究也是一本很有实用价值的参考书。

本书第1章由陈高云编写;第2章中微生物分离培养技术、微生物形态学检验分析技术、分子生物学检验分析技术以及免疫学检验分析技术由韩丽丽编写,蛋白质(组)学检验分析技术、代谢学检测技术等其他检验分析技术由陈高云编写;第3章细菌的检验分析由陈高云、陈开闯编写;第4章立克次体的检验分析由江瑞若、夏娴(解放军总医院第七医学中心)编写;第5章真菌的检验分析由罗腾编写;第6章病毒的检验分析由陈开闯、施凯环、韩笑、齐秀丽、张岱(河南中医药大学第一附属医院)共同编写;第7章生物毒素的检验分析由徐莉、刘敏编写。

由于编者水平有限,书中疏漏在所难免,恳请各位读者批评指正。

编　者

2022年02月21日

目录

第1章 绪论

1.1 基本概念 2
- 1.1.1 病原微生物 2
- 1.1.2 毒素 3
- 1.1.3 生物检验分析 3
- 1.1.4 生物检验分析技术 4

1.2 生物检验分析的基本任务、内容与要求 4
- 1.2.1 生物检验分析的基本任务 4
- 1.2.2 生物检验分析的主要内容 5
- 1.2.3 生物检验分析的基本要求 7

1.3 生物检验分析历史、现状与发展趋势 8
- 1.3.1 生物检验分析技术的历史 8
- 1.3.2 生物检验分析技术的现状 9
- 1.3.3 生物检验分析技术的发展趋势 10

第2章 生物检验分析主要技术

2.1 微生物分离培养技术 22
- 2.1.1 培养原理 22
- 2.1.2 接种与培养技术 23

2.2 微生物形态学检验分析技术 31
- 2.2.1 显微镜分类及基本原理 31

2.2.2　不同显微镜检查技术的应用 ………………………………………… 33
2.3　分子生物学检验分析技术 ……………………………………………… 38
2.3.1　核酸扩增及其衍生技术 …………………………………………… 38
2.3.2　核酸测序分析技术 ………………………………………………… 40
2.3.3　核酸指纹技术 ……………………………………………………… 42
2.4　免疫学检验分析技术 …………………………………………………… 43
2.4.1　免疫学检验基本原理 ……………………………………………… 43
2.4.2　非标记免疫检验技术 ……………………………………………… 43
2.4.3　标记免疫检验技术 ………………………………………………… 50
2.5　蛋白质(组)学检验分析技术 …………………………………………… 62
2.5.1　蛋白质的理化性质 ………………………………………………… 62
2.5.2　蛋白质一级结构测定 ……………………………………………… 64
2.5.3　蛋白质高级结构分析测定 ………………………………………… 67
2.5.4　蛋白质组学检测分析技术 ………………………………………… 68
2.6　其他检验分析技术 ……………………………………………………… 70
2.6.1　代谢学检验分析技术 ……………………………………………… 70
2.6.2　流式细胞检测分析技术 …………………………………………… 72
2.6.3　生物芯片检测技术 ………………………………………………… 75
2.6.4　传感器检测分析技术 ……………………………………………… 80

第3章　细菌的检验分析

3.1　概述 ……………………………………………………………………… 88
3.1.1　细菌的形态 ………………………………………………………… 88
3.1.2　细菌的结构 ………………………………………………………… 89
3.1.3　细菌的采样对象及原则 …………………………………………… 94
3.1.4　细菌的形态学检验 ………………………………………………… 95
3.1.5　细菌的生理学检验 ………………………………………………… 100

3.2 炭疽杆菌检验分析 ········ 108
3.2.1 样品的检验程序 ········ 108
3.2.2 样品的处理 ········ 108
3.2.3 样品的分离培养 ········ 110
3.2.4 现场快速检验分析 ········ 111
3.2.5 实验室检验鉴定 ········ 114
3.2.6 患者的血清学诊断 ········ 117

3.3 鼠疫耶尔森菌 ········ 117
3.3.1 样品的检验程序 ········ 118
3.3.2 样品的处理 ········ 118
3.3.3 样品的分离培养 ········ 122
3.3.4 现场快速检验分析 ········ 123
3.3.5 实验室检验鉴定 ········ 124
3.3.6 患者的血清学鉴定 ········ 126

3.4 鼻疽杆菌 ········ 126
3.4.1 样品的检验程序 ········ 127
3.4.2 样品的处理 ········ 127
3.4.3 样品的分离培养 ········ 128
3.4.4 现场快速检验分析 ········ 128
3.4.5 实验室检验鉴定 ········ 129
3.4.6 患者的血清学诊断 ········ 129

3.5 类鼻疽杆菌 ········ 130
3.5.1 样品的检验程序 ········ 130
3.5.2 样品的处理 ········ 131
3.5.3 样品的分离培养 ········ 131
3.5.4 现场快速检验分析 ········ 132
3.5.5 实验室检验鉴定 ········ 132

3.5.6 患者的血清学诊断 ··· 135
3.6 霍乱弧菌 ·· 136
3.6.1 样品的检验程序 ··· 137
3.6.2 样品的处理 ··· 138
3.6.3 样品的分离培养 ··· 138
3.6.4 现场快速检验分析 ·· 139
3.6.5 实验室检验鉴定 ··· 140
3.6.6 血清学鉴定 ··· 146
3.7 土拉杆菌 ·· 147
3.7.1 检验程序 ··· 147
3.7.2 样品的处理 ··· 148
3.7.3 样品的分离培养 ··· 149
3.7.4 现场快速检验分析 ·· 149
3.7.5 实验室检验鉴定 ··· 150
3.7.6 血清学鉴定 ··· 151

第4章 立克次体的检验分析

4.1 概述 ·· 154
4.1.1 生物学特性 ··· 154
4.1.2 致病性和免疫性 ··· 156
4.1.3 微生物学检验 ·· 156
4.1.4 防治原则 ··· 157
4.2 立氏立克次体检验分析 ·· 158
4.2.1 样品的检验程序 ··· 158
4.2.2 样本的处理 ··· 159
4.2.3 样本的分离培养 ··· 160
4.2.4 现场快速检验分析 ·· 162

- 4.2.5 实验室检验鉴定 ……………………………………………………… 163
- 4.2.6 患者血清学检验 ……………………………………………………… 167

4.3 普氏立克次体检验分析 ……………………………………………………… 169
- 4.3.1 样品的检验程序 ……………………………………………………… 169
- 4.3.2 样本的处理 …………………………………………………………… 169
- 4.3.3 样本的分离培养 ……………………………………………………… 171
- 4.3.4 现场快速检验分析 …………………………………………………… 173
- 4.3.5 实验室检验鉴定 ……………………………………………………… 173
- 4.3.6 患者血清学试验 ……………………………………………………… 177

4.4 贝氏柯克斯体检验分析 ……………………………………………………… 178
- 4.4.1 样品的检验程序 ……………………………………………………… 178
- 4.4.2 样本的处理 …………………………………………………………… 179
- 4.4.3 样本的分离培养 ……………………………………………………… 179
- 4.4.4 现场快速检验分析 …………………………………………………… 181
- 4.4.5 实验室检验鉴定 ……………………………………………………… 183
- 4.4.6 患者血清学检验 ……………………………………………………… 185

第5章 真菌的检验分析

5.1 概述 …………………………………………………………………………… 186
- 5.1.1 形态与结构 …………………………………………………………… 186
- 5.1.2 真菌的繁殖与培养 …………………………………………………… 188
- 5.1.3 真菌的抵抗力 ………………………………………………………… 189
- 5.1.4 真菌感染 ……………………………………………………………… 189
- 5.1.5 真菌免疫 ……………………………………………………………… 190

5.2 厌酷球孢子菌检验分析 ……………………………………………………… 191
- 5.2.1 样品的检验程序 ……………………………………………………… 192
- 5.2.2 样品的处理 …………………………………………………………… 192

5.2.3 样品的分离培养	192
5.2.4 实验室检验鉴定	193
5.2.5 患者的血清学诊断	194

5.3 荚膜组织胞浆菌检验分析 194

5.3.1 样品的检验程序	195
5.3.2 样品的处理	195
5.3.3 样品的分离培养	196
5.3.4 实验室检验鉴定	196
5.3.5 患者的血清学诊断	196

第 6 章 病毒的检验分析

6.1 概述 198

6.1.1 病毒大小与形态	199
6.1.2 病毒的结构与化学组成	199
6.1.3 病毒的增殖	200
6.1.4 病毒的分类	202
6.1.5 病毒的鉴定	202

6.2 天花病毒检验分析 205

6.2.1 样品的检验程序	205
6.2.2 样品的处理	205
6.2.3 鸡胚与动物接种	207
6.2.4 病毒的分离培养	207
6.2.5 实验室检验鉴定	208
6.2.6 患者血清学诊断	209

6.3 汉坦病毒检验分析 209

6.3.1 样品的检验程序	210
6.3.2 样品的处理	211

目录

  6.3.3 鸡胚与动物接种 ………………………………………………… 211
  6.3.4 病毒的分离培养 ………………………………………………… 212
  6.3.5 现场快速检验分析 ……………………………………………… 212
  6.3.6 实验室检验鉴定 ………………………………………………… 213
  6.3.7 患者的血清学诊断 ……………………………………………… 214
 6.4 黄热病毒检验分析 ……………………………………………………… 215
  6.4.1 样品的检验程序 ………………………………………………… 215
  6.4.2 样品的处理 ……………………………………………………… 215
  6.4.3 鸡胚与动物接种 ………………………………………………… 217
  6.4.4 病毒的分离培养 ………………………………………………… 217
  6.4.5 实验室检验鉴定 ………………………………………………… 218
  6.4.6 血清学诊断 ……………………………………………………… 219
 6.5 埃博拉病毒检验分析 …………………………………………………… 221
  6.5.1 样品的检验程序 ………………………………………………… 221
  6.5.2 样本处理 ………………………………………………………… 222
  6.5.3 鸡胚与动物接种 ………………………………………………… 223
  6.5.4 病毒分离培养 …………………………………………………… 226
  6.5.5 现场快速检验分析 ……………………………………………… 227
  6.5.6 实验室检验鉴定 ………………………………………………… 229
  6.5.7 患者的血清学鉴定 ……………………………………………… 232
 6.6 新冠病毒检验分析 ……………………………………………………… 233
  6.6.1 样品检测程序 …………………………………………………… 234
  6.6.2 样品的处理 ……………………………………………………… 234
  6.6.3 分离培养 ………………………………………………………… 236
  6.6.4 现场快速检验分析 ……………………………………………… 236
  6.6.5 实验室检验鉴定 ………………………………………………… 237
  6.6.6 血清学诊断 ……………………………………………………… 245

第7章 生物毒素的检验分析

7.1 概述 ········· 248
7.1.1 毒素的基本类型 ········· 248
7.1.2 常用检验程序与方法 ········· 250

7.2 β-银环蛇毒素检验分析 ········· 252
7.2.1 样品的处理 ········· 253
7.2.2 现场快速检验分析 ········· 253
7.2.3 实验室检验分析 ········· 254

7.3 A型肉毒毒素检验分析 ········· 256
7.3.1 样品的处理 ········· 257
7.3.2 现场快速检验分析 ········· 257
7.3.3 实验室检验分析 ········· 258
7.3.4 其他检验方法 ········· 263

7.4 B型金黄色葡萄球菌肠毒素检验分析 ········· 264
7.4.1 样品的处理 ········· 265
7.4.2 现场快速检验分析 ········· 265
7.4.3 实验室检验分析 ········· 266

7.5 蓖麻毒素检验分析 ········· 270
7.5.1 样品的处理 ········· 271
7.5.2 现场快速检验分析法 ········· 271
7.5.3 实验室检验分析 ········· 272

7.6 T-2毒素检验分析 ········· 277
7.6.1 样品的处理 ········· 278
7.6.2 现场快速检验分析 ········· 278
7.6.3 实验室检验分析 ········· 279

附 录

附录1　常用培养基 …………………………………………………… 284

附录2　生物事件的分级 ……………………………………………… 288

附录3　生物危险源的分类 …………………………………………… 289

附录4　生物安全相关法律法规 ……………………………………… 292

附录5　病原微生物实验室生物安全管理条例 ……………………… 309

附录6　生物安全实验室分级与技术指标 …………………………… 323

参考文献 ………………………………………………………………… 325

第1章
绪 论

近年来,生物恐怖事件和突发生物事件发生呈上升趋势,如2001年的炭疽邮件事件、2002年的SARS、2009年的甲型H1N1事件以及2019年的SARS-CoV-2突发传染病疫情。截至2022年3月21日,波及全球的新型冠状病毒疫情(Corona Virus Disease 2019,简称COVID-2019),已经造成4.71亿余人感染,609.9万余人死亡。大力发展生物检验分析能力,能够提高保障国家生物安全和人民生命财产的能力,最大程度地减少突发生物事件及其造成的损害。

生物检验分析技术是突发生物事件和生物恐怖事件中未知病原体和毒素检验分析的重要内容之一。生物检验分析的对象主要是病原微生物和毒素,以病原微生物和流行病学为基础,借助免疫学、现代分子生物学以及传感器和生物芯片等其他分析技术,对现场样品(人、动物、媒介生物等血液样品或者空气、水源、土壤、物体表面等环境样品)进行检验分析,确定致病微生物或毒素的种类和浓度,追溯病原微生物(或毒素)的来源,监测和预测其变迁。

生物检验分析包括现场快速生物检验分析和实验室生物检验分析。生物检验分析技术主要包括微生物分离培养技术、微生物形态学检验技术、生理生化特征检验技术、免疫血清学检验技术、分子生物学检验技术、蛋白质(组)学检验分析技术、流式细胞检验分析技术、生物芯片检测技术和传感器检测技术等,能够从微生物的群体(菌落)水平、个体(细胞)水平和分子水平进行准确的定性和定量分析,为制定控制对策和预防措施提供依据。

1.1 基本概念

1.1.1 病原微生物

病原微生物是指可以侵入人体,引起感染甚至传染的微生物,又称病原体,主要包括细菌(bacterium)、真菌(fungus)、病毒(virus)、支原体(mycoplasma)、衣原体(chlamydia)等,其中以病毒和细菌的危害性最大。科学家将病原微生物主要分为3类,即非细胞型微生物、原核细胞型微生物和真核细胞型微生物等。

1. 非细胞型微生物

非细胞型微生物(acellularmicroorganism)无细胞结构,必须寄生于活的易感细胞内生长繁殖。例如,病毒、亚病毒(subvirus)和朊粒(prion)等,是微生物中最小的一类,没有典型的细胞结构,没有产生能量的酶系统,只能在活的敏感细胞内增殖。

2. 原核细胞型微生物

原核细胞型微生物(prokaryoticmicroorganism)由单细胞组成,细胞核分化程度低,无核膜、核仁,染色体为裸露的 DNA 分子,胞浆中缺乏完整的细胞器。此类微生物包括细菌、支原体、衣原体、立克次体、螺旋体、放线菌、真细菌(eubacterium)和古细菌(archabacterium)等,这类微生物的原始核心裸 DNA 团块结构,无核膜、核仁,细胞器很不完善,只有核糖体。

3. 真核细胞型微生物

真核细胞型微生物(eukaryoticmicroorgan – ism)有核膜、核仁和染色体,胞浆内有完整的细胞器。此类微生物有真菌。真菌、黏菌和藻类属于这种类型。细胞核分化程度高,有核膜和核仁,细胞器完整。

微生物(microorganism,microbe)是一群体形微小(小于 0.1mm)、结构简单、人肉眼不能直接看清,必须借助光学显微镜或电子显微镜才能观察到的微小生物。微生物在自然界的分布极为广泛,但是只有部分微生物可以侵犯人体引起疾病,这些微生物即是病原微生物或者病原体,病原微生物与人类之间进行着长期而复杂的斗争,病原微生物通过不断繁殖、变异和进化,增强自己的毒力或者致病力,人类则通过机体强大的免疫系统消灭、排出、战胜病原微生物。

1.1.2 毒素

毒素(toxin)是指生物体所产生出来的毒物,极少量即可引起任何动物中毒的物质,这些物质通常是会干扰生物体中其他大分子作用的蛋白质,如蓖麻毒蛋白等。生物毒素按其来源可分为动物毒素、植物毒素、微生物毒素、海洋生物毒素;按照其化学成分的性质可以分为蛋白质毒素、生物碱类毒素、生物胺、萜烯、甾配糖体类等。

动物毒素。来源于动物的生物毒素,包括蜂毒、蜘蛛毒等。

植物毒素。来源于植物的生物毒素,主要包括非蛋白质氨基酸(刀豆氨酸、β-氰基丙氨酸等)、生物碱、蛋白质毒素(相思子毒素、蓖麻毒素、蛋白酶抑制剂和植物凝集素)、不含氮毒素(萜类化合物、银杏酸等)和生氰糖苷类毒素(生氰单糖苷、生氰二糖苷等)等五大类。许多动物毒素可以作为杀虫剂、杀草剂、天然植物激素等。其中蓖麻毒素(ricin toxin, RT)和相思子毒素(abrin toxin, AT)是联合国生物武器核查清单中唯一的两种植物蛋白毒素,也是本书重点关注的毒素。

微生物毒素。微生物源毒素是危害性较大的生物毒素,主要包括小分子类的霉菌毒素、蛋白质类毒素、脂多糖内毒素等。细菌外毒素是细菌分泌到菌体外的毒素,如金黄色葡萄球菌肠毒素、肉毒毒素、白喉毒素、破伤风毒素、产气荚膜梭菌神经毒素等,细菌外毒素主要是蛋白质,大部分是革兰氏阳性菌外毒素,少数是革兰氏阴性菌毒素,如鼠疫耶尔森氏菌鼠疫毒素、霍乱弧菌肠毒素、痢疾志贺氏菌神经毒素、百日咳博德特氏菌百日咳毒素等。细菌内毒素是革兰氏阴性菌细胞壁上的脂多糖。金黄色葡萄球菌肠毒素、肉毒毒素是本书重点关注的毒素。

海洋生物毒素。海洋生物毒素绝大部分仅为海洋生物所特有,大部分属于非蛋白质类的小分子化合物,其结构特征、物理性质及其作用机理均有很大的区别,也有部分肽类毒素。

1.1.3 生物检验分析

生物检验即为查明微生物(或毒素)种类及浓度,对获取的微生物样品进行的检验,包括样品处理、初步检验、分离培养和系统生物学鉴定等。及时、快速检验病原微生物(或毒素),对突发生物事件尽快做出预警,确定生物袭击病原微生物(毒素)种类,是生物袭击危害后果控制和消除的关键。明确毒素种类是正确隔离治疗、对污染区进行管理的必要前提。明确病原微生物(或毒素)种类有利于指导处置对策、资源筹措与使用,可以集中有限的资源尽可能减少潜在的、灾难性损失。明确病原微生物(或毒素)种类,分析其生物特性,对追溯病原微生物(或毒素)来源具有重要的意义。

1.1.4 生物检验分析技术

生物检验分析技术是利用生物检验分析器材,对样品中病原微生物(或毒素)的种类和浓度等进行技术分析和检定。生物检验分析技术是伴随科学技术的发展而发展的,目前主要包括微生物分离培养技术、微生物形态学检验技术、生理生化特征检验技术、免疫血清学检验技术、分子生物学检验技术、蛋白质(组)学检验分析技术、流式细胞检验分析技术、生物芯片检测技术和传感器检测技术等,能够从微生物的群体(菌落)水平、个体(细胞)水平和分子水平进行准确的定性和定量分析。

生物检验分析技术主要有生物样品处理技术、现场快速检验技术和实验室检验分析技术。生物样品处理是指利用现场样品处理器材,对采集的可疑原微生物(毒素)样品包括沾染物和媒介生物等进行样品的分离、纯化和浓缩。样品处理过程中需要避免原微生物的死亡或丧失活性;同时还要对样品进行合理的抗杂菌干扰处理,根据检验装备器材的具体要求制备检验用样品,并尽可能迅速实施检验。

1.2 生物检验分析的基本任务、内容与要求

1.2.1 生物检验分析的基本任务

生物检验分析的任务有以下几个。

(1) 从人、动物、媒介生物等血液样品或者空气、水源、土壤、物体表面等环

境样品中,分离并检测致病微生物(或毒素),对其种类、浓度及其特征进行现场快速检验分析或系统生物学鉴定(或结构鉴定)等,为制定控制对策和预防措施提供依据。

(2)迅速查明突发生物事件病原微生物(或毒素)的种类、污染范围和危害程度,了解和掌握突发生物事件影响的有关信息,监测报知病原微生物(或毒素)毒素的到达和通过,使被保障地域人员及时、正确地进行防护,为制定控制对策和预防措施提供依据。

(3)依据国家标准(或规范)所确定的微生物学(或毒素)指标,对食品、水源等相关产品的微生物(或毒素)污染情况进行检测分析,为制定管理措施以及建立法令法规提供科学依据。

1.2.2 生物检验分析的主要内容

1. 细菌性病原体检验分析

细菌性病原体检验分析主要是传染病疫源检验分析,环境、食品和健康相关品(空气、水源、土壤、物体表面等样品)检验分析以及国境口岸检验分析。细菌性病原体检验分析为细菌的分离培养与观察、形态结构观察、生化反应检查、细菌毒素检测、细菌数量测定、L-型细菌检查和血清学检验等内容,包括现场快速检验分析和实验室检验分析。细菌性病原体检验分析具体内容和程序如下。

(1)细菌学病原体形态学检查。

(2)细菌学病原体生长特性。

(3)细菌学病原体生物化学试验。

(4)细菌学病原体抗原构造及血清学诊断。

(5)噬菌体及药物敏感试验。

(6)毒力测定及动物试验。

2. 立克次体病原体检验分析

立克次体是一类微小的杆状或球状的革兰氏阴性菌,除极少数外均为严格细胞内寄生的原核细胞型微生物。立克次体病原体检验分析的主要程序和内容如下。

（1）样本的采集。立克次体病样本的采集原体主要包括空气、水源、土壤和物体表面等环境样品,以及活检或尸检材料以及患者血液样本。

（2）样本的直接检查。主要包括免疫荧光检测和核酸检测等。

（3）分离培养。主要包括动物接种、检验分析以及分离株的繁殖和保存。

（4）抗体检测。主要包括外斐反应、酶联免疫吸附试验、间接免疫荧光试验、间接血凝试验以及微量凝集试验等。

3. 真菌性病原体检验分析

与细菌相比,真菌在传染性、传播途径、致病性以及环境污染等方面有着显著区别。真菌性病原体检验分析的主要程序和内容如下。

（1）真菌性病原体形态学检查。主要包括直接镜检和染色镜检。

（2）真菌性病原体的培养。主要包括试管培养、大培养和小培养以及生长现象分析等。

（3）药物敏感试验。

（4）真菌性病原体的非培养检验分析。主要包括真菌在 G 试验、GM 试验、免疫学以及分子生物学等非培养型检验分析。

4. 病毒性病原体检验分析

病毒性病原体检验分析可以分为直接检验分析和间接检验分析两种类型。直接检验分析主要是对样品中或细胞培养物中(病毒)特定微生物的核酸、蛋白质、脂肪酸、代谢组分等进行检测,或者通过显微镜或者电子显微镜等对微生物的形态结构进行观测,直接显示特定微生物的存在;间接检验分析主要通过血清学试验进行检验分析。病毒学检验通常需要分型,并对其进行病毒的变异分析,通常需要获得大量纯种病毒,即进行病毒的分离培养、纯化和保存技术的应用。而且病毒性病原体检验除了需要定性检验外,还往往需要对其进行定量研究,由于标本来源不仅仅有患者,还包括环境、食品和健康相关品,因此样本需要对病毒进行富集。

（1）病毒性病原体形态学检查。除了痘病毒在光学显微镜下勉强可见外,多数病毒需要借助电子显微镜才能观察得到。光学显微镜一般用于观察有些病毒在宿主细胞内增殖后,在细胞质内或者细胞核内出现的包涵体。

细胞质内包涵体的检测:在细胞质中复制装配的病毒主要是 RNA 病毒,能够产生细胞质内包涵体,如狂犬病病毒等。

细胞核内包涵体的检测:细胞核内包涵体是指有些病毒在宿主细胞核内复制、装配,并在核内产生的包涵体,如单纯疱疹病毒、水痘带状疱疹病毒等。

(2)病毒性病原体的培养。病毒是严格细胞内寄生的微生物,必须利用活细胞进行培养,主要包括病毒响应种类对应的细胞、鸡胚以及敏感动物进行病毒的培养。

(3)病毒性病原体的鉴定。其主要包括病毒在培养细胞中增殖指标进行鉴定、病毒感染性测定和病毒数量的测定以及免疫学和分子生物学等非培养型检验鉴定。

(4)病毒性病原体理化研究及保存。病毒保存是病毒检验分析中一个重要的环节,长期保持病毒的感染性和抗原性,使其不发生变异,是病毒学研究的必要条件。病毒性病原体结构复杂,各类型病毒理化性质存在差异,因此需要加入保护剂保存病毒,以便研究该病毒的性质。

5. 毒素检验分析

生物毒素按其来源,可分为动物毒素、植物毒素、微生物毒素、海洋生物毒素。毒素的检验分析内容主要如下。

(1)样品的处理。

(2)毒素的检验分析。毒素的检验分析主要包括免疫学检验分析、核酸和基因检验分析、自动化检测、家兔热原试验、鲎试验等,常见的有现场快速检验分析和实验室系统检验分析。

1.2.3 生物检验分析的基本要求

在完成生物检验分析任务时,必须做到准确、快速、灵敏、简便。

1. 准确

准确是生物检验分析总要求中的核心内容。包括:准确地查明生物袭击(或生物突发事件)的事实;准确地判断病原微生物(或毒素)的种类、浓度、污染程度和范围;准确地监测病原微生物(或毒素)的变化情况。若病原微生物(或毒素)未查明,保障人员不能采取相应的防护措施,则会引起人员大量伤亡。若因检验分析方法不当、技术水平不高、干扰未能排除,对生物袭击(或生物突发事件)情况造成误判,也就不能采取适当的防护、消毒、急救措施,甚至会引起人力、物力不必要的浪费。

2. 快速

快速是完成生物检验分析任务的基本要求。在生物袭击(或生物突发事件)中,高致病性、高传染性、高毒性战剂在瞬间可迅速造成大面积、高浓度的污染区域,会很快对人员造成感染和伤害。必须要快速发现、快速检验分析、快速上报、快速采取相应的措施。所以,提高生物检验分析的速度是采取措施的中心问题。

3. 灵敏

灵敏是指所采用的方法能检验分析出或报知病原微生物(或毒素)引起感染和中毒的最低浓度或密度。在确定解除防护时机以及判断水源、食品等能否使用时,均要求检验分析方法有一定的灵敏度;否则会造成人、畜的伤亡。这不仅要求所选用灵敏度较高的检验分析方法,而且对仪器设备的操作要准确,检验分析技术要熟练。

4. 简便

简便是对生物检验分析、报警器材而言,要求结构简单、操作方便、便于维修、成本低廉,如免疫胶体金快速检验分析试纸条、上转换发光快速检测系统以及生物传感器等均可以达到该要求。

随着生命科学技术和传感器技术的迅猛发展,顺利完成生物检验分析任务的前提是实现生物检验分析的信息化,从而对生物检验分析技术提出了更高的要求,除做到上述基本要求外,还必须满足生物监测预警的需求,并且能够把突发生物信息通过通信和数传直接传输到指挥系统。

1.3 生物检验分析历史、现状与发展趋势

1.3.1 生物检验分析技术的历史

17世纪,荷兰人列文虎克自制的显微镜观察到了微生物的存在,发现了球形、杆形和螺旋形的细菌,并对其形态进行了描述,为微生物学的发展奠定了基

础,也是微生物试验研究阶段的开始标志。随后,被誉为"微生物学之父"的法国学者巴斯德用试验证明了有机物的腐败是由微生物的发酵所引起的。微生物学创始人之一——德国的乡村医生柯赫(Koch),从患炭疽的动物血液中成功分离出了炭疽杆菌(anthrax),并对炭疽杆菌进行了深入的分析研究,他的经典试验被誉为柯赫定理,主要内容如下。

(1) 在患同样疾病的动物体内可分离得到同一病原微生物。

(2) 这种病原微生物(病原菌)可在体外获得纯培养。

(3) 将纯培养接种易感动物可发生相同疾病。

(4) 从人工感染的试验动物体内可重新分离到该病原微生物的纯培养。

1882年,柯赫发现了结核杆菌(Tubercle bacilli),后来,柯赫创立了染色方法和试验性动物感染方法,建立了微生物的纯培养技术,并为发现各种病原微生物提供了试验手段,在柯赫定理的指导下,人们相继分离出了许多细菌性疾病的病原体。

1892年,俄国科学家伊万诺夫斯基发现了烟草花叶病毒,开启了病毒学的研究。20世纪以来,随着电子显微镜的问世,应用电子显微镜、组织培养以及超速离心等技术,病毒学的试验研究迅速发展起来,生物检验分析技术也随着生命科学技术的发展而迅速发展。

1.3.2 生物检验分析技术的现状

随着近年来科学的不断发展,病原微生物和毒素检验分析技术有了很大的变化。当前细菌的分类和检验分析更侧重于用基因型方法分析待检菌的遗传性特征,随着分子生物学技术和传感器技术的快速发展,可将病原微生物和毒素的检测提升到皮克量级水平;随着试剂盒的商品化和生化分析仪器的自动化、智能化发展,微生物常规检验分析的时间大大缩短。病原微生物和毒素的检验分析技术正不断向着更快速、更准确、更灵敏、更简便的方向发展。

随着技术的发展和现场生物检验分析需求的日趋迫切,许多生物病原体检测技术和仪器纷纷涌现,目前生物检验分析技术主要有微生物分离培养技术、微生物形态学检验技术、生理生化特征检验技术、免疫血清学检验技术、分子生物学检验技术、蛋白质(组)学检验分析技术、脂肪酸检验分析技术、流式细胞检验分析技术、生物粒子光学检测技术、生物芯片检测技术和传感器检测技术等。

生物检验分析主要技术将在第 2 章做详细介绍。

1.3.3 生物检验分析技术的发展趋势

伴随生物检验分析技术的快速发展,突发公共卫生事件处置与生物恐怖中未知病原微生物的大量筛查的实际需求,使生物检验分析技术由当前敏感性、特异性、样品耐受性等检测性能的基本要求,正向检测性能与操作性能(便携、快速、简单)多重生物检测的方向发展。

1. DNA 条形码技术

DNA 条形码是指生物体内能够代表该物种的、标准的、有足够变异的、易扩增且相对较短的 DNA 片段,DNA 条形码技术是通过 DNA 序列对物种进行快速、准确识别的技术。该技术为研究物种的遗传变异、进化规律、系统发育以及生物多样性等提供理论依据。利用 DNA 条形码技术鉴定物种及物种间亲缘关系,修改已有的分类学结论等。由于该技术具有利用生物种群中的某些遗传保守性很强的 DNA 片段进行物种鉴定和亲缘关系的定位,了解其分支来源,甚至可以预知其进化方向等,使其成为近年来生物检验分析技术研究的热点之一。

自 2011 年 8 月美国生态学会会议以来,DNA 条形码已经成为生物检验分析技术的重要工具,DNA 条形码是一个特定的 DNA 片段序列,拥有足够的可变性,以确定物种种类。在发现一种未知物种或者物种的一部分时,研究人员便描绘其组织的 DNA 条形码,而后与国际数据库内的其他条形码进行比对。如果与其中一个相匹配,研究人员便可确认这一物种的身份。

DNA 条形码技术所应用的分子生物学技术并不复杂,主要工作流程包括样品采集、DNA 提取、设计和合成通用引物、选引物、优化反应条件进行 PCR 扩增、PCR 产物的纯化、序列测定和分析,即通过对一组来自不同生物个体的约 800bp 同源 DNA 序列进行扩增和测序,随后对测得的序列进行比对分析,从而将某个体定位到某个分类群中。DNA 条形码技术的突出优点有以下几个。

(1)准确、客观、可靠。特定的物种的 DNA 序列信息是特定的,而形态学鉴别特征会因趋同和变异导致物种的鉴定误差,但是DNA条形码技术是利用碱基组成的序列使物种进行数字化检验分析。这种技术相对于表形标记鉴定等方法,具有更加准确、客观、可靠的特点。

(2)操作简便。DNA条形码技术是机械重复的,只需设计一套简单的试验方案,经过简单的培训即可操作。

(3)信息量大。DNA条形码技术能够建立DNA条形码数据库,可单次快速鉴定大量样本。分类学家新的研究成果将不断地加入数据库,成为永久性资料,从而推动分类学更加快速、深入地发展。

(4)不受物种的限制。一个标准DNA条形码数据库建立之后,就可以对各个物种进行检验分析,不限于濒危物种、土著物种或入侵种等。

(5)不受发育过程和个体形态特征影响。以DNA序列为检测对象,其在个体发育过程中不会改变。同种生物不同生长时期的DNA序列信息是相同的,即经过加工,虽然形态发生变化,但DNA序列信息不会改变,较之传统方法,扩大了检测样本范围;同时,样本部分受损也不会影响识别结果。

(6)可以鉴定出许多群体中普遍存在的隐存分类单元。

2. NASBA、RPA、LAMP、CPA及酶促重组等温扩增检验分析技术

1)NASBA等温扩增检验分析技术

依赖核酸序列的扩增(nucleic acid sequence based amplification,NASBA)技术是一种扩增RNA的新技术是由一对引物介导的、连续均一的、体外特异核苷酸序列等温扩增的技术。反应在42℃进行,可以在2h左右将模板RNA扩增$10^9 \sim 10^{12}$倍,不需特殊的仪器。NASBA已经广泛应用于细菌、病毒等多种病原微生物的检验分析中。

NABSA技术整个反应分为非循环相和循环相。在非循环相中,引物P1与模板RNA退火,AMV反转录酶催化合成一条cDNA链,形成RNA-DNA杂交链,RNaseH水解RNA,留下一条单链DNA。随后引物P2与DNA链的5′末端结合,AMV反转录酶催化合成第二条DNA链。T7 RNA聚合酶识别双链DNA中的启动子区,使DNA转录为RNA,每一分子模板可产生100个复制的RNA。新合成的RNA进入循环相成为反转录模板。它们与引物P2结合,由AMV反转录酶催化合成DNA链,RNaseH水解RNA,留下一条单链DNA,引物P1退火,反转录酶再催化合成一条新的含有 T7 RNA 聚合酶启动子的 DNA 片段,T7 RNA 聚合酶再以此 DNA 为模板合成 RNA,如此循环使得 RNA 的复制份数被不断增大。

NASBA 技术的引物 P1 长约 45bp,其 3′末端大约 20bp 且与模板的 3′末端互补,5′末端含有能被 T7 RNA 聚合酶识别的启动子序列。引物 P2 长约 20bp 且序列与模板的 5′末端一致。扩增产物检测方法有以下两种。

(1) 直接检测法。反应产物可以直接在琼脂糖甲醛变性凝胶上电泳,染色后在紫外灯下观察。直接检测法只能初步检测反应产物,如果进一步鉴定反应产物还需要结合限制性酶内切位点以及 Northern – blot 分析等其他检验分析方法。

(2) 荧光检测法。NASBA 技术可以运用分子信标(molecular beacon)进行实时监测。分子信标呈茎环结构(一般长 18~25nt),其中环序列是与靶核酸互补的探针,通常在信标 5′末端标记 FAM 荧光、3′末端标记 4 – 二甲胺基苯基偶氮苯甲酸作为通用淬灭剂。如果无靶序列存在,分子信标茎部的荧光分子与淬灭分子非常接近(7~10nm),会发生荧光共振能量转移,发出的荧光被淬灭分子吸收并散发,此时无法检测到荧光信号。与目标杂交时,分子信标的环序列与靶序列能够发生特异性结合,淬灭分子无法吸收荧光分子发出的荧光,能够检测到荧光信号。用不同的荧光基团标记分子信标,使得在一个反应中扩增和实时检测不同的目标 RNA,在一个反应中检测多个分析物的能力突出了实时 NASBA 技术比其他等温扩增方法的优势。

NASBA 技术的优势如下。

(1) 操作简便。不需要经过热变性、温度循环的过程,不需特殊的仪器。

(2) 特异性强。由于上游引物的 5′端具有 T7 RNA 聚合酶启动子序列,双链 DNA 不被扩增,而该方法使用的模板和反应的产物都是 RNA,结果不受环境中其他 DNA 的影响,而且,由于反应不需高温变性,所以不受到双链 DNA、肝素、EDTA 以及血红蛋白等污染的影响,更适用于土壤、粪便、血液、动物源性食品、水源、物体表面等样品的直接检测。

(3) 扩增效率高。将 DNA 模板扩至 10^9 倍 PCR 技术需要约 20 个循环,而 NASBA 技术只需 4~5 个循环;2×10^{13} 分子的全长 RNA 采用 NASBA 技术 2h 左

右合成的 RNA 量达 1.3μg。因此,与 PCR 技术相比,NASBA 技术能用较少的循环扩增出大量的目的基因。

(4) 保真度高。NASBA 的反应时间很短,酶促反应中核苷酸错配的概率大大降低,因此转录更加忠实于模板。

NASBA 技术在已成功应用于生物恐怖病原菌,如人副流感病毒、肠炎沙门菌、鼠伤寒沙门菌、副溶血性弧菌的检验分析。

2) RPA 等温扩增检验分析技术

重组聚合酶扩增(recombinase polymerase amplification,RPA)技术是一种等温扩增技术。首先,重组蛋白酶(如 T4 uvs X)在辅助因子 uvs Y 的协助下与上下游引物形成酶-引物复合体,在双链 DNA 中寻找结合位点,复合物在模板上定位后直接启动链交换反应,形成 D 状环。单链结合蛋白,结合被置换的 DNA 链,防止引物解离;其次,重组酶 uvs X 解离后引物的 3′端暴露,被链置换 DNA 聚合酶识别进行链延伸,形成新的互补链;最后,在链置换 DNA 聚合酶系的协同作用下,开始特异性片段的扩增过程,30min 内就可以将靶序列扩增到 10^{12} 数量级,达到检测水平。扩增产物检测方法如下。

(1) 琼脂糖凝胶电泳检测法。琼脂糖凝胶电泳对扩增结果进行检测,这是最简单的检测方法,灵敏度较高;缺点是检测时间增加了,而且 RPA 的扩增产物需要纯化后才能进行电泳。

(2) 探针法 RPA 检测法。该检测法的核心是设计 exo 探针(根据酶的名称进行命名),该法是目前最常见的检测方法,优点是灵敏度、特异性较高,反应时间较短(20min 以内);但需要荧光 PCR 仪等仪器进行实时荧光采集。

(3) 侧流层析试纸条 RPA 检测法。该法适用于资源缺乏或非实验室环境,主要用于定性和半定量检测。这一方法结合了分子杂交技术、免疫技术和胶体金标记技术,利用双抗体夹心法的工作原理,快速检测 RPA 扩增产物。检测结果是试纸条上显示的肉眼可观察的红色条带,直观观察,非专业人员也可完成,非常适用于野外现场快速检验分析。

RPA 等温扩增检验分析技术的优势如下。

(1) 灵敏度高。RPA 技术从单个模板分子等温扩增可得到大约 10^{12} 数量级的扩增产物,在较短的反应时间内保持了高灵敏性。

(2) 成本低。RPA 是一种新的等温扩增技术,RPA 反应在常温下(37～42℃),操作过程没有复杂的要求,不需要昂贵的温度循环设备,降低了成本。

(3) 省时。整个反应过程在 10～20min 内即可完成,且不需要变性,从而实现了快速核酸检测。

RPA 等温扩增检验分析技术自 2014 年以来已经成功地实现了生物恐怖病原菌检测,如布鲁氏菌、大肠埃希菌、肺炎克雷伯菌、奇异变形杆菌、铜绿假单胞菌和粪肠球菌、人类诺如病毒、支原体等。

3) LAMP 等温扩增检验分析技术

LAMP 等温扩增技术于 2000 年由日本学者 Notomi 等提出,该方法在 60～65℃条件下进行,利用 4 条引物和具有链置换功能的嗜热脂肪芽孢杆菌 DNA 聚合酶(DNA polymerase of Bacillus stearothermophilus,BstDNA 聚合酶)。LAMP 反应中需要 4～6 个引物,这些引物特异性地识别模板 DNA 的 6～8 个区间。在每套 LAMP 的引物中,包括两个外部引物(F3 和 B3)、两个内部引物(FIP 和 BIP)以及两个环导引物(Loop F 和 Loop B)。外部引物与 PCR 引物类似,而内部引物则含有两段序列(图 1.1)。其反应过程如下。

(1) 内部引物结合靶基因,在 BstDNA 聚合酶的作用下延伸形成双链。外部引物与双链 DNA 的 5′端结合,在一端形成环状结构。另一端经过同样过程,两端均为环状的哑铃结构。

(2) 哑铃结构的单链 DNA 具有模板与引物的双重功能,也能在 Bst DNA 聚合酶的催化作用下反应延伸。

(3) 内部引物也能与环状结构相结合,在酶的作用下进行延伸。

LAMP 的优点为特异性高和灵敏度高;扩增产物可通过电泳、电化学传感器、横向流动试纸条等方法判定结果。LAM 等温扩增检验分析技术可用于病原体的检测,如金黄色葡萄球菌、O157:H7 型大肠杆菌、人乳头瘤病毒等。

4) CPA 等温扩增检验分析技术

交叉引物等温扩增(crossing priming amplification,CPA)技术在 63℃左右进行,依赖 Bst DNA 聚合酶、甜菜碱和交叉引物。按照交叉引物数量的不同,一般分为单交叉引物扩增和双交叉引物扩增。

单交叉引物扩增是使用一条交叉引物、两条剥离引物和两条普通引物。第一,交叉引物与模板链结合并延伸为双链,而剥离引物在 Bst DNA 聚合酶的作用下将新链与模板分离;第二,普通引物以新链为模板,合成两条不同长度的单链 DNA;第三,以这两条单链为模板,以交叉引物与普通引物为引物对,形成扩增循环。双交叉引物扩增是使用两条交叉引物和两条剥离引物。两条交叉引物分别与模板链互补结合后延伸,随后剥离引物在 Bst DNA 聚合酶的作用下将新合成的单链剥离,最后两条交叉引物在 Bst DNA 聚合酶的作用下以新生单链为模板合成大量目的片段。

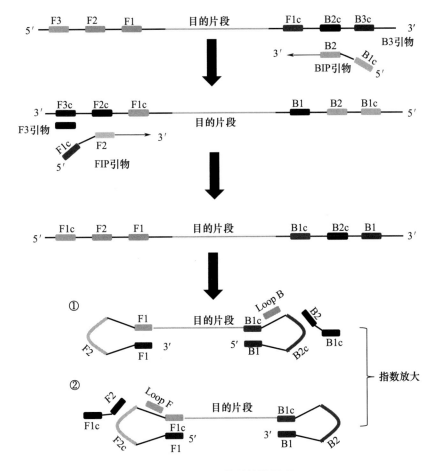

图 1.1　LAMP 等温扩增原理

CPA 等温扩增的突出特点是有极高的灵敏度和特异性。等温扩增检验分析技术可用于病原体的检测,如猪流行性腹泻病毒等。

5）酶促重组等温扩增检验分析技术

酶促重组等温扩增技术（ERA）是苏州先达基因的具有全球自主知识产权的一种恒温核酸快速扩增技术，主要依赖能结合单链寡核苷酸引物的重组酶、单链DNA结合蛋白和DNA聚合酶。在温度为37~42℃的环境下，该重组酶可与引物DNA紧密结合，形成酶和引物的聚合体，当引物在模板DNA上搜索到与之完全匹配的互补序列时，在单链DNA结合蛋白的帮助下，打开模板DNA的双链结构，并在DNA聚合酶的作用下，形成新的DNA互补链，扩增产物以指数级增长，如图1.2所示。

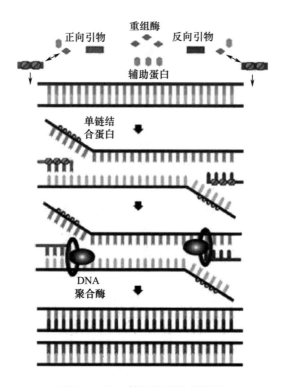

图1.2　ERA等温扩增技术原理

ERA等温扩增技术的显著特点如下。

（1）操作简便。37~42℃恒温反应，仪器便于携带，无需精密设备，非专业人员也可完成样本检测。

（2）省时。20min内即可完成检测。

(3) 灵敏度高:灵敏度可达到 10bp 以下。

(4) 特异性高。

3. 多重核酸检验分析技术

多重核酸检测技术又称多重 PCR(multiplex PCR)检测技术,主要是指在一个 PCR 反应体系中加入两对以上的引物,能够同时扩增出多个核酸片段的检测技术。多重核酸检测技术最大的优点是 PCR 高敏感性。通过优化多种引物探针设计策略以及结果展示方法,多重核酸检测技术向着多重、定量等多种类型的 PCR 技术方向发展。

1) 基于巢式 PCR 的多重核检验分析技术

巢式 PCR(nested PCR,简称 nPCR)又称套式 PCR,nPCR 使用两对引物对目的基因进行扩增检测,其主要特点是第二对引物嵌套在第一对引物扩增产物的内部,因此形象地称之为巢式引物。首次扩增目的是特异靶序列的富集阶段,即对特异靶序列的富集;第二次扩增以首次扩增产物为模板,以巢式引物实现检测信号的放大,属于信号放大阶段。nPCR 通常与各类检测技术、检测方法相结合,实现特异性强、灵敏高、多重核酸检测的目的。其突出优点如下。

(1) 特异性强。如果首次扩增出现错误,那么第二次 PCR 出错误产物的概率将显著降低。

(2) 敏感性高。通过第二次扩增可以实现信号放大与增强。

(3) 背景低。在第一次 PCR 过程中使用的特异引物未标记且浓度极低,可以有效降低背景。

目前,美国食品及药物管理局(FDA)已经批准了基于 nPCR 的 Filmarray 多重核酸检测平台。Filmarray 平台采用电子控制,能够实现密闭条件下的样品处理、核酸提取、PCR 反应自动化和智能化。Pnritz 等已经将 Filmarray 平台应用于呼吸道感染的检测,结果显示敏感性和特异性与临床现有的诊断平台一致,并实行了低滴度流感病毒和高滴度鼻病毒的同步检测。

2) 基于串联 PCR 的多重核酸检验分析技术

多重串联 PCR(multiplexed-tandem PCR,MT-PCR)是将富集的靶序列加至在 72 孔板中,每个孔均有一对特定的目的基因巢式引物,在多通道 YCR 仪进行扩增,产物使用嵌入式染料进行染色、检测。基于串联 PCR 多重核酸检测技术的优点如下。

（1）特异性强。首次 PCR 循环数少（通常限定为 10~15 个循环），多对引物间的相互干扰非常小。首次 PCR 产物稀释至 1% 后，才可作为第二次 PCR 的模板，PCR 抑制剂和过量引物对二次 PCR 的影响也被消除。

（2）通量高。能够实现 72 个靶基因的多重核酸检验分析。

（3）成本低。与昂贵的探针相比，基于串联 PCR 的多重核酸检测技术只需要普通的核酸染色即可检测。

基于串联 PCR 的多重核酸检测技术，已经成功地实现了对病毒（腺病毒、诺如病毒）、细菌（弯曲杆菌属、沙门菌属、志贺菌属）和原生生物（球虫、鞭毛虫）的成功检测，其检测下限为 10 个微生物且无假阳性产生。

3）基于毛细管电泳的多重核酸检验分析技术

毛细管电泳多重核酸检测（Genomelab Gexp Genetic Analysis System，简称 GeXP）技术是将正向引物的 5′端和 3′端分别设计为 SP6 通用目的序列和目的基因特异性序列的策略，使 35 个模板在同一反应体系同时进行扩增，对扩增片段同时采用毛细管电泳与杂交进行检测，大大减少假阳性的产生。

基于毛细管电泳的多重核酸检测技术已经成功实现了对流感病毒 A（FluA）、流行性 H1N1 病毒、季节性 H1N1 病毒、普通型 H1N1 病毒、季节性 H3N2 病毒同时进检测。

Luminex xMAY 技术能够将多种靶标的特异性探针分别与多种荧光微球交联，而且一个特异性探针与一种微球交联，后结合生物素标记的扩增产物，结合微球荧光信号以及藻红蛋白标记的抗生物素蛋白链霉素显色信号来定性、定量检验分析被测物。Luminex xMAY 技术具有微球信号的有效分离的优势，将 Luminex xMAY 技术引入多重核酸检测技术使得检测结果敏感性更高、特异性更强、准确性更高，是被美国 FDA 重点发展的用于临床诊断的检验分析技术。

Luminex xMAY 技术和多重核酸检测相结合的技术已经成功地实现了对生物恐怖病原体炭疽菌、类鼻疽菌、鼠疫菌、土拉菌、布氏菌、葡萄球菌肠毒素、蓖麻毒素和 SARS – CoV 的检测。

4. 多重免疫检验分析技术

基于抗原抗体快速特异识别的免疫检测具有快速、简便、特异性强、反应条件耐受性强等优点,主要适用于现场的快速检验分析。在传统免疫层析、免疫印迹、ELISA 等技术基础上结合多种新的设计元多重免疫检测技术也是一种发展趋势。

1) 基于上转换发光技术多重免疫检验分析技术

上转换发光材料(up-converting phosphor,UCP)是近年来兴起的一类新型标记物,它的出现为免疫层析技术的发展提供了新的可能。其以独特的上转换发光现象,将微观进行的免疫反应以可被仪器精确检测的可见光信号表现出来。而这种可见光与集成化的光学电子元件结合后,便可被物理换能器接收,进而转换为电压值或电流值,并与目标被检物的具体浓度一一对应,从而实现定量检测。由此通过 UCP 将免疫反应的特异性敏感性与光学仪器检测的精密性相结合,使得微观免疫反应的精确仪器检测成为可能。

自然界中存在很多有机或无机物质,它们可以在电磁辐射激发下发射荧光或磷光,且在发光过程中遵守 Stokes 规则,即发射光的波长长于激发光的波长。而在 20 世纪 70 年代,科学家们却合成了一类可以反 Stokes 规则产生磷光的特殊材料,即 UCP。UCP 在红外光区(波长大于 780nm)被激发,却可以发射波长远短于激发光的可见光(波长为 475~670nm),即能量上转换,物质构成决定性质特点。UCP 是由稀土金属元素掺杂于晶体的晶格中构成的。在这种材料中有 3 种主要的成分,即主基质(host matrix)、吸收子(absorber)和发射子(emitter)。作为主基质的晶体材料有氧硫化物(如 Y_2O_2S、GdO_2S、La_2O_2S 等)、氟化物(如 YF_3、GdF_3、LaF_3 等)、镓酸盐(如 $YGaO_3$、$Y_3Ga_5O_{12}$ 等)及硅酸盐(如 YSi_2O_5、YSi_3O_7 等)等;常用作吸收子的稀土金属离子有镱离子(Yb^{3+})、铒离子(Er^{3+})、钐离子(Sm^{3+})等;常用作发射子的稀土金属离子有铒离子(Er^{3+})、钬离子(Ho^{3+})、铥离子(Tm^{3+})、铽离子(Tb^{3+})等。吸收子和发射子这一离子对在主基质晶格内适宜的空间取向和距离,是产生上转换发光的基础。上转换发光的产生是一个涉及多个(至少两个)光子的光学过程。在这个过程中(图 1.3),UCP 内的吸收子(如 Yb^{3+})至少要吸收两个低能量光子(红外光区,如 970nm),而后经过一系列内部能量转换,以非辐射的形式($A_1 \to A_2$、$A_2 \to A_3$)将这两个光子的能量连续传递给发射子(如 Er^{3+}),以使其处于激发态(A_3)。后者接着发生一个返回基态能级的跃迁,释放一个高能光子(可见光区,如

525nm 或 540nm),完成能量上转换。

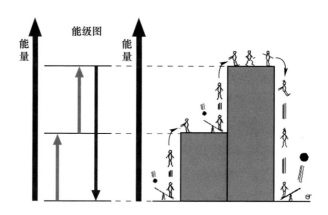

图1.3　两个光子激发的上转换发光过程

UCP实现生物应用的是上转换发光技术(up-converting phosphor technology,UPT),即对UCP颗粒进行一系列的表面修饰与活化后,将其作为生物标记物与多种生物活性分子相结合,并最终应用于生物医学检测领域,在红外光的照射下以其独特的上转换发光指示生物活性分子之间高敏感特异性的识别。在该技术的基础之上,UCP作为新型标记物与免疫层析技术、生物传感技术交相融合,在生物医学检测领域中充分发挥作用。基于上转换发光技术的多重免疫检测技术的突出优点如下。

(1) 高度的敏感性。独有的上转换发光现象确保UCP在检测过程中绝不存在来自外界的背景干扰。

(2) 高度的灵活性。UCP发光标记物的特性以及独特的可自由组合的多样化特征光谱(吸收光谱和发射光谱),使其可同时适用于定量分析与多重分析。

(3) 高度的稳定性。UCP的发光现象是产生于结构内部的纯粹物理过程,且其以能量较低的红外光作为激发光,因而完全避免了来自检测样品腐蚀以及自身衰变导致的发光淬灭。

(4) 高度的安全性。惰性合成材料、红外光激发、可见光发射使得基于UCP的检测对于检测者、被检测品、环境均无任何危害。

基于上转换发光技术多重免疫检测技术已经成功实现了对生物恐怖病原

第1章 绪论

体炭疽菌、类鼻疽菌、鼠疫菌、土拉菌、布氏菌等 10 种病原微生物的同时检测。

2）阵列 ELISA

阵列 ELISA(array – ELISA)又称 ELISA 阵列或微量 ELISA(micro – ELISA)，结合了 ELISA 操作简便性和微阵列的高通量优势，array – ELISA 的特点是检测范围广、耗时少、敏感性高、特异性高、成本低、通量高等。

array – ELISA 技术已经实现了 5 种脑炎相关病毒的同时检测，开始应用于生物恐怖病原体的多重快速检测。

3）基于免疫反应的生物传感器多通道检验分析技术

(1) 表面胞质基因组共振(surface plasmon resonance, SRP)多通道传感器。在抗原抗体反应过程中，分子相互作用导致敏感材料的固有频率以及折射角度等性能的变化，从而为多种生物传感器提供了特异信号捕获的可能。SRP 多通道传感器能够利用每个通道生物活性分子间相互作用引起共振峰进而检测其信号。基于免疫反应的生物传感器多通道检验分析技术的优点是生物样品无需标记、灵敏度高，并且能够全程监测反应动态过程。

(2) 多重声波生物传感器(acoustic wave biosensor)。多重声波生物传感器是利用抗原抗体间的相互作用引起质量增加，导致声波传导变化，从而实现多通道检验分析，检测范围比较广。多重声波生物传感器技术已经实现了对抗体、噬菌体和细菌的检测。

随着新原理的技术不断出现，其他多重生物检验分析技术也快速发展，如多通道系列压电石英晶体生物传感器，其灵敏度高、成本低、操作简单，已经实现了对临床血液样本的检测，并可同时判断样品中细菌的属种。

第2章
生物检验分析主要技术

2.1 微生物分离培养技术

微生物检验的一个重要组成部分就是分离培养,而后进行鉴定和分析。100多年来,微生物检验有了一定的发展,在任何微生物学实验室,微生物的分离培养技术在微生物检验方面一直占据着重要地位。

2.1.1 培养原理

1. 细菌的培养原理

细菌可以在人工培养基上自我繁殖。细菌培养基必须提供各种细菌生长所需的营养,包括能够提供碳源、氮源的基础营养物质、促进细菌生长的无机盐(包括微量元素)和生长因子及凝固剂等(中华人民共和国卫生部,2013)。

培养时还须考虑pH值、培养温度和环境中气体组成,通常致病菌生长的最佳pH值是中性,配制培养基时调整pH值为7.0~7.5;温度影响细菌培养的生长率,大部分致病细菌最佳生长温度接近人体温度(37℃)。根据细菌对O_2的需要与否,可将细菌分为专性好氧菌、兼性厌氧菌、微好氧菌、耐氧菌、厌氧菌。

2. 真菌的培养原理

真菌培养是将可疑样本接种于人工制备的适合真菌生长的培养基上,在一

第 2 章　生物检验分析主要技术

定温度和湿度条件下,寄生形态的菌丝和孢子发育生长为特定形态、按一定规律排列的菌落。

固体琼脂适合所有真菌标本培养,液体培养基适合血培养。最常用培养基是沙氏葡萄糖琼脂(sabouraud dextrose agar,SDA),适合酵母菌和大多数霉菌生长;曲霉菌及青霉菌通常用察氏培养基或麦芽浸膏培养基(malt extract agar,MEA)。

培养方法有试管法、平皿培养和玻片培养3种。平皿培养主要用于酵母菌和霉菌的培养,容易获得纯菌落。玻片培养通常用于临床分离的未知真菌,通过玻片培养可以便于在显微镜下观察生长状态和细微结构。

3. 病毒的培养原理

病毒的检验方法可以分为直接检验、分离培养后检验和血清学检验。直接检验是不经病毒分离培养而直接检查标本中是否存在病毒或其相关结构。血清学检验是检验患者感染急性期和恢复期血清中相应抗体滴度的升高,或检验IgM。直接检验和血清学检验不能区分有感染毒力的病毒和死病毒,因此在必要情况下,还需要对病毒分离培养后进行检验。

将标本接种到细胞系、鸡胚或动物体内,让病毒生长,即病毒的分离培养。鸡胚和动物培养不易操作,病毒分离培养通常采用细胞培养法。

2.1.2　接种与培养技术

1. 细菌接种与分离技术

细菌接种时,应根据待检标本的种类、检验目的及所用培养基的类型选择不同的接种方法。

1)平板划线法

此方法主要用于固体培养基的接种。当标本中含有多种细菌时,可采用划线法将接种到固体培养基表面的各种细菌分离开来,经过 18~24h 培养后可得到单个菌落。挑取单个菌落转接到另一培养基中,生长出的细菌为纯种细菌。平板划线法通常采用分区划线和连续划线两种方法。

(1)分区划线法。用接种环挑取细菌标本,沿固体培养基平板边缘均匀划线,约占培养基面积的1/5,此为第一区;酒精灯火焰灼烧接种环至通红,冷却,转动固体培养基平板至一定角度,将接种环通过第一区3~4次,连续划线,划线面积约占培养基面积的1/5,此为第二区;依次划第三区、第四区、第五区(图2.1)。分区划线法多用于含菌量较多的液体细菌标本的接种。经过分区划线,可将标本中的细菌分散开,从而获得单个菌落。

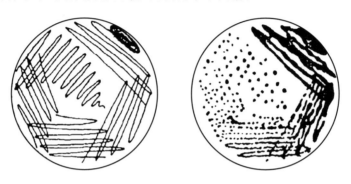

图2.1　平板分区划线法(左)及培养后菌落分布(右)示意图

(2)连续划线。当标本中含菌量较少时,通常采用图2.2所示的连续划线法。

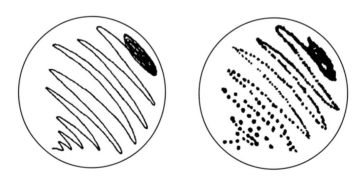

图2.2　平板连续划线法(左)及培养后菌落分布(右)示意图

2)斜面接种法

用接种环挑取单个菌落,从斜面底部自下而上划一直线,再从底部向上划曲线接种;或将已取细菌的接种环从斜面正中垂直刺入底部(距管底约0.4cm),抽出后再在斜面上由下而上划曲线接种。

3)穿刺接种法

用接种环挑取少量菌苔,直接垂直刺入半固体柱培养基中央,该法适用于细菌和酵母菌的接种培养,如图 2.3 所示。

穿刺接种法通常用于观察细菌的运动能力,在菌种保藏、明胶液化及某些生化反应试验中也经常用到。

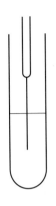

图 2.3　穿刺接种法

4)液体接种法

将少量细菌菌体或菌液接种到液体培养基中进行培养的方法(图 2.4)。液体培养常用试管法或者三角瓶法,此方法多用于细菌的扩大培养、增菌培养以及菌种的活化复苏等。

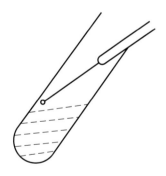

图 2.4　液体接种法

5)倾注平板法

取细菌标本或标本稀释液 1mL,置于无菌的直径为 90mm 的培养皿内,再将已熔化并冷却至 50℃ 左右的 13~15mL 的琼脂倾注于平皿内,混匀,凝固后培养,并进行菌落计数。此方法适用于水、牛乳、饮料及尿液等液体标本的细菌计数。

6）涂布接种法

将少量稀释菌液加入到固体培养基表面,用无菌玻璃涂布器均匀涂布,使细菌细胞一一分散开来,经培养,在培养基表面长出单菌落。此法可用于菌液浓度的计算、菌落形态特征观察以及细菌的分离纯化。

2. 真菌接种与培养技术

真菌的营养要求不高,绝大多数真菌均可进行人工培养,这为真菌的检验鉴定及临床医疗诊断提供了重要依据。上述细菌的接种培养技术均适应于酵母型真菌的培养,下面重点阐述适应于真菌的小培养法和适应于霉菌型真菌的三点接种法。

1）小培养法

它又称为微量培养法,是观察真菌结构及生长发育的有效方法。小培养法多种多样,这里主要介绍玻片培养法和琼脂方块培养法。

（1）玻片培养法。

① 取无菌 V 形玻璃棒置于无菌平皿内。

② 取无菌载玻片放在玻璃棒上。

③ 制备 $1cm^2$ 马铃薯葡萄糖琼脂(PDA)于载玻片上。

④ 在琼脂块的每一侧用接种环接种待检菌。

⑤ 取无菌盖玻片盖在琼脂块上。平皿内放少许无菌蒸馏水,加盖,在 25～28℃ 温度内培养,培养时间因真菌种类而异。

（2）琼脂方块培养法。

① 取无菌 V 形玻璃棒置于无菌平皿内。

② 取无菌载玻片放在玻璃棒上。

③ 取 4～5mm 厚、8mm×8mm 大小的琼脂块置于载玻片上。

④ 在琼脂块的四周接种标本。

⑤ 取无菌盖玻片盖在琼脂块上。平皿内放少许无菌蒸馏水,加盖,在 25～28℃ 温度内培养,培养时间因真菌种类而异。

经培养,肉眼发现有菌生长,提起盖玻片,移去琼脂块,将盖玻片直接放在载玻片上,显微镜下观察。

第 2 章 生物检验分析主要技术

2）霉菌三点接种法

霉菌的菌落形态特征是菌种分类鉴定的重要依据。在平板培养基上以均匀分布的三点方式接种,经培养后可在同一平板上形成 3 个单菌落,称为霉菌的三点接种法。

三点接种法可以在 3 个彼此相邻的菌落间形成一些菌丝较稀疏且较透明的狭窄区域,在该区域内的气生菌丝仅分化出少量子实体,可直接将培养皿放在显微镜下,随时观察菌丝的生长状态和子实体的形态特征等,省去了小培养法中制片的麻烦,也避免了制片时容易破坏菌丝和子实体的真实自然生长状态等。因此,该法在霉菌形态观察和分类鉴定中很重要。

3. 病毒接种与培养技术

病毒具有严格的细胞内寄生性,必须在活的细胞内才能增殖。而病毒的分离培养在病毒检验鉴定、疾病的诊断、预防和控制中是一项基本工作。根据病毒种类的不同,可选用动物接种、鸡胚培养及组织细胞培养等方法。

1）组织细胞培养技术

目前,细胞培养技术是应用最为广泛的病毒培养方法,在病毒学检验中用于病毒的培养鉴定、病毒学试验研究以及病毒疫苗的生产等方面。选择何种细胞培养,往往根据细胞对病毒的敏感性不同而定,见表 2.1。能引起细胞病变的细胞一般取自该病毒的自然宿主。研究人的病毒性疾病常用人胚肾、人胚肺和人羊膜细胞,也可用地鼠肾细胞等动物细胞。实验室常用的细胞有原代细胞、传代细胞及二倍体细胞。

表 2.1　常用于病毒学试验的细胞

细胞类型	细胞名称	分离病毒
原代细胞	人胚肾细胞(HEK)、猴肾细胞(PUK)、豚胚C(GPE)、鸡胚成纤细胞(CE)、兔肾细胞(RK)	HSV、RSV、HIV、腮腺炎病毒、脊髓灰质炎病毒、流感病毒、麻疹病毒

（1）原代细胞培养。原代细胞培养,是从供体获取组织或器官后的首次培养。细胞刚刚离体,生物性状未发生大的改变,仍具有二倍体遗传性。

把组织块置于平皿中,用 Hanks 液漂洗 2~3 次,如果是在有菌状态下采取的组织则应加抗生素处理,4℃过夜再漂洗。用剪刀将组织块剪成 2~3mm 大小,加入适量胰蛋白酶,在37℃水浴或温箱中消化。消化过程中,根据不同组织掌握好消化时间,倒掉消化液,用不锈钢筛或双层消毒纱布滤掉未充分消化的组织块。用细胞计数板计数,调节到所需密度,分装于细胞培养瓶中,置于CO_2培养箱中培养。

（2）传代细胞培养。原代细胞培养后,细胞不断增加,细胞密度过大及营养缺乏等,都对细胞的再生长产生影响,此时需要对细胞进行再传代,这一过程常称为细胞传代培养。

倒掉培养瓶内的培养液,向瓶内加入胰蛋白酶或EDTA消化液,置温箱中2~5min,或在室温中把瓶放在倒置显微镜台上观察,待细胞质回缩,细胞间隙变大后,立即终止消化。倒掉消化液,用Hanks液洗一次,加入营养液,用吸管反复吹打瓶壁细胞,形成细胞悬液。分装入培养瓶中,置37℃培养箱培养。

消化是细胞传代中的关键步骤,应根据细胞特点选择适宜的消化液和消化时间。传代细胞的传代间隔时间很重要,尤其对分裂快的细胞,所以要掌握合适的传代时间和传代比例。

（3）二倍体细胞培养。它是指细胞染色体数目始终保持二倍体的细胞培养。人二倍体细胞的传代寿命通常为40~60代,之后细胞将面临老化、衰退等。二倍体细胞培养广泛用于病毒分离和疫苗制备,如用人胚肺成纤维细胞株分离巨细胞病毒。

2）鸡胚接种法

鸡胚就是鸡的胚胎,许多病毒都能在鸡胚中繁殖。病毒接入鸡胚后,可在胚体、尿囊膜及卵黄囊等部位大量繁殖。但鸡胚感染病毒后通常缺乏特异感染指征,常用第二个指示系统来测量病毒的存在。

接种之前要选择发育良好的鸡胚,区分死活胚胎可以从以下3个方面进行特征观察。

（1）血管。活鸡胚血管明显,有时可见波动,死鸡胚血管模糊或呈淤血斑块。

（2）胎动。活鸡胚可见自然运动,特别是转动卵时更明显。死胚无胎动,呈黑块状。

（3）绒毛尿囊膜界线。生长良好的鸡胚可见布满血管的绒毛尿囊膜与另

第 2 章 生物检验分析主要技术

一面形成明显界线。

鸡胚接种全过程需要无菌操作,途径主要有以下几个。

(1)卵黄囊接种法。此途径主要用于委内瑞拉马脑脊髓炎病毒、黄热病毒及乙型脑炎病毒等的培养分离。

将 5~8 日龄健康鸡胚置于检卵镜下,找到气室及胎位并做标记。碘酊、乙醇消毒气室部位,用无菌锥子在气室中央的壳上钻一个小洞,不损伤壳膜,7 号接种针头稳定通过小孔,垂直深入 3cm,注射 0.2~0.5mL 病毒标本,热蜡封闭卵孔,培养。收获时将鸡胚直立于蛋盘上,破绒毛尿囊膜和羊膜,取出胚胎,置于无菌平皿中,去除双眼、爪及嘴,胚体放小三角烧瓶中保存备用。

(2)尿囊腔接种法。此途径常用于东部马脑炎病毒、西部马脑炎病毒培养,对流感病毒、流行性腮腺炎病毒也是首选途径,也常用于制备疫苗或病毒抗原。

选择 9~11 日龄鸡胚,尿囊腔较大,同上划出气室及胎位,在壳上开一长 2cm 小口,勿伤壳膜,无菌接种针注入 0.1~0.2mL 病毒标本,用蜡封口。收获病毒前将鸡胚置于 4℃保持 6h 或过夜,使胚胎死亡,血液凝固。碘酊消毒气室,去除气室部位卵壳,用无菌镊子撕去壳膜,吸管进入尿囊腔吸取尿囊液,置低温保存备用。

(3)绒毛尿囊膜接种法。此途径常用于天花、牛痘、水痘、单纯疱疹等病毒培养,这些可引起痘疱及鸡胚死亡,可以用疱斑大小及中和试验等对病毒进行鉴定。

选 10~13 日龄较大鸡胚,同上在气室部位划一等边三角形,边长 1cm,碘酊消毒后沿划线开一三角形裂痕,不损伤壳膜,在气室中央开一小孔,去三角形卵壳,形成卵窗,勿损壳膜,在卵窗部位加一滴无菌盐水增加透明度,用无菌注射器吸气室小孔造成负压,盐水进入绒毛尿囊膜,膜下陷,加入 0.05~0.1mL 病毒标本,消毒胶带封口后培养。收获时先消毒卵窗周边,无菌扩大卵窗,轻轻夹起并剪下绒毛尿囊膜,观察病变斑,并计数,取病变明显膜保存备用。

3)动物接种法

动物接种是最原始和常用的病毒培养方法,可用于病毒的分离与鉴定、病毒传代及制备抗血清等。由于动物对病毒的敏感性不同,选择合适的接种对象十分重要。常用的试验动物有小鼠、乳鼠、豚鼠、家兔、猴和鸡等。小鼠来源方便,易管理,对很多微生物敏感,是分离病原最常用的动物。常用的接种途径包括皮下、皮内、腹腔、静脉、角膜、鼻腔及脑内接种等方式。接种部位根据病毒对不同组织的亲嗜性不同也有所差别,如狂犬病毒接种于小鼠脑内,痘病毒接种于家兔角膜或皮内。接种后,应每日定时观察动物的发病情况,根据具体的试验要求,观察记录不同的反应情况。观察内容一般包括动物的体温、脉搏、呼吸频率、粪便、尿液、接种部位局部变化、一般精神状态及全身反应等。试验动物死亡后,应立即剖检,确定致病病原体,不应随意丢弃动物尸体。

接种前需注意检查动物的健康情况,包括活动能力、毛色及呼吸等,较大动物可检查眼、耳、鼻等。需要时可测量体温数日,采集血液作血清学检查。试验动物应编号并作好标签。另也可将印有号码的金属牌钉夹在较大动物耳上,但应注意防止脱落。豚鼠可根据毛色花斑绘涂标志。同窝小鼠常用染色液染色作为分组标志。

下面以小鼠接种为例,阐述两种接种法。

(1)小鼠脑内接种法。台面放来苏儿布,其上放鼠缸盖;以左手拇、食指捏住双耳及颈部皮肤轻轻向鼠缸盖上固定头部,以中指及无名指夹住鼠臀部;用右手将碘酒小棒夹于无名指与小指之间,同时拇指及中指平拿注射器,用食指辅助;消毒注射点即眼梢与耳丘连线中央,将针头垂直刺入,有刺入头骨感,进针 2~3mm,用右手食指推注射器内芯,同时观察注射器刻度,成鼠注射 0.02~0.03mL,乳鼠注射 0.01mL;拔出针头消毒皮肤,将小鼠放回饲养缸中。

(2)小鼠腹腔接种法。台面放来苏儿布,其上放鼠缸盖;用左手食指捏住鼠双耳,翻转小鼠腹部向上,用右手辅助,将鼠尾左后腿或双腿放无名指与小指间夹住,用无名指顶鼠腹部;使鼠头稍低,消毒腹股沟到脐连线远端注射部位皮肤,右手拿注射器,食、中指夹针筒;针进入皮下后再下斜进入腹腔,之后回吸,没有东西吸出即可用拇指推注射器内芯,观察刻度,成年小鼠 0.3mL,乳鼠 0.1~0.2mL,拔出针头消毒皮肤,将小鼠放回饲养缸中。

注意事项:危险病原感染动物后应在安装有过滤通风设备的隔离动物实验室内饲养。有些呼吸道传播较强的病原体感染的动物试验应在负压动物饲养箱内进行饲养。

第 2 章 生物检验分析主要技术

2.2 微生物形态学检验分析技术

微生物形态学检验是微生物检验的重要方法之一,也是微生物分类和鉴定的基础,可根据其在显微镜下呈现的形态、结构和染色特性等进行分类和鉴别,为微生物进一步鉴定提供参考依据。

微生物个体微小,肉眼不可见,必须借助显微镜的放大才能看到。对于个体较大的微生物,如酵母菌、霉菌及较大细菌等,一般形态和结构可用光学显微镜观察,其内部的超微结构则需用电子显微镜才能看清楚。病毒是纳米级微生物,普通光学显微镜不可见,必须借助电子显微镜才能观察。

2.2.1 显微镜分类及基本原理

1. 普通光学显微镜

普通光学显微镜利用玻璃透视镜使光线偏转和聚焦,并形成放大的物像。普通光学显微镜发展起初,以自然光为光源,现在的普通光学显微镜一般采用灯光为光源,其波长约为 $0.4\mu m$,显微镜的分辨率为波长的 $1/2$,即 $0.2\mu m$,而人类肉眼的分辨率为 $0.1\sim0.2mm$。普通光学显微镜最大放大倍数为 1000 倍,能将 $0.2\mu m$ 的微生物放大成肉眼可见的 $0.2mm$ 影像。所以,一般大于 $0.2\mu m$ 的微生物均可用普通光学显微镜观察,如细菌、放线菌和真菌等的观察。

2. 暗视野显微镜

暗视野显微镜常用于观察不染色微生物形态和运动。这些微生物折射率和周围环境相似,不易在一般明视野下看清楚,需要利用微生物本身与背景之间的对比。

暗视野显微镜是利用丁达尔(Tyndall)光学效应的原理,在普通光学显微镜的基础上改造而成。暗视野聚光器是核心部件,它使光源的中央光线被阻挡,不能自下而上地通过标本进入物镜,从而使光线改变路径,倾斜地照射在观察的标本上,标本遇光发生反射或者散射,之后进入物镜。因此,可在暗视野背景下观察到光亮的微生物,如细菌或螺旋体等。

暗视野显微镜能见到小至 $4\sim200nm$ 的微小生物,分辨率可比普通光学显微镜高 50 倍。

3. 相差显微镜

相差显微镜用于观察未染色标本。活细胞和未染色的生物标本,因细胞内部各部分细微结构的厚度和折射率不同,光波通过时,波长和振幅并不发生变化,只有相位会发生变化,但这种相位差人眼无法识别。但相差显微镜可以利用相差板的光栅作用改变这种相位差,并利用光的衍射和干涉现象,把相位差变为光强度差来观察活细胞和未染色的标本。换言之,相差显微镜能将样品的不同部位折射率与细胞密度之间的微小差异转变成人眼能察觉的光强变化,可观察到微生物形态、内部结构和运动方式等。所以,活细胞观察常用相差显微镜。

相差显微镜和普通光学显微镜的区别是,用环状光阑代替可变光阑,用带相板的物镜代替普通物镜,并带有一个合轴用的望远镜。

4. 荧光显微镜

荧光显微镜是以紫外线为光源,照射被检物体后,使之发出荧光,然后在显微镜下观察物体的形状、位置等。荧光显微镜常用于研究细胞内物质的吸收、运输、分布及定位等。细胞中有些物质,经过紫外线照射可被激发出荧光;另有一些物质本身不能发出荧光,但可以用荧光染料染色,经紫外线照射也可以发出荧光,方便对研究对象进行观察、定性、定量和定位等。

荧光显微镜与普通光学显微镜基本相同,主要区别在于光源、滤光片和聚光器。荧光显微镜常用高压汞灯作为光源,大多数使用的照明方式为落射式,即光源通过物镜透射于样品上。荧光显微镜有两个特殊的滤光片,一个位于光源之前,用以滤除可见光,保证透射给样品的为紫外光;另一个位于物镜和目镜之间,用以滤除紫外线,保护人眼。

本法适用于对荧光色素染色或与荧光抗体结合的细菌的检验或鉴定。

5. 电子显微镜

电子显微镜简称电镜,经过 50 多年的发展,已成为现代微生物检验分析中不可缺少的重要工具。普通光学显微镜的分辨率为 $0.2\mu m$,电镜分辨率远在 1nm 以下,放大倍数高,可达百万倍。电子显微镜用电子流作为光源,波长与可见光相比差几万倍,大大提高了分辨力,并用磁性电圈作为光学放大系统。

按工作原理不同,电镜可分为透射式和扫描式两种。透射电镜常用于观察细菌、病毒的内部超微结构;扫描电镜主要用于观察细菌的表面形态和结构,如观察鞭毛。电镜必须在干燥真空状态下检查,故不能观察活的微生物。

2.2.2 不同显微镜检查技术的应用

1. 不染色检查

不染色检查是指不需要对微生物等检查对象进行染色,直接置于显微镜下观察的一种显微镜检查方法,主要用于观察微生物细胞形态及运动情况。微生物标本未染色时经常表现为无色透明,在显微镜下主要靠细胞的折光率与周围环境的不同来进行观察。比如,在显微镜下可观察到有鞭毛的细菌运动活泼,无鞭毛的细菌则呈不规则的布朗运动。不染色检查常用的方法有悬滴法、压滴法和毛细管法等。

1)悬滴法

取适量待检菌悬液置于盖玻片中央,在凹玻片的凹孔四周涂上少量凡士林,再将凹孔对准盖玻片中央的菌液并盖上,迅速翻转,轻压盖玻片,使其与凹孔边缘的凡士林粘紧封闭后置于普通光学显微镜的高倍镜、暗视野显微镜或者相差显微镜下观察。

2)压滴法

取适量待检菌悬液置于载玻片中央,取一干净盖玻片,先将其一边放于菌液的一侧,然后轻轻放手,使其自然下落盖在菌液的上面,避免产生气泡并防止菌液从盖玻片四周溢出,置于普通光学显微镜的高倍镜、暗视野显微镜或者相差显微镜下观察。

3)毛细管法

主要用于厌氧菌检查。通常选用 60~70mm 长、0.5~1.0mm 孔径的毛细管虹吸厌养菌悬液后,用火焰迅速熔封毛细管两端,将毛细管固定在载玻片上,置于普通光学显微镜的高倍镜、暗视野显微镜或者相差显微镜下观察。

2. 染色检查

微生物标本经染色后,与周围环境在颜色上形成鲜明对比,故在普通光学显微镜下就可清楚地观察到它们的大小、形状、排列方式等形态特征,以及细菌的荚膜、鞭毛、芽孢等特殊结构,还可以根据某些特征染色的反应性对微生物进行分类鉴定。下面介绍染色的一般程序和常用的几种染色方法。

1) 染色的一般程序

(1) 涂片。取适量待检标本置于载玻片中央,均匀涂布成 $1cm^2$ 大小的涂面,室温下自然干燥或远火慢慢烘干。

(2) 固定。将已干燥的涂片在火焰中迅速通过 3~5 次,以手背皮肤接触玻片不烫为佳。固定的目的主要有 3 个:一是杀死待检物细胞,并使其蛋白质凝固,便于染色;二是使待检物细胞牢固结合于载玻片上,避免在后续的染色水洗过程中被水冲掉;三是改变待检物细胞膜对染料的通透性,有利于细胞内部结构的着色。

(3) 染色。根据检验目的不同,选择不同的染色方法进行染色。可分为单染和复染,前者是只用一种染料对待检物进行染色,染色过程相对简单;后者是用两种及以上的染料进行染色,染色步骤相对复杂。染色时滴加染液的量要以覆盖标本为适宜。

对于有的染色,还需要用到媒染、脱色以及复染程序。

① 媒染:使用媒染剂增强染料和被染物之间的亲和力,使被染物更容易着色。常用的媒染剂有明矾、鞣酸、金属盐和碘等。媒染剂可用于初染与复染之间,也可用于涂片固定之后。

② 脱色:使用脱色剂使已着色的被染物脱去颜色,常用脱色剂有乙醇、丙酮等。脱色剂可以检查待检物与染料结合的稳定程度,常用于一些鉴别染色过程中。

③ 复染:对已被脱色的待检物细胞继续染色以便于观察,称为复染。复染所用染料往往与初染所用染料染色不同,从而使待检物的颜色在脱色前后形成鲜明对比。

2) 革兰氏染色

革兰氏染色由丹麦医生 Christian Gram 在 1884 年建立,已成为细菌学检验中应用最广泛的染色方法之一。根据革兰氏染色,可以将细菌分为革兰氏阳性菌和革兰氏阴性菌。

第 2 章　生物检验分析主要技术

革兰氏阳性菌的细胞壁主要由肽聚糖形成的网状结构组成,在染色过程中,当用95%乙醇处理时,由于脱水而引起网状结构中的孔径变小,细胞壁的通透性降低,使结晶紫-碘复合物被牢牢锁在细胞壁内而不易脱色,因此染色最终依然呈现结晶紫的颜色即紫色。革兰氏阴性菌的细胞壁中肽聚糖含量低,脂类物质含量高,当用95%乙醇处理时,脂类物质溶解,细胞壁的通透性增加,结晶紫-碘复合物容易流出,使革兰氏阴性菌暂时呈现无色,当用复红等红色染料复染后,革兰氏阴性菌呈现复染剂的颜色即红色。

革兰氏染色步骤:细菌涂片、固定,加结晶紫染液染1min,清水冲去染液,甩干;加碘液媒染1min,水洗,甩干;用95%乙醇脱色30s,水洗,甩干;加石碳酸复红或沙黄染液复染1min,水洗,甩干;显微镜下观察结果,呈紫色者为革兰氏阳性菌,呈红色者为革兰氏阴性菌。

3)抗酸染色

分枝杆菌的细胞壁上含有大量脂质,包围在肽聚糖的外面,因此传统的革兰氏染色不能穿透分枝杆菌的细胞壁使其着色,但可以通过加热和延长染色时间来促使其着色。但分枝杆菌中的分枝菌酸与染料结合后,很难被酸性脱色剂脱色,故名抗酸染色。抗酸染色是检验分枝杆菌最快的方法,但其敏感性和特异性较低。

抗酸染色主要有齐尔-尼尔森(Ziehl-Neelsen)染色法和齐尔-加贝特(Ziehl-Gabbet)染色法。其中,齐尔-尼尔森抗酸染色法是在加热条件下使分枝菌酸与石碳酸复红牢固结合成复合物,再用盐酸乙醇处理也不会脱色,再用碱性美兰复染后,分枝杆菌仍然呈现石碳酸复红的颜色即红色,而除分枝杆菌之外的其他细菌等背景中的微生物则呈现碱性美兰的颜色即蓝色,如此可以鉴别分枝杆菌。

抗酸染色(齐尔-尼尔森法)步骤是:细菌涂片、固定,加石碳酸复红溶液2~3滴,在火焰高处徐徐加热至有蒸气出现,切不可沸腾,应随时补充染液,防止染液蒸干。持续加热染色3~5min,水洗,甩干;滴加3%盐酸乙醇脱色30s~1min,不时摇动玻片至无红色脱落为止,水洗,甩干;加碱性美兰复染1min,水洗;干后显微镜下观察结果,染成红色者为抗酸杆菌,呈蓝色者为非抗酸杆菌。

4）负染色法

有些待检微生物不易着色,比如某些细菌和真菌,对于它们的观察可以使背景着色而菌体本身不着色,这样的染色方法为负染色法,常用来观察某些真菌及细菌荚膜等。

在负染色过程中,标本不需要经过热固定,细胞本身可以最大限度保持原形。负染需要用酸性染料来染色,如苯胺黑、墨汁或伊红等。细菌细胞表面带有负电荷,酸性染料也带负电荷,染料不会穿透细胞,也不会使整个细胞染上色,而是在细菌周围沉淀或形成黑色背景,从而使没被染色的细胞容易观察到。

负染色步骤:将细菌涂片形成一层薄膜,滴加染液,混合后加一盖玻片(勿产生气泡),向下轻压,用滤纸吸去多余菌液和染料,在显微镜下观察。

5）芽孢染色

细菌芽孢具有厚而致密的芽孢外衣,渗透性差,不易着色,如果用一般染色法只能使菌体着色而芽孢不着色(芽孢呈现无色透明状),这样对比下可以观察到芽孢形态特征。

如果用强染色剂,配以加热处理,芽孢和菌体都会着色,脱色处理后,菌体变为无色,而芽孢由于渗透性差不易被脱色,仍旧保留强染色剂的颜色,此时再用颜色对比鲜明的染料对菌体进行复染,则菌体和芽孢呈现不同的颜色,便于显微镜观察。当用弱碱性的孔雀绿在加热条件下染色时,染料可使菌体和芽孢均着色,水洗时进入芽孢的染料难以流出,若再用沙黄复染时,则菌体呈红色,而芽孢依旧呈孔雀绿色。

芽孢染色法步骤(Schaeffer – Fulton 法):细菌涂片、固定,加 5% 孔雀绿染液 2～3 滴,在火焰高处徐徐加热至有蒸气出现,切不可沸腾,应随时补充染液,防止染液蒸干。持续加热染色 5min,待载玻片冷却后用自来水轻轻冲洗,直至没有孔雀绿色为止;用 0.5% 沙黄复染 2min,水洗甩干后镜检。菌体呈绿色,芽孢呈红色。

6）鞭毛染色

细菌鞭毛极细,直径为 10～30nm,用电子显微镜可以直接观察。用普通光学显微镜观察鞭毛必须用媒染剂处理,使鞭毛变粗,然后再进行染色,用于观察鞭毛的有无或分布等。

鞭毛染色方法很多,但是原理都是一致的,常用的媒染剂由鞣酸和氯化铁或钾明矾等配制而成,常用的染色液由妻尔氏石碳酸复红、碱性复红等染料配制而成。

鞭毛染色步骤(Leifson 氏染色法):将新载玻片浸泡在 95% 乙醇中,临用时取出,以干净纱布擦干;在玻片上滴蒸馏水 1 滴,挑取培养物少许,轻触蒸馏水滴顶部,仅允许极少量细菌进入水滴,不可搅动,以免鞭毛脱落;自然干燥,注意不能用火焰固定;滴加鞭毛染液 10min 轻轻水洗,甩干后显微镜观察结果,鞭毛和菌体呈紫红色。

7)荚膜染色

荚膜是包围在细菌细胞外面的一层黏液性物质,其主要成分是多糖类物质,不易染色,通常采用负染色法,但是仅凭负染等简单染色试验来判断细菌有无荚膜未必总是有效。细胞周围未能染色的未染色环,很可能是干燥后,细胞与周围染料分开了。Anthony's 荚膜染色法和 Graham、Evans 法可方便地鉴定是否存在荚膜。

Anthony's 荚膜染色法步骤:用结晶紫初染,将细菌细胞和荚膜染成深紫色。但是荚膜与细胞本身不同,它与初染染料结合不牢固。当以 200g/L 硫酸铜作为脱色剂处理时,多余的初染染料被去除,并使荚膜脱色。同时,硫酸铜也作为复染剂,被吸入荚膜并使其变为浅蓝色,而菌体本身依旧呈现紫色。

8)免疫荧光染色

使荧光色素标记的抗体与样本细胞表面的抗原进行反应,洗涤除去游离的荧光抗体后,在荧光显微镜下观察,可在黑暗背景上显示明亮的特异荧光。此技术既有观察微生物形态学的敏感性,又兼备免疫学反应的特异性,适用于血、痰、脏器、病媒昆虫体内的病原体检查,可在 1h 内报告结果。

免疫荧光染色步骤:细菌等待检物常规涂片、固定,滴加稀释至染色效价的荧光素标记的特异性抗体,37℃ 染色 30min;洗去残留的荧光抗体,将载玻片浸入 pH = 7.2 的磷酸盐缓冲液(PBS)中振荡洗涤两次,每次 5min,蒸馏水洗 1min,除去盐结晶;用 50% 甘油缓冲液封固后置荧光显微镜下观察。如果有荧光物质存在,说明待检物中有相应抗原。

2.3 分子生物学检验分析技术

分子生物学是 20 世纪发展起来的从分子水平研究生命的一门学科,是 21 世纪发展的主流。分子生物学技术的问世对人类了解病原微生物做出巨大贡献,它集生物学、生物化学、细胞生物学、分子遗传学等学科于一体,是当前生物检验分析领域中发展最快的前沿领域之一。

近年来,以核酸扩增与核酸分析为基础的新型分子生物学检验分析技术不断涌现,包括核酸测序技术、核酸指纹技术及核酸芯片技术等,这些技术可为病原微生物检验、流行病学调查和医院感染控制等方面提供不可或缺的手段。本节重点介绍微生物实验室常用分子生物学技术与应用选择。

2.3.1 核酸扩增及其衍生技术

核酸扩增技术是人工进行体外核酸复制的技术,称为聚合酶链式反应(polymerase chain reaction,PCR),简称 PCR 技术,是指在 DNA 聚合酶催化下,以母链 DNA 为模板,以特定引物为延伸起点,通过变性、退火、延伸等步骤,体外复制出与母链 DNA 互补的子链 DNA 的过程。该技术能够快速特异地在体外扩增任何目的 DNA 片段,是基因测序、基因克隆等研究的基础,其重要性不言而喻。

在普通 PCR 原理的基础上,通过一系列改良与新技术加入,针对不同的核酸扩增需要,出现了一系列 PCR 衍生技术,这些技术针对性很强,具有很高的实用价值,下面重点阐述。

1. 巢式 PCR

普通 PCR 只使用一对引物,来决定需要扩增核酸片段的起始和终止位点,但是这其中存在不可控的引物与非目的基因片段的错配而导致的特异性扩增,为了规避这个问题,便衍生了巢式 PCR 技术。

巢式 PCR 技术使用两对引物扩增一个完整的片段,第一对引物扩增和普通 PCR 相似,第二对引物(巢式引物)结合在第一次 PCR 产物内部,使得第二次 PCR 扩增片段短于第一次扩增片段。巢式 PCR 的好处在于,如果第一次扩增

第 2 章 生物检验分析主要技术

产生了错误片段,则第二次扩增能够在错误片段上进行引物配对并扩增的概率极低,因此巢式 PCR 的扩增特异性极强。

技术特点:这种技术能从干扰基因片段含量极高的标本中扩增出含量极低的目的基因片段,适用于病毒及非培养的原核微生物特异性基因扩增。

2. 反转录 PCR

普通 PCR 技术通常以 DNA 为模板进行核酸扩增,如果要对 RNA 进行扩增,就需要用反转录 PCR(reverse transcription – PCR,RT – PCR)技术,所以 RT – PCR 技术是专门针对 mRNA 扩增的一种技术。

提取组织或细胞中的总 RNA,利用反转录酶将 RNA 链反转录成为互补 DNA 链,再以互补 DNA 作为模板进行扩增。

技术特点:RT – PCR 可广泛用于检验 RNA 病毒。

3. 多重 PCR

多重 PCR(multiplex PCR)又称多重引物 PCR 或者复合 PCR,是在同一 PCR 反应体系中加上两对以上引物,同时扩增出多个核酸片段的 PCR 反应,可用于多种病原微生物的同时检验或鉴定出是哪一型病原体感染。其反应原理、反应试剂和操作过程与一般 PCR 相同,但是多重 PCR 具有高效、系统和经济简便的特点,但要注意引物之间是否存在非特异性结合以及不同目的片段不应有高度同源性。

技术特点:可在同一 PCR 反应体系中同时检出多种病原微生物,或在对有多个型别的病原微生物目的基因进行分型;特别适宜于成组病原体的检验,比如肠道致病菌群、战伤性感染菌群、细菌战剂的同时侦检等;多种病原体在同一反应体系中同时检出,大大节约时间,节省试剂耗材;自建多重 PCR 比较困难,绝大多数需要依赖商家提供的技术与检验平台。

4. 实时荧光定量 PCR

实时荧光定量 PCR(quantitative real time PCR,QRT – PCR)是指在普通 PCR 反应体系中加入荧光基团,利用荧光信号积累实时检验整个 PCR 进程,最后通过标准曲线对未知 DNA 模板进行定量分析检验的方法。与普通 PCR 不同,QRT – PCR 可以在 PCR 期间实时监控目的 DNA 的扩增量,而不只是在 PCR 反应终了才进行检验。目前实验室大量使用的病原微生物分子检验技术多为

QRT – PCR。

技术特点：QRT – PCR 具有灵敏度高、定量准确、操作简单的特点，可用于病原体定量检验等方面。

5. 数字 PCR

数字 PCR(digital PCR)是近年来新兴起的一种核酸分子绝对定量技术，与 QRT – PCR 相比，数字 PCR 能够直接读出 DNA 分子的个数。该技术主要有两种形式，即芯片式和液滴式，但基本原理都是采用分析化学的微流控方法，将大量稀释后的 DNA 溶液分散至芯片的微反应器中，保证每个反应器的 DNA 模板数不大于一个。这样经过 PCR 循环之后，有一个 DNA 模板的反应器就会给出荧光信号，没有 DNA 模板的反应器就没有荧光信号。根据相对比例和反应器的体积，就可以推算出原始溶液的 DNA 模板浓度。

技术特点：数字 PCR 适用于依靠 QRT – PCR 不能很好分辨的核酸分析，如复制数变异、突变检验、基因相对表达研究、二代测序结果验证及单细胞基因表达等。

6. 恒温 PCR

上述各种 PCR 技术，整个核酸扩增过程中，需要用到不同反应温度，但是恒温 PCR 技术在整个反应过程中只需要一个温度，即保持恒温。恒温 PCR 应用并不普及，但有其特点，最常见的是环介导等温扩增反应（Lamp）技术。

Lamp 技术需要在 60～65℃条件下进行核酸扩增，该温度是双链 DNA 复性及延伸的中间温度。Lamp 技术针对目的基因片段上的 6 个区域设计 4 条引物，利用链置换型 DNA 聚合酶在恒温条件下进行扩增反应。

技术特点：Lamp 技术操作简单，需要设备少，且灵敏度和特异性也高，加入荧光染料后肉眼就能判断阴、阳性，是一种定性或半定量的 PCR 技术，适用于结核分枝杆菌等的快速检验。引物设计是该技术的一个难点。

2.3.2 核酸测序分析技术

核酸测序即是对核酸的序列进行分析，是将核酸片段的碱基排列顺序直接测定出来的方法。核酸测序是最特异、最有效、最直接的微生物检验分析技术，也是重要的分子生物学技术，在临床微生物鉴定与分析中发挥重要作用。目前,核酸测序技术主要经过了3代的发展,在不久的将来,也许会有比较成熟的第4代、第5代等的核酸测序技术的出现。

1. 第1代测序技术

1977年Sanger等发明了链终止法核酸测序技术,Maxam和Gilbert发明了化学降解法测序技术,这些都被称为第1代测序技术。

第1代测序技术读长可达1000bp,对重复序列和多聚序列的处理较好,准确率高达99.999%,是微生物检验分析的首选方法。但是,这类测序技术通量较低,测序速度慢,24h内可测定的DNA分子数一般不超过10000个,平均每碱基测序成本较高,不适合大规模测序,不是最理想的测序方法。

2. 第2代测序技术

为了解决第1代测序技术的弊端,第2代测序技术诞生了。第2代测序技术大大降低了测序成本,并且是高通量测序,测序速度大大加快,还能保持高准确性。第1代测序完成一个人类基因组测序需要3年时间,第2代测序技术只需要1周,只是在测序读长方面比第一代要短。

第2代测序技术以能一次对几十万到几百万条DNA分子进行序列测定和一般读长较短为标志。根据发展历史、影响力、测序原理和技术不同等,主要有以下几种:大规模平行签名测序(massively parallel signature sequencing,MPSS)、聚合酶克隆(polony sequencing)、454焦磷酸测序(454 pyrosequencing)、Illumina(Solexa)sequencing、离子半导体测序(ion semiconductor sequencing)、DNA纳米球测序(DNA nanoball sequencing)等。

第2代测序技术可对还没有参考序列的物种进行从头测序,获得该物种的参考序列,为后续研究和分子育种奠定基础,对人类认识未知生物世界做出巨大贡献。该技术对有参考序列的物种,可以进行重新测序,在全基因组水平上检验突变位点,发现个体差异的遗传基础。

尽管第2代测序技术在目前全球测序市场仍然占有绝对的优势,但是由于其测序过程中引入PCR过程,在一定程度上增加了测序的错误率。

3. 第3代测序技术

第3代测序技术是为了解决第2代测序的缺点而开发的,它的根本特点是单分子实时DNA测序,又名从头测序技术。该技术不需要任何PCR过程,是将脱氧核苷酸用荧光物质标记,采样荧光显微镜实时记录荧光信号,可以有效避免因 PCR 偏向性而导致的测序错误。

第 3 代测序技术 1s 可以测 10 个碱基,测序速度是化学法测序的 2 万倍。其测序读长也较第 2 代测序有所提高,准确率达到 99.9999%,可直接测 RNA 的序列。

2.3.3 核酸指纹技术

核酸指纹技术,也称 DNA 指纹技术,是将生物体 DNA 用限制性内切酶进行酶切,得到大小不同的 DNA 片段,再以标记的核酸探针进行杂交,可以得到生物体的 DNA 片段图谱,这种图谱就像人类的指纹,每个个体都有特异性,故得名核酸指纹技术。该技术可以比较生物个体间关系的密切程度,常被用于微生物遗传分型、传染病溯源等。

目前最为常用的核酸指纹技术包括经典的脉冲场凝胶电泳技术、多位点序列分析技术、基因组重复序列 PCR 技术、可变数目串联重复序列分析技术、单核苷酸多态性分析技术及全基因组序列比对等,这里重点阐述脉冲场凝胶电泳和多位点序列分型技术。

1. 脉冲场凝胶电泳(pulse field gel electrophoresis,PFGE)

PFGE 是一种可以分离大分子 DNA 的方法。在普通的凝胶电泳中,较大的 DNA 分子(一般大于 10kb)移动速度比较接近,这样就很难区分大小不同的 DNA 分子片段。而在脉冲场凝胶电泳中,电场不断在两个方向(有一定夹角,而不是相反的两个方向)变动。DNA 分子带有负电荷,会朝正极移动,相对较小的分子在电场转换后可以较快转变移动方向,较大的分子在电场中转向相对困难。所以,小分子 DNA 向前移动的速度相对较快。脉冲场凝胶电泳可以用来分离 10kb~10Mb 的 DNA 分子。

脉冲场凝胶电泳技术是微生物分型的典型方法。先用蛋白酶等将微生物中的蛋白成分去除,再经限制性内切酶将 DNA 分子切割成大小不同的片段,然后将其置于脉冲场电泳槽中电泳,完成片段分离,经特殊染色就可以得到电泳图谱。通过统计软件分析,可判断出条带大小和数量的不同,因此可用于微生物的同源性分析,从而可达到区分微生物不同生物型的目的。

PFGE 自动化程度低,每种细菌 PFGE 方法需要经过标准化处理;否则实验室间的数据难以比对。

2. 多位点序列分型技术(multi-locus sequence typing, MLST)

MLST 是一种基于核酸序列测定的微生物分型方法。微生物同一种属的管家基因(housekeeping gene)既有保守性又有差异性,而这种差别可细微到同种不同株系之间,这样就为进化与溯源研究提供理想的方法。MLST 通过 PCR 扩增多个(通常为 7 个)管家基因,并对它们进行测序,通过序列比对找到微生物不同株系间等位基因的多样性变化,进而得到微生物分型和基因相关性。

MLST 技术是基于基因位点进行测序分析的技术,是近年来发展迅速的分子生物学分析方法,具有很高的分辨能力。该技术操作简单,便于不同实验室间的数据比对,在国际上越来越多地被用于不同微生物株系间的比较,为病原微生物的流行病学研究提供便利。

2.4 免疫学检验分析技术

2.4.1 免疫学检验基本原理

免疫学(immunology)是研究机体自我识别和对抗原性异物排斥反应的一门科学。传统免疫学起源于抗感染的研究,在 19 世纪末 20 世纪初逐渐形成和发展起来。近几十年来,免疫学技术的发展加快了包括医学在内的生命科学各领域的发展,大大促进微生物检验的进步。不可否认,免疫学检验已成为微生物检验中的一个重要部分。

免疫学检验分析技术的核心是抗原和抗体发生特异性结合反应,可以用已知抗体检验相应抗原的存在;反之,可以用已知抗原检验相应抗体的存在。根据反应体系中是否存在标记物,可以分为非标记免疫检验技术和标记免疫检验技术。

2.4.2 非标记免疫检验技术

1. 凝集反应

病原微生物和红细胞等颗粒性抗原与相应抗体结合后,在有电解质存在的条件下,经过一定时间,抗体的交联作用使颗粒聚集在一起,会出现肉眼可见的凝集小块,称为凝集(agglutination)现象。参与凝集反应的抗原称为凝集原(agglutinogen),抗体称为凝集素(agglutinin)。凝集反应是一种血清学反应。1896年,Widal 等利用伤寒病人的血清与伤寒杆菌发生特异性凝集的现象,有效地诊断伤寒病。凝集试验灵敏度高、方法简便,已被广泛应用于微生物检验。

凝集反应可分为直接凝集反应和间接凝集反应两大类。

1) 直接凝集反应

直接凝集反应是指微生物或红细胞等颗粒性抗原与相应抗体直接反应,出现的凝集现象。直接凝集反应可分为玻片法和试管法两种。

(1) 玻片凝集试验。玻片凝集试验可进行定性检测,可用已知抗体检测未知抗原。将已知抗体和待检颗粒性抗原(如病原微生物或红细胞等)悬液各加一滴于载玻片上,混匀,几分钟后如出现颗粒凝集现象则为阳性反应。此法简便、快速,适用于从病人标本中分离得到的菌种的检验或分型,也可用于人类红细胞 ABO 血型的鉴定。

(2) 试管凝集试验。试管凝集试验可进行定量检测,可用已知抗原检测待检血清中是否存在相应抗体及其含量。在微生物学检验中,将待检血清作一系列成倍稀释,分别加入等量已知抗原,混合后观察每管内抗原凝集程度,以产生明显凝集现象的最高稀释度作为血清中抗体的效价,也称为滴度,以表示血清抗体的相对含量。试验中必须设不含抗体的空白液作阴性对照,因为电解质 pH 值不当等原因,会导致抗原自身的非特异性凝集,出现假阳性。

2) 间接凝集反应

间接凝集反应是将可溶性抗原(或抗体)先吸附于一种与免疫无关的、一定大小的颗粒状载体的表面,然后与相应抗体(或抗原)作用,在有电解质存在的条件下,经过一定时间,即可发生凝集现象。常用的载体颗粒有人 O 型血红细胞、绵羊红细胞、聚苯乙烯胶乳颗粒等。如果所用载体颗粒为红细胞,则称为间接血凝试验;若为乳胶颗粒,则称为乳胶凝集试验。

间接凝集反应灵敏度要远远高于直接凝集反应,因为载体颗粒大大增加了可溶性抗原的反应面积,即使待检样本中抗体含量较低,颗粒表面的抗原与其结合后,也足以出现肉眼可见的凝集反应。

第 2 章 生物检验分析主要技术

根据致敏颗粒用的是抗原还是抗体以及凝集反应的方式,间接凝集反应可分为以下 4 类。

(1) 正向间接凝集反应。可溶性抗原致敏载体,用以检验待测标本中相应抗体的凝集反应(图 2.5)。

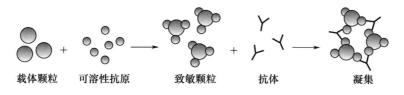

图 2.5 正向间接凝集反应原理示意图

(2) 反向间接凝集反应。特异性抗体致敏载体,用以检验待测标本中相应抗原的凝集反应(图 2.6)。

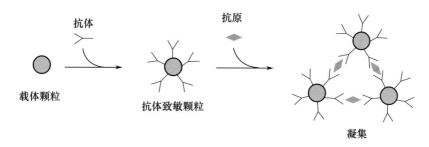

图 2.6 反向间接凝集反应原理示意图

(3) 间接凝集抑制反应。用抗原致敏的载体颗粒及相应的抗体作为检验试剂,来检验标本中是否存在与致敏抗原相同的抗原。检验时,先将待检标本与抗体试剂混合,再加入抗原致敏的载体颗粒,如果出现凝集反应,则说明抗体试剂没有被相应抗原结合,仍然能够与载体上的抗原发生凝集,也说明待检标本中不存在相同抗原;反之,如果待检标本中存在与致敏抗原相同的抗原,则抗体试剂就会被结合,凝集反应就会被抑制(图 2.7)。同理,可用抗体致敏的载体颗粒及相应的抗原作为检验试剂,来检验标本中是否存在与致敏抗体相同的抗体,称为反向间接凝集抑制反应。

(4) 协同凝集反应。协同凝集反应与反向间接凝集反应的原理相似,但所用载体为金黄色葡萄球菌 A 蛋白(SPA)。SPA 能够与 IgG 的 Fc 段特异结合,当金黄色葡萄球菌与 IgG 抗体连接时,就成为被抗体致敏的载体颗粒,当与相应抗原混合时,就会出现反向间接凝集反应(图 2.8)。协同凝集反应也适用于细菌、病毒等病原微生物的直接检验。

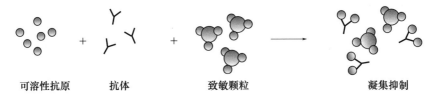

图 2.7　间接凝集抑制反应原理示意图

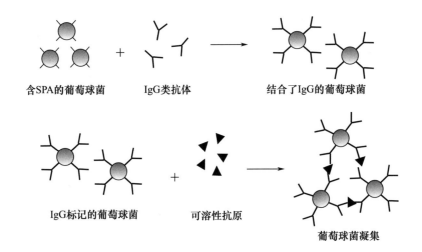

图 2.8　协同凝集反应原理示意图

2. 沉淀反应

沉淀反应(precipitation)主要用于抗原或者抗体的定性检测,原理是可溶性抗原与相应抗体在有电解质存在的情况下,发生特异性结合出现肉眼可见免疫沉淀物的现象。

沉淀反应的基本原理是可溶性抗原与抗体在温度、pH 值合适的电解质溶液中反应,两者按适当比例形成沉淀,产生浊度;若两者在琼脂等凝胶中反应,则形成肉眼可见的沉淀线或沉淀环。

沉淀反应属于体外抗原抗体反应,其反应可分为两个阶段:第一阶段发生抗原抗体特异性结合,该阶段反应迅速,几秒到几十秒即可完成,反应产物为抗原抗体小复合物,肉眼不可见;随着反应的继续,第二阶段可形成较大的免疫复合物,产生沉淀线或者沉淀环等,肉眼可见。

根据反应的介质和检验方法的不同,可将沉淀反应分为液相内沉淀反应和凝胶内沉淀反应,下面分别阐述。

1) 液相内沉淀反应

(1) 环状沉淀反应。将已知抗血清加入内径为1.5~3mm毛细玻璃管中,液面高度约为玻璃管高的1/3,再沿管壁缓缓加入待测样本溶液。由于抗血清中所含蛋白浓度较高、比重较大,所以抗血清与待测样本两液交界处可形成清晰的界面。室温放置10min至数小时,如果在两液交界处出现白色环状沉淀,则说明待测样品中存在与已知抗体相对应的可溶性抗原。因该技术敏感度低,且不能作两种以上抗原的分析鉴别,现已较少采用。

(2) 絮状沉淀反应。在电解质溶液中,可溶性抗原与相应抗体特异性结合,形成絮状或颗粒状沉淀物,称为絮状沉淀反应。抗原和抗体的比例是否合适,直接影响絮状沉淀反应的成功与否,常通过抗原稀释法、抗体稀释法或方阵滴定法来检查抗原抗体结合反应的最适配比。

2) 凝胶内沉淀反应

凝胶内沉淀反应是利用可溶性抗原和相应抗体在凝胶内扩散,形成浓度梯度,在抗原与抗体浓度比例恰当的位置形成肉眼可见的沉淀线或沉淀环。合适浓度的凝胶可形成三维立体网格,且含水量超过98%,抗原抗体等物质可在其中自由扩散,分子越大扩散越慢。凝胶种类不同,三维网格空隙不同,分子在其中扩散的速度也不一样。常用凝胶种类主要有琼脂、琼脂糖、葡聚糖或者聚丙烯酰胺凝胶等,前两者凝胶颗粒较大,分辨率较低,适于检测较大的抗原抗体复合物,后两者反之。最常用的凝胶为琼脂糖。凝胶内沉淀反应敏感性和特异性均较好,且操作方便,其应用较为广泛。

凝胶内沉淀反应类型有单向扩散试验和双向扩散试验。

(1) 单向扩散试验。本试验是首先在凝胶(常用琼脂)中掺入一定量已知抗体,然后将一定量待测抗原溶液加入凝胶,使其向琼脂内自由扩散,如果待测抗原可以与已知抗体发生特异性结合反应,那么二者可在浓度比例合适的部位形成肉眼可见的沉淀环。

单向扩散试验可分为试管法和平板法两种。

① 试管法。Oudin 于 1946 年报道了在试管中完成单向扩散试验的方法，称为试管法。先将一定量的抗体掺入 50℃ 左右 0.7% 琼脂糖溶液中，趁热注入试管内，琼脂糖冷却凝固后形成凝胶，在凝胶上层加入一定量待测抗原溶液，抗原向下自由扩散至凝胶中，当抗原与抗体浓度比例恰当时可形成白色不透明沉淀环，说明待测抗原与已知抗体发生了特异性结合反应。

② 平板法。Mancini 于 1965 年提出了在平板中完成单向扩散试验的方法，称为平板法，是目前最常用的简易抗原定量检测技术。先将一定量的抗体掺入 50℃ 左右 0.9% 琼脂糖溶液中，趁热倾注在平板上，琼脂糖冷却凝固后形成凝胶平板，在平板上打孔（直径为 3～5mm），在孔中加入一定量待测抗原溶液，抗原溶液从孔内向四周扩散，如果待测抗原能和凝胶中的已知抗体特异性结合，则在 24～48h 后可见沉淀环出现（图 2.9）。

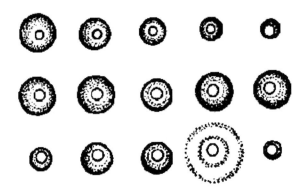

图 2.9　单向平板扩散试验沉淀环示意图

（2）双向扩散试验。在凝胶的不同部位分别加入一定量的抗原和抗体溶液，双方各自向对方扩散，在最恰当的浓度比例处形成抗原抗体复合物沉淀线，根据沉淀线的位置、形状及对比关系，可对抗原或抗体进行定性分析。

双向扩散试验也可分为试管法和平板法两种。

① 试管法。Oakley 首先报道了该方法。先在试管中制备含一定量已知抗体的底层凝胶，再在其上加一层不含抗原抗体的普通凝胶，最后在最上层加入待测抗原溶液。一段时间后，下层的抗体和上层的抗原同时向中间凝胶层内自由扩散，二者相遇后，如果能发生特异性结合反应，则会在抗原与抗体浓度比例

恰当处形成沉淀线。

②平板法。Ouchterlony 首先报道了该方法,是检测抗原抗体的最基本方法之一。在凝胶平板上相距 3~5mm 处打两个孔,也可以打三角孔、双排四孔或者梅花孔等(图 2.10)。分别在孔中加入相应的抗原或抗体,室温或 37℃ 放置 18~24h 后,抗原抗体在凝胶中自由扩散,如果二者可以特异性结合,则在浓度比例适当处可见到沉淀线。

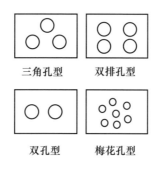

图 2.10 双向扩散各种孔型

3. 补体结合试验

补体结合试验(complement fixation test,CFT)是用一定量的补体和致敏红细胞来检查抗原与抗体间有无特性结合的一类试验。所以,补体结合试验可用已知抗体来检验相应抗原是否存在,也可以用已知抗原检验相应抗体是否存在。

补体结合试验中参与反应的成分较多,包括以下 3 个系统。

(1) 反应系统:已知抗原(或抗体)和待测抗体(或抗原)。

(2) 补体系统:新鲜血清,比较常用的是豚鼠的新鲜血清。

(3) 指示系统:绵羊红细胞与相应溶血素,试验时需将二者预先作用,产生致敏绵羊红细胞。

由于反应系统与指示系统会共同争夺补体系统,所以,试验时要先将反应系统加入到补体系统中,以使其优先结合补体。如果反应系统中存在待测的抗体(或抗原),则抗原与抗体特异性结合后可与补体相结合。之后,加入指示系统,反应液中已经没有剩余的补体,所以不会出现溶血现象,补体结合试验结果报告阳性;反之,如果出现溶血现象,则为补体结合试验阴性,待检样本中没有相应抗体或者抗原(图 2.11)。

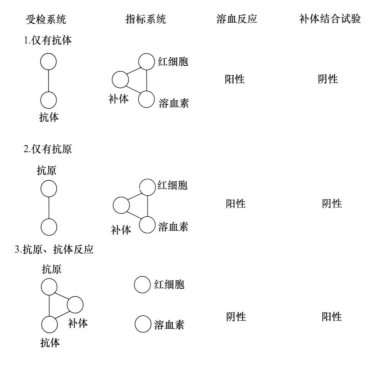

图 2.11 补体结合试验示意图

补体结合试验比沉淀反应、凝集反应的灵敏度要高,且特异性强,尤其适合用小量法或微量法进行试验。但是,诸多因素会影响该试验结果,需要严格控制操作过程。

2.4.3 标记免疫检验技术

如果将已知抗原(或抗体)用标记物(如放射性核素、荧光素、酶等)进行标记,加入待测样本后,如果相应待测抗体(或抗原)与标记抗原(或抗体)发生特异性结合反应,产生的抗原抗体复合物也会携带标记物,通过检测仪器检测反应体系中标记物是否存在,即可反映待测液中是否有相应抗原或者抗体。并且,标记物具有放大作用,进一步提高了免疫技术的敏感性。

1. 荧光免疫标记技术

荧光免疫标记技术是采用荧光物质作为标记物的免疫分析技术,它是标记

第 2 章 生物检验分析主要技术

免疫技术中发展最早的一种,早在 1941 年 Coons 等就成功进行了荧光素标记免疫试验。经过几十年的发展,荧光免疫标记技术已经被广泛用于细菌、病毒等病原微生物的检验分析当中。

一般荧光测定中,反应体系中的血清成分、反应器材如试管、仪器组件等本底荧光干扰较高,所以常规荧光素标记的荧光免疫技术用于定量测定存在很大误差,也使灵敏度受到很大影响。近年来发展了时间分辨荧光免疫分析、荧光偏振免疫分析等几种特殊的荧光免疫测定技术,可以降低误差,提高灵敏度,被广泛用于微生物检验,下面分别阐述。

1) 时间分辨荧光免疫分析

时间分辨荧光免疫分析(time resolved fluorescence immunoassay,TRFIA)是近 10 年发展起来的一种微量免疫检验技术,可以改进常规荧光素标记中背景干扰且灵敏度较低的缺点。

普通荧光标记物荧光寿命短,紫外等激发光消失,其荧光也随即消失,所以检测荧光信号时,很难避免背景荧光信号的干扰。但是稀土金属(Eu、Tb、Sm、Dy)的荧光寿命较长,可达 1~2ms,而血清、试管、仪器等本身的荧光信号却在激发光消失后跟着消失,此后再检测到的荧光信号,就只有稀土金属标记物发出的荧光信号了,由此就产生了时间分辨荧光免疫分析。该方法是通过延长荧光测量时间,待短寿命的自然本底荧光完全衰退后再行测定,所得信号完全为长寿命稀土金属标记物的荧光,从而有效地消除本底荧光的干扰。

2) 荧光偏振免疫分析

荧光偏振免疫分析(floutescence polarization immunoassay,FPIA)是一种定量免疫分析技术,原理是荧光物质经单一平面的蓝偏振光(波长 485nm)照射后,吸收光能跃入激发态,恢复到基态时,发出单一平面的偏振荧光(波长 525nm)。该技术常用于小分子物质特别是药物的测定,这里不再赘述。

荧光免疫标记技术的一种特殊应用是流式细胞分析(flow cytometry,FCM)。FCM 是把细胞进行荧光抗体染色后,在设计好的流式细胞仪中单个流出,每个流出的单细胞经激光照射发出荧光,再由荧光检测器捕捉每个细胞的荧光信号,通过软件自动处理数据。FCM 可以分析细胞大小、数量、成分等,更常用于 T 细胞亚群等的检验,已发展成为当今最先进的细胞定量分析技术之一。

2. 酶免疫标记技术

以酶为标记物的免疫技术即为酶免疫标记技术（enzyme immunoassay），该技术将酶催化底物的高效性和抗原、抗体反应的特异性相结合，可进一步提高免疫技术的灵敏性。最具有代表性的酶免疫标记技术是酶联免疫吸附试验（enzyme linked immunosorbent assay，ELISA），下面主要介绍 ELISA 方法。

1）ELISA 的基本原理

1971 年 Engvall 和 Perlmann 发表文章阐述了 ELISA 用于定量测定 IgG 的方法。基本原理：首先将已知抗原（或抗体）结合到某种固相载体（常用塑胶板）表面，该过程不会改变其免疫活性；将抗原（或抗体）与用于标记的酶连接成酶标记抗原（或抗体），酶标记抗原（或抗体）的免疫活性和酶活性都不会改变；将待测样本（测定其中的抗体或抗原）和酶标记抗原（或抗体）按不同的步骤与固相载体表面的抗原（或抗体）进行作用；将没有参与反应的物质洗去，使其与固相载体上形成的抗原抗体复合物分开，最后结合在固相载体上的酶量与样本中所含抗体（或抗原）的量成一定的比例。加入酶的底物进行催化反应，产生有色产物，检测有色产物的量，可以反映样本中待测抗体（或抗原）的量，所以可根据颜色反应的深浅进行定性或定量分析。酶的催化效率很高，可以放大反应效果，从而提高免疫测定的敏感度。

2）ELISA 的基本类型

（1）双抗体夹心法测抗原。双抗体夹心法常用于检测样本中的抗原（图 2.12）。

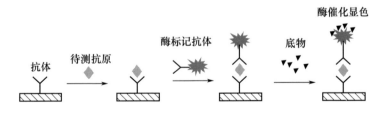

图 2.12　双抗体夹心法测抗原示意图

操作步骤如下。

① 将已知抗体与固相载体连接，形成固相抗体。洗涤除去未结合的游离抗体及杂质。

第 2 章 生物检验分析主要技术

② 加入待测样本,使之与固相抗体反应,如果待测样本中含有可以与固相抗体特异性结合的抗原,则会形成固相抗原抗体复合物。洗涤除去其他未结合的物质。

③ 加入酶标记抗体,使固相抗原抗体复合物上的抗原与酶标记抗体相结合。洗涤未结合的过量酶标记抗体,确保洗涤彻底。此时固相载体上带有的酶量与待检样本中抗原的含量呈正相关。

④ 加入酶催化反应底物,夹心式复合物中的酶催化底物产生有色产物。根据颜色反应的深浅对样本中的抗原进行定性或定量分析。

（2）间接法测抗体。间接法常用于检测样本中的抗体,其原理为利用酶标记的抗抗体(即二抗)检验已与固相抗原结合的受检抗体(即一抗),故称为间接法(图 2.13)。

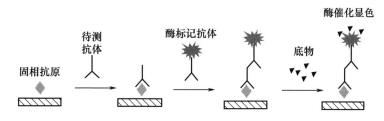

图 2.13　间接法测抗体示意图

操作步骤如下。

① 将已知抗原与固相载体连接,形成固相抗原。洗涤除去未结合的游离抗原及杂质。

② 加入稀释的待测血清,使之与固相抗原反应,如果待测血清中含有可以与固相抗原特异性结合的抗体,则会形成固相抗原抗体复合物。洗涤除去其他未结合的物质,固相载体上只留下特异性抗原抗体复合物。血清中所含其他免疫球蛋白及杂质都会被洗去。

③ 加入酶标记抗抗体(二抗,常用酶标记羊抗人 IgG 抗体),与固相载体上的抗原抗体复合物中的抗体(一抗)结合,形成"抗原 + 一抗 + 二抗 + 酶"的复合物。洗涤未结合的过量酶标记二体,确保洗涤彻底。此时结合于固相载体上的酶量与受检血清中特异性抗体的量呈正相关。该法常用于检验人是否被某种致病微生物感染。

④ 加入酶催化反应底物，根据颜色反应的深浅对血清样本中的特异性抗体进行定性或定量分析。

（3）竞争法测抗原或抗体。竞争法既可用于抗原测定，也可用于抗体测定。以抗体测定为例，待检样本中的抗体和酶标记的抗体共同竞争与固相载体上已知抗原的结合，竞争的结果是，结合于固相载体上的酶标记抗体量与待检样本中抗体的量成反比（图 2.14）。

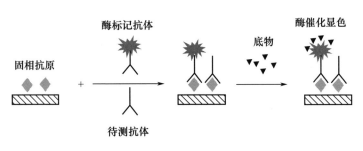

图 2.14 竞争法测抗体示意图

操作步骤如下。

① 将已知抗原与固相载体连接，形成固相抗原。洗涤除去未结合的游离抗原及杂质。

② 加入待测样本和酶标记抗体的混合溶液，使之与固相抗原反应。如果待测样本中含有可以与固相抗原特异性结合的抗体，则会与酶记标抗体以同样的机会与固相抗原结合，使酶标记抗体与固相抗原的结合量减少。如受检标本中无抗体，则酶标记抗体能顺利地与固相抗原结合。洗涤未结合的过量酶标记抗体，确保洗涤彻底。此时固相载体上带有的酶量与待检样本中抗体的含量呈负相关。

③ 加入酶催化反应底物，颜色越淡表示待测样本中抗体含量越多。

3）斑点 – ELISA

以吸附蛋白质能力很强的硝酸纤维素膜为固相载体产生了斑点 – ELISA（dot – ELISA）技术，其检验原理还是 ELISA 原理，只是将一般 ELISA 的有色产物呈现到硝酸纤维素膜上。如在膜上出现染色斑点，即为阳性反应。如将硝酸纤维素膜裁剪成膜条，并在同一张膜条上点有多种抗原，将整个膜条与同一份血清反应，则可同时获得对多种病原微生物的检测以及传染病诊断。

根据斑点 – ELISA 的原理，已有商品化的各种试剂膜供微生物检验使用。

4）免疫印迹

免疫印迹（immunoblotting，IB）也称为酶联免疫电转移印斑法（enzyme linked immunoelectrotransfer blot，EITB），因与 Southern 早先建立的检验核酸的印迹方法 Southernblot 相类似，也被称为 Westernblot。该技术将凝胶电泳引入到固相免疫检验中，它将 SDS－聚丙烯酰胺凝胶电泳（SDS－PAGE）的高分辨力和固相免疫测定的高特异性和敏感性结合起来，现已发展成为抗原或者抗体检测的常用技术之一。

免疫印迹可分为 3 个步骤（以抗原检测为例）。

① 电泳分离抗原。抗原等蛋白质样品经 SDS 处理后带负电荷，在聚丙烯酰胺凝胶中从阴极向阳极泳动，分子量越小，泳动速度就越快。染色后可肉眼观察到电泳区带。

② 电转移抗原。即抗原印迹。凝胶电泳中已经分离的抗原条带在自然吸附力、电场力或其他外力作用下，转移至硝酸纤维素膜上，选用低电压（100V）和大电流（1～2A），通电 45min 转移即可完成。

③ ELISA 法检测抗原。印有抗原条带的硝酸纤维素膜，相当于连接了待测抗原的固相载体，采用 ELISA 法最终能使区带显色。阳性反应的条带清晰可辨，并可根据 SDS－PAGE 加入的分子量标准确定各组分的分子量。

酶免疫标记技术具有高度的敏感性和特异性，几乎所有的可溶性抗原和抗体均可用以检验。它的最小可检测值达纳克（ng）量级甚至皮克（pg）量级水平。与放射免疫相比，酶免疫标记技术标记试剂比较稳定，且无放射性危害，随着商品试剂盒、酶标记仪、洗板机等配套仪器的日趋成熟，其在微生物检验中的应用越来越普及。

3. 化学发光免疫分析技术

化学发光免疫分析技术（chemiluminescence immunoassay，CLIA）是采用化学发光物进行标记的免疫分析方法。它是将化学发光测定技术与免疫反应相结合，检验抗原或抗体的方法，同时具有免疫反应的高度特异性和化学发光反应的高灵敏性，是继放射免疫、酶免疫、荧光免疫之后发展起来的一项免疫检验技术。

化学发光免疫分析技术根据所采用的发光反应体系、标记物和标记方法的不同,可作以下分类。

1)直接化学发光免疫分析

它是以化学发光剂直接标记抗原或抗体,在发生免疫反应后,直接引发发光反应并进行检验的免疫分析方法。常用发光标记物为吖啶酯类物质,其直接发光通常在1s内完成,为快速闪烁发光。此类标记物化学反应简单、快速,不需要任何催化剂,检测小分子抗原可用竞争法,检测大分子抗原可用双抗体夹心法,且与大分子的结合不会减小所产生的光量,从而提高了灵敏度。

2)化学发光酶免疫分析

该分析技术与前述酶免疫标记技术类似,只是用于酶催化反应的底物是发光剂。常用底物为鲁米诺或其衍生物,发生催化反应后可产生发光效应,检测发光信号的强弱以定量分析被测抗原或抗体。

3)电化学发光免疫分析

该技术是将电化学发光技术与免疫分析技术相结合的免疫测定技术,其原理是用电化学发光剂三联吡啶钌标记已知抗原或抗体,三联吡啶钌在电场中可以不断得到三联胺提供的电子,因此可以不断地发光,产生持续时间长且强度高的光信号,方便了待测样本中抗原或抗体的测定,并且灵敏度可达皮克/毫升(pg/mL)水平。

电化学发光免疫分析技术不但灵敏度高、特异性强,所用试剂性质稳定、价格低廉,并且操作简单,自动化程度高。越来越多的研究人员认为,电化学发光免疫分析技术具有取代其他标记免疫检验技术的趋势。

4. 放射免疫标记技术

放射免疫标记技术,也即放射免疫分析(radio immunoassay,RIA),是以放射性核素为标记物的免疫分析方法,用于定量测定受检标本中的抗原。1960年Yalow和Berson最先建立了放射免疫分析方法,方法建立起初,是以核素标记的已知抗原与受检标本中的抗原共同竞争已知抗体的模式对待测样本中的抗原进行测定。后来建立了用核素标记的已知抗体直接与受检样本中待测抗原进行反应的免疫分析方法,为了和放射免疫分析相区分,就将这种方法称为免疫放射分析方法(immuno radio metric assay,IRMA)。RIA和IRMA均采用放射性核素标记,其灵敏度高,可测纳克甚至皮克水平的抗原或者抗体。

第 2 章 生物检验分析主要技术

1) 放射免疫分析(RIA)

RIA 的基本原理是将已知标记抗原(Ag^* 表示)和待测样本中的非标记抗原(Ag 表示)对已知特异性抗体(Ab 表示)进行竞争性结合反应。反应式可表述为

$$Ag^* + Ab \longrightarrow Ag^* - Ab$$

$$Ag + Ab \longrightarrow Ag - Ab$$

在 RIA 的反应系统中,作为检测试剂的标记抗原的量是一定的,已知抗体的量一般控制在能结合一半的标记抗原为宜,所以,一旦标记抗原的量一定,那么反应体系中的已知特异性抗体的量也是一定的,而待测样本中的非标记抗原的量是不确定的。所以,待测样本中抗原的量不同,得到的反应结果也不尽相同。

当待测样本中不含可与标记抗原共同竞争特异性已知抗体时,其反应过程为

$$4(Ag^*) + 2(Ab) \longrightarrow 2(Ag^* - Ab) + 2(Ag^*)$$

当待测样本中存在可与标记抗原共同竞争特异性已知抗体时,不妨假设待测抗原的量与标记抗原的量相当,举例为

$$4(Ag^*) + 4(Ag) + (2Ab) \longrightarrow 1(Ag^* - Ab) + 3(Ag^*) + 1(Ag - Ab) + 3(Ag)$$

式中,待测样本中非标记抗原 Ag 量增加,就会结合较多的已知特异性抗体 Ab,从而抑制标记抗原 Ag^* 对抗体 Ab 的结合,使标记抗原抗体复合物 $Ag^* - Ab$ 相应减少,游离的标记抗原 Ag^* 就会增加。不难看出,在上述反应体系中,$Ag^* - Ab$ 形成的量与待测样本中非标记抗原 Ag 的量成反比。采用某种方式将 $Ag^* - Ab$ 与游离标记抗原 Ag^* 分开,测出其各自的放射性强度,就可以计算得出结合态的标记抗原(B)与游离态的标记抗原(F)之间的比值(B/F),该比值与待测样本中非标记抗原 Ag 的量成函数关系。用一系列不同浓度的标准非标记抗原进行反应,计算相应的 B/F,可以绘制出一条反映非标记抗原量与 B/F 值之间关系的反应曲线。在同样条件下测定待测样本的 B/F 值,即可在反应曲线上查出待测样本中抗原的含量。

2) 免疫放射分析(IRMA)

免疫放射分析是在放射免疫分析(RIA)的基础上发展起来的核素标记免

疫测定方法。该技术发展起初，整个反应体系中只用到一种抗体参与反应，是用核素标记的已知抗体直接与待测样本中的抗原在液相体系中进行反应，之后加入免疫吸附剂，也就是结合在载体颗粒上的抗原，剩余的游离态标记抗体与免疫吸附剂结合并被离心除去，然后检测上清液的放射强度以定量分析待测样本中的未知抗原。因此，IRMA 也属固相免疫标记测定，反应模式如图 2.15 所示。

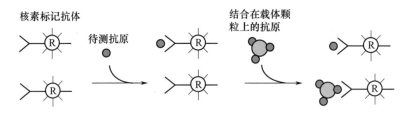

图 2.15　一种抗体参与反应的 IRMA 原理示意图

免疫放射分析发展到后期，便出现了两种抗体参与反应的模式，其原理与双抗体夹心 ELISA 完全相同，只是标记物不同，如图 2.16 所示，固相已知抗体与待测抗原结合后洗涤，加入核素标记的抗体，反应后再次洗涤除去游离的标记抗体，检测固相上结合的放射剂量以定量分析待测样本中的未知抗原。

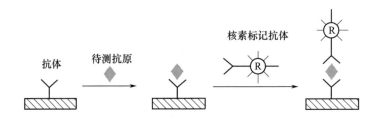

图 2.16　两种抗体参与反应的 IRMA 原理示意图

5. 胶体金免疫标记技术

以胶体金为标记物的免疫分析技术称为胶体金免疫标记技术，也称为免疫胶体金技术（immune colloidal gold technique，ICGT）。这一技术在 20 世纪 70 年代初期由 Faulk 和 Taylor 始创，最初用于免疫电镜技术。在抗原或者抗体的免疫检测中，胶体金常与特殊膜载体配合，形成特定的测定模式，典型的如斑点免疫渗滤试验和斑点免疫层析试验等，已被广泛应用于微生物的快速检验当中。

1) 胶体金免疫标记技术原理

(1) 胶体金。胶体金是由氯金酸在还原剂(如抗坏血酸、枸橼酸钠等)的作用下,聚合成为特定大小的金颗粒,并由于静电作用形成稳定的胶体状态。

(2) 胶体金的特性。

① 胶体性质。胶体金颗粒也称为纳米金,直径多在 1～100nm 内,可以稳定、均匀、呈单一分散状态悬浮在液体中,成为胶体金溶液。因此,胶体金具有胶体的多种特性,尤其是稳定性和对电解质的敏感性。用胶体金标记的样品置于 4℃保存两年以上也不会发生信号衰减现象。但是电解质能破坏胶体金的稳定状态,使分散的单一金颗粒凝聚成大颗粒,从而在液体中沉淀下来。研究者发现,某些蛋白质等大分子物质有保护胶体金、加强其稳定性的作用。

② 呈色性。胶体金本身呈红色,反应系统中不需要加入呈色剂,其颜色随着颗粒直径的变大由浅至深。最小的胶体金颗粒(2～5nm)是橙黄色的,中等大小的胶体金颗粒(10～20nm)是酒红色的,较大颗粒的胶体金(30～80nm)则是紫红色的。

③ 光吸收性。胶体金在 510～550nm 范围内有单一吸收峰,大颗粒胶体金的 λ_{max} 偏向长波长;反之,小颗粒胶体金的 λ_{max} 则偏于短波长。

(3) 免疫胶体金。将胶体金与免疫活性物质(抗原或抗体)相结合,便形成免疫胶体金。胶体金与抗原或抗体结合机制,一般认为是通过胶体金表面负电荷与蛋白质正电荷之间的静电作用形成的牢固结合。将抗原或抗体等被标记物吸附到胶体金颗粒表面的过程称为胶体金标记,可与胶体金结合的物质有免疫球蛋白、葡萄球菌 A 蛋白、糖蛋白、毒素、酶、多聚糖、核酸、抗生素、激素等物质。

在胶体金标记的抗原、抗体反应体系中,利用胶体金呈色性,借助肉眼、生物显微镜、电子显微镜、可见光分光光度计等检测手段以及数据分析方法,可对待测样本中的抗原或抗体进行定性、定位或定量检测。

2) 常见免疫胶体金技术

(1) 斑点金免疫渗滤试验。20 世纪 90 年代初发展了以胶体金为标记物的斑点金免疫渗滤试验(dot immunogold filtration assay,DIGFA),又名滴金免疫测定法(简称滴金法)。该方法是借鉴了斑点 ELISA 的思路,只是将酶标记物改为胶体金标记,如此就不需要酶对底物的催化反应,使免疫检测更加简便、快速。

DIGFA 的基本原理:以硝酸纤维素膜为载体,利用微孔滤膜的滤过性,使抗原和抗体的特异性结合反应环节与残余物的洗涤环节在一特殊的渗滤装置上以液体渗滤过膜的方式迅速完成。以双抗体夹心法为例,在硝酸纤维素膜片中央滴加纯化的已知抗体,为膜所吸附,滴加待测样本液体到膜上,样本中如果含有可以与已知抗体结合的相应抗原,则会被膜上特异性抗体捕获,其余未参加反应的无关蛋白等滤出膜片。之后加入胶体金标记的抗体,会在渗滤中与已结合在膜上的抗原相结合,如果膜中央显示红色斑点,则为阳性反应。

(2)斑点金免疫层析试验。斑点金免疫层析试验(dot immunochromatographic assay,DICA),简称免疫层析试验(ICA),也以硝酸纤维素膜为载体,但不是采用微孔滤膜的滤过性,而是利用了微孔膜的毛细血管作用,使滴加在膜条一端的液体慢慢向另一端渗移,犹如层析一般,故而得名。

如图 2.17 所示,以抗原检测(双抗体夹心法)为例:试验所用试剂全部为干试剂,多个试剂被组合在一个约 6mm×70mm 的塑料板条上,成为单一试剂条,试剂条上端(A)和下端(B)分别粘贴吸水材料,胶体金标记的特异性抗体试剂干片粘贴在结合垫处。硝酸纤维素膜条上有检测带 T 和质控带 C 两个反应区域,其中 T 区包被有特异性抗体,C 区包被有抗小鼠 IgG 抗体。

检测时在加样孔中加入待测液样本 3~4 滴,样品在毛细作用下向 T、C 区方向移动,流经"结合垫"时,干片上结合的胶体金标记的特异性抗体被溶解。如果待测样本中含有特异性抗原,此时可与金标记抗体结合,产生金标记的抗原、抗体复合物,此复合物继续层析流至 T 区时可以被固相特异性抗体所捕获,在硝酸纤维素膜上显出红色反应条带。过剩的胶体金标记的特异性抗体继续前行,到达 C 区与固相小鼠 IgG 抗体结合,也显出红色反应条带,此为阳性反应;反之,如果带 C 显红色而带 T 不显色,则为阴性反应。如果带 C 不显色,则说明检测试剂失效,检测结果无效。

斑点金免疫层析试验在试剂形式和操作步骤上较前述的几种免疫测定法都更为简化,只用一个检测试剂条,只有一步滴加待测样品的操作,为微生物快

第 2 章 生物检验分析主要技术

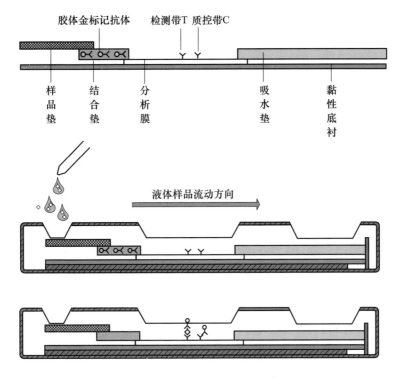

图 2.17 免疫层析试验原理示意图

速检验提供了更大便利。

(3) 免疫金银染色。免疫金银染色(immuno gold silver staining, IGSS)是更为敏感的免疫胶体金技术,由 Holgate 在 1983 年首先建立。其原理是胶体金颗粒可催化银离子还原成银颗粒,使得金属银在金颗粒表面沉积,形成色泽更深的黑色层,因而增强了免疫胶体金技术的敏感性(图 2.18)。

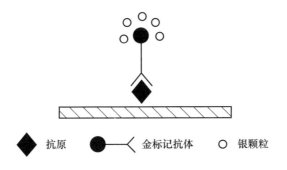

图 2.18 免疫金银染色原理示意图

免疫胶体金技术的敏感度低于其他标记免疫技术,经银加强染色后敏感度可与荧光免疫标记技术和酶免疫标记技术相当,因此近年来发展了不少 IGSS 方法以替代荧光免疫技术。该技术可以在普通显微镜下进行检验。

2.5 蛋白质(组)学检验分析技术

组成蛋白质的主要元素为 C(50% ~ 55%)、H(6% ~ 7%)、O(19% ~ 24%)、N(13% ~ 19%)和 S(0% ~ 4%),某些还可能含有 P 元素或金属元素(如 Fe、Cu、Zn、Mn、Co 等)。蛋白质经过水解,如混合浓酸或浓碱液共煮沸或受一些酶的作用,能生成许多氨基酸的混合物。组成蛋白质的氨基酸已知的约有 30 种,其中常见的约有 25 种,都是 α - 氨基羧酸,具有 $R - CH(NH_2) - COOH$ 通式。

蛋白质如果经过控制性的水解,则产生一系列肽类。在生物体内有许多肽类成分存在,大多是生物新陈代谢的重要中间产物和活性物质,如谷胱甘肽,即 $HOOC - CH(NH_2) - (CH_2)_2 - CO - NH - CH(CH_2SH)CO - NH - CH_2 - COOH$

还有一些环状的多肽,如某些植物体中含有的毒蛋白(毒蕈的毒性成分:α - 毒蕈环肽和 β - 毒蕈环肽(即 α - amanitine、β - amanitine)及次毒蕈环肽)等均属此类,也是生物体中一类重要产物。

2.5.1 蛋白质的理化性质

由于组成蛋白质的氨基酸分子中具有不同的基团及肽键(刚性酰胺键),因此,具有一些特有的理化性质,均为生物检验分析的重要内容。

1. 蛋白质的紫外吸收

肽键具有共轭双键的特性,其紫外吸收峰在 220nm 附近,蛋白质中的色氨酸和酪氨酸吸收峰在 179 ~ 278nm 附近,以此可进行蛋白质的定量分析。

2. 蛋白质的颜色反应

1)米伦氏反应

蛋白质遇米伦试剂(金属汞溶于发烟硝酸中形成硝酸、硝酸汞、亚硝酸及亚硝酸汞的混合溶液），共热呈红色，证明蛋白质分子中有酪氨酸成分。因此，酚类化合物特别是对位取代的酚类，遇到含有硝酸汞的亚硝酸溶液，在冷或微热的情况下，均可产生红色或黄色沉淀，此沉淀能溶于硝酸中生成红色溶液。

2）双缩脲反应

蛋白质分子中的肽键在碱性水溶液中遇少量硫酸铜溶液时显紫色或紫红色。

3）黄色反应

蛋白质以浓硝酸处理或共热即显黄色，加碱碱化后转为橙黄色，是由于苯环的硝基化反应生成硝基苯衍生物所致。蛋白质的组成中，如果包含苯丙氨酸、色氨酸或酪氨酸，均能呈现蛋白黄反应。

4）茚三酮反应

将蛋白质的中性溶液与茚三酮（苯并戊三酮，ninhydrin）水溶液（1∶400）1~2滴混合并加热放后，即显示蓝色，表明蛋白质分子中有 α-位氨基存在。

5）亚硝酸反应

将30%氢氧化钠溶液1.0mL、1.25%甲醛溶液1滴和浓盐酸10.0mL加入蛋白质水溶液中，10min后加5~7滴0.05%亚硝酸钠溶液，溶液变为紫红色，说明蛋白质分子中有色氨酸成分。

6）Sakaguchi反应

将 α-萘酚的稀氢氧化钠溶液（0.1g的 α-萘酚溶解于100mL的0.5% NaOH水溶液）加入中性或微碱性的蛋白质水溶液中，混匀后滴加1%次亚氯酸钠溶液数滴，如果出现红色反应，证明蛋白质分子中含有精氨酸的成分。

3. 丹酰化反应

蛋白质或肽类分子中末端氨基酸的氨基在有碳酸氢钠溶液存在的情况下，易与1-二甲氨基萘5-磺酰氯反应生成相应的磺酰胺衍生物，从而具有强烈的黄色荧光，即使蛋白质含量只有0.001nmol也能检测出荧光。

4. 两性特性及其等电点

蛋白质分子中既有羧基又有氨基，因此会呈两性反应。在碱性溶液中能和酸一样解离，在酸性溶液中又能和碱一样解离。所以，在碱性溶液中蛋白质分子荷负电，在酸性溶液中则荷正电。若通电流到蛋白质溶液中，在碱性情况下，蛋白质会向阳极移动,在酸性情况下则会向阴极移动。因此,根据蛋白质的此种性质可以运用电泳法、纸上电泳法等分离混合蛋白质,并且用电泳法还能测定蛋白质的分子质量。

2.5.2 蛋白质一级结构测定

蛋白质和多肽化学结构式的测定通常是将蛋白质水解、部分水解及选择性水解,再分别测定水解产物的组成,包括肽类和氨基酸,以测定组成蛋白质的氨基酸种类、数目、排列状态和次序等。

1. 水解分析

1) 酶解

酶解是蛋白质水解酶催化蛋白质水解的一种温和反应,不会使生成的氨基酸分解,而且还有一定的选择性,是蛋白质组成检验分析常用的方法之一,如胃蛋白酶对于谷氨酸、苯丙氨酸、酪氨酸等所形成的肽键有选择水解的作用。

2) 离子交换水解

应用离子交换树脂进行蛋白质的水解反应,以 Dowex50(磺酸型强酸性的交换树脂)为例,将 5g 的 Dowex50 和 300mL 水加入 1g 牛乳蛋白中加热回流 70h。由于 Dowex50 是水不溶性的强酸,既能催化水解反应又能吸附氨基酸,促使水解反应继续进行。反应完毕后,过滤收集 Dowex50,用 $Ba(OH)_2$ 溶液洗脱,就能获得水解产生的氨基酸或低聚肽类。

3) 酸性水解和部分酸性水解

(1) 酸性水解。蛋白质和多肽分子在剧烈条件进行酸性水解反应,其全部肽键才能裂解,生成氨基酸。但是,可能破坏部分甚至破坏全部的氨基酸。蛋白质的酸性水解是蛋白质中氨基酸组成检测的一种重要反应。水解反应式如图 2.19 所示。

(2) 部分酸性水解。蛋白质或多肽在比较温和的条件下(如与稀盐酸共热,或室温条件下被浓盐酸水解,或缩短水解反应的时间等)进行酸性水解,则只有一部分肽键被水解,其产物除氨基酸外,还有低聚肽类。水解反应中,裂解

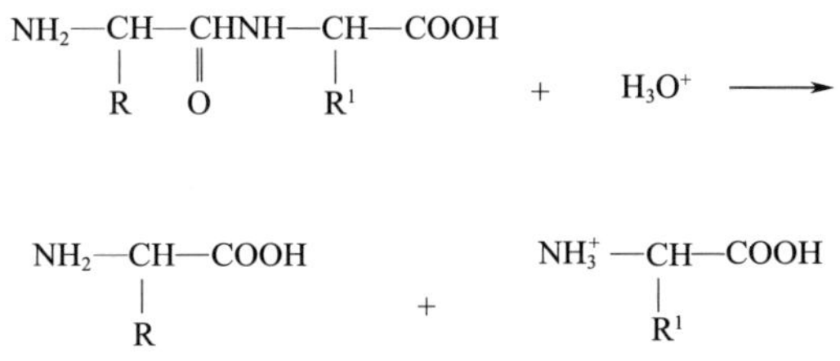

第 2 章 生物检验分析主要技术

$$NH_2-CH-CHNH-CH-COOH \atop \quad\ |\quad\ |\quad\quad\ |\quad\quad\ \ \atop \quad\ R\quad\ O\quad\ R^1$$ + H_3O^+ ⟶

$$NH_2-CH-COOH \atop \quad\ |\ \atop \quad\ R$$ + $$NH_3^+-CH-COOH \atop \quad\ |\ \atop \quad\ R^1$$

图 2.19 水解反应式

一个肽键就生成一个游离的氨基,该氨基在酸性溶液中形成 NH_3^+-CH 离子,从而与邻近的肽键竞争亲和 H^+,水解的可能性降低。检测生成的低聚肽类,为研究蛋白质分子中氨基酸间相互结合形式打下基础。

4) 碱性水解

在蛋白质类的化学结构检测分析中,较少应用碱性水解的方法。主要原因是在强碱性情况下,多数氨基酸能被分解,只有含色氨酸的蛋白质需要碱性水解。

5) 选择性化学裂解

利用蛋白质分子中组成的氨基酸的特性进行化学处理来裂解蛋白质是检测蛋白质分子中氨基酸结合状态的一个重要反应。例如,色氨酸和酪氨酸均能与 N - 溴化丁二酰亚胺或溴反应,生成苯环的溴取代物,促进裂解其所衍生的肽键。产生类似的反应还有组氨酸。

2. 蛋白质分子中末端氨基酸的分析

1) N 端测序

(1) Sanger 法。室温时,在近于中性或碱性的条件下,蛋白质与 2,4 - 二硝基氟化苯反应,蛋白质分子中 N 端氨基酸的游离氨基转化成 2,4 - 二硝基苯的衍生物,通称为 DNP - 蛋白质。DNP - 蛋白质与浓盐酸加热能够水解,裂解全部肽键,生成多分子氨基酸,其中必有一分子氨基酸是 2,4 - 二硝基苯的衍生物(称为 DNP 氨基酸),也就是蛋白质分子中原有的 N 端氨基酸。

DNP 氨基酸为黄色,微量($5 \sim 10\mu g$)即可检测出,且能吸收紫外线。通过多用层析技术可以检测 DNP - 蛋白质水解产物 DNP 氨基酸。

(2) 丹酰化反应法。丹酰化反应是用 1 - 二甲氨基萘 5 - 磺酰氯(Dansyl-

chloride,简称丹酰氯)代替2,4-二硝基氟化苯为试剂,在碳酸氢钠存在条件下与蛋白质分子中N端氨基酸部分的游离氨基反应,生成相应的磺酰胺衍生物,简称为DANS-蛋白质,再经浓盐酸加热水解,生成多分子氨基酸,其中必定有一分子氨基酸的α-氨基与丹酰反应生成相应的磺酰胺衍生物,简称为DANS-氨基酸,即是原蛋白质分子中的N端氨基酸。

(3) Edman法。在吡啶溶液中将异硫氰酸苯与N端氨基酸中游离氨基反应产生相应的苯硫脲衍生物,在强酸(通常用三氟乙酸)条件下进行降解反应,其N端氨基酸转为环状的噻唑啉衍生物从蛋白质分子中裂解析出,但是,蛋白质分子中其他肽键则不受影响。噻唑啉衍生物受强酸和加热的作用,易发生分子重排,转化为氨基酸的苯代乙内酰硫脲衍生物,简称为PTH-氨基酸,可以通过层析技术进行分离检测。此外,也可将Edman法和丹酰化反应法相结合,以提高微量反应的灵敏度,即将PTH-氨基酸在践行条件下加热水解,再与丹酰氯反应生成DANS-氨基酸进行检测。

2) C端测序

利用肼解反应法将无水肼与干燥的蛋白质混合,在密封管内加热(105℃)反应9h,所有肽键裂解生成氨基酰肼,只有C端氨基酸是唯一的游离氨基酸。在肼解反应的产物中加入苯甲醛,则氨基酰肼与苯甲醛缩合,生成苯甲醛缩氨基酰肼,转溶于过量苯甲醛中,与留在水液层中的C端氨基酸分离。用层析可检测水溶液中的游离氨基酸;也可以先将水溶液中的氨基醛进行丹酰化反应,再进行检测,均可证明蛋白质分子中有C端氨基酸的性质。但是在肼解反应过程中,有些氨基酸(如半胱氨酸、胱氨酸、精氨酸等)可能破坏分解。

3) 质谱测序

运用 MALDI/MS 技术可以检测蛋白质分子中氨基酸顺序。

一种方法是将蛋白质外切酶(如亮氨酸氨肽酶、羧肽酶Y)降解,采样MALDI/MS检测技术,测定由一个母肽段在不同酶解程度下依次丢失N端或C端氨基酸而产生的一系列子肽段的混合物,由质谱图相邻各峰之间的质量差依次分析N端或C端氨基酸的顺序。

另一种方法是对经典Edman降解反应进行改进。Edman降解利用异硫氰酸苯酯(FITC)作为降解试剂,降解反应如下。

第 2 章 生物检验分析主要技术

① 异硫氰酸苯酯与多肽或蛋白质的末端伯氨基发生偶联反应,生成苯氨基硫甲酰肽,即 PTC - 肽。

② 在无水的酸性介质中苯氨基硫甲酰肽发生环化并经重排而被裂解下来,生成少一个残基的肽和噻唑啉酮苯胺。

③ 上一步骤中的噻唑啉酮苯胺不稳定,在酸性水解溶液中转化成稳定的苯乙内酰硫脲氨基酸(PTH - 氨基酸)。

经过以上反应得到了少一个氨基酸的肽和 PTH - 氨基酸,以少一个氨基酸的肽为原料重复上述反应,直到预定的反应步数。一步反应中释放出来的 PTH - 氨基酸均可测定,获得多肽 N 端的氨基酸顺序。

采用 MALDI/MS 技术测序时,在 Edman 循环降解反应中以 5% 异氰酸苯酯作偶联试剂,经过侧联反应后,会产生 PTC - 肽和苯氨基甲酰肽,而苯氨基甲酰肽不能发生进一步的环化裂解反应,因此,异氰酸苯酯可视为 Edman 反应的终止剂。在经过多次循环降解后,可以获得不同长度的系列肽段衍生物的混合物,对照此混合物进行 MALDI/MS 图中相邻各肽段衍生物产生的离子峰的质量差,依次分析出 N 端氨基酸的顺序。

2.5.3 蛋白质高级结构分析测定

蛋白质的高级结构主要指蛋白质二、三、四级结构的统称,其中二级结构是高级结构的基本单位。对于小分子蛋白质来说,二级结构就是其高级结构。

蛋白质的二级结构主要是指多肽链中有规则重复的构象。二级结构涉及氨基酸残基或多至肽链中的大部分残基,一个简单蛋白质的二级结构的一定组合能形成可辨认的花样。这些特定的二级结构组合体即是超二级结构。

1. X 射线衍射分析技术

当前,研究蛋白质及其复合物晶体三维精细结构最主要的手段是 X 射线衍射分析技术。X 射线衍射技术是来自点光源的光线投射在被检物体上,光波将由此散射,物体的每一小部分都起着新光源的作用。来自物体的散射光波含有物体构造的全部信息,因此可以用透镜收集和重组散射波而产生物体的放大图像。

X 射线衍射法只能用于测定晶体结构,从所有可能的角度对蛋白质进行观测,但是只能通过获得蛋白质的三维图像间接获得蛋白质的三维精细结构信息。不同物质的蛋白质及其复合物晶体会有不同的衍射图案。依据衍射线的方向与强度及衍射图上斑点的位置与黑度可以确定晶胞的形状和大小;根据衍射的强度可以获得相应的晶胞中的原子排布。不同的蛋白质及其复合物晶体样品只能运用不同的分析方法,单晶的球状蛋白质和微晶的纤维状蛋白质分别使用单晶回转法和纤维法。

2. 其他仪器分析法

溶液中蛋白质构象研究的方法有 X 射线和中子小角散射等技术。蛋白质分子若有氨基酸残基发生构象变化,可以采用核磁共振光谱法来测定。

① 疏水微区 Trp 或 Tyr 微区可以采用荧光偏振技术测定。

② 拉曼光谱技术主要用于研究蛋白质主构象。

③ 蛋白质分子中 α 螺旋（α - helix）的含量可以运用重氢交换法来测定。

④ 圆二色性能够用来测定 α 螺旋和 β 折叠的含量。

2.5.4 蛋白质组学检测分析技术

蛋白质组(proteonome)是指某一个基因组或一个细胞、组织表达的全部蛋白质。它反映了机体内的动态代谢变化过程。蛋白质组学是以蛋白质为研究对象,研究细胞、组织或生物体内蛋白质组成及其变化规律的科学。"蛋白质组学"最早于 1994 年由 Marc Wikins 首先提出,其核心是系统识别一个细胞或组织中表达的每个蛋白质,以及确定这些蛋白质的显著特征,如修饰状态及其丰度等。蛋白质组研究主要为原核生物及一些基因序列大部分已知或完全已知的生物体。

蛋白质组学分析技术主要有蛋白质和多肽的分离科学、识别和定量分析物的分析科学及数据管理和分析的生物信息学。常用技术手段有电泳分析技术(如毛细管电泳技术和等电点聚焦/SDS - PAGE 凝胶的高分辨率的双向凝胶电泳技术)和质谱检测技术等。"描述蛋白质组学"是指待测样品中未知蛋白质鉴别及其在蛋白质组数据库中呈现,如从二维凝胶上系统地鉴定蛋白质。未来蛋白质组研究技术将向各种分析技术的综合运用及其分析智能化的方向发展。

第 2 章 生物检验分析主要技术

1. 电泳分析法

1）毛细管电泳技术

毛细管电泳是目前广泛应用的高效分离分析技术,应用于蛋白质组的研究,主要包括毛细管区带电泳、毛细管等电聚焦和筛板-SDS 毛细管电泳。

① 毛细管等电聚焦技术依据蛋白质等电点不同在毛细管内形成 pH 梯度实现分离。

② 毛细管区带电泳技术主要依据不同蛋白质的荷质比不同进行分离。

③ 筛板 SDS–CE 依据 SDS–蛋白质复合物在网状骨架中迁移速率的不同实现分离。

2）双向凝胶电泳技术

双向凝胶电泳(two-dimensional gel electrophoresis,2DE)技术是一种分离和分析蛋白质组分的技术。该技术依据蛋白质的特性应用两个不同分离原理进行分离:一相用等电点(pI)聚焦技术依据蛋白质所带电荷量的不同分离不同的蛋白质,该技术引入固定 pH 梯度技术能够实现等电点仅有 0.01 单位差别的蛋白质的分离,灵敏度高;另一相是依据不同分子质量大小的蛋白质,通过蛋白质与 SDS 形成复合物后在聚丙烯酰胺凝胶电泳中迁移速率不同,进行蛋白质分离。2DE 技术能够短时间内分离大量蛋白质,是分离和分析蛋白质组分的常用技术。

2. 质谱技术

基质辅助激光解吸离子化质谱法(matrix-assisted laser desorption ionization mass spectrometry,MALDI/MS)和电喷雾离子化质谱(electrospray ionization mass spectrometry,ESI/MS)是两种软电离技术。用 MALDI 测定的蛋白质,其检测相对分子质量可达数十万甚至更高,适用于混合物的分析和结构测定。

基质辅助的激光解吸附离子化-时间飞行-质谱(matrix-assisted laser desorption ionization-time of flight-mass spectrometry,MALDI-TOF-MS)是质谱的一个变体,用比裂解更温和的方法离子化可疑的生物战剂,以便于对病原微生物进行鉴定,而不只是鉴定宽泛的特征。Bruker 公司的移动基质辅助激光解吸电离飞行时间生物质谱仪(MALDI-TOF-MS Biotyper)可在几分钟内识别微生物和生物毒素,包括真菌孢子、细胞和毒素。其操作简单,高通量。既可在实验室使用，也可配上移动车载支架，在野外现场检测病原微生物。广泛用于疾控中心、应急救援、安全反恐、食品安全等领域，是世界上唯一既可实验室使用，也可车载移动野外使用的基质辅助激光解吸电离飞行时间生物质谱仪。

布鲁克 MALDI Biotyper 数据库中已经含有 3000 多种微生物的特征指纹谱，是全球唯一的用于生物质谱仪分析的生物毒剂数据库（security library），属于布鲁克核心技术之一，包括下列有毒生物物质，即炭疽杆菌、鼠疫耶尔森氏菌、布鲁氏杆菌、土拉热弗朗西丝氏菌、伤寒杆菌、甲型副伤寒沙门菌、鼻疽单孢菌、鼻疽菌、肉毒杆菌、霍乱弧菌、白纹黄单胞菌。其中还包括我国 2009 年 3 月正式颁布实施的《食品卫生微生物学检验标准汇编》（GB/T 4789—2010）中规定检验的细菌，如沙门氏菌、大肠埃希氏菌、单增细胞增生李斯特氏菌、双歧杆菌、小肠结肠炎耶尔森氏菌、粪大肠菌、金黄色葡萄球菌、空肠弯曲菌、乳酸菌以及来自海产品的副溶血性弧菌和婴幼儿配方食品、乳品和乳制品及其原料中必检的阪崎肠杆菌等。2008 年 12 月 29 日发布、2009 年 4 月 1 日开始实施的国家标准《饮用天然矿泉水检验方法》（GB/T 8538—2008），要求对饮用天然矿泉水及其灌装水进行粪链球菌、铜绿假单胞菌和产气荚膜梭菌等 3 项微生物指标的检验。而 Biotyper 数据库中已经有这些菌的标准图谱，可以很方便地进行这些菌的检测。

2.6 其他检验分析技术

2.6.1 代谢学检验分析技术

代谢是生物（制）品的特征之一，尤其是酶制剂、药品和功能性化妆品等。代谢学技术是指微生物新陈代谢过程中发生的物理和化学变化进行检测，主要包括 ATP 生物发光法、电阻抗法和微量生化法等。

1. ATP 生物发光法

ATP（adenosine triphosphate）简称三磷酸腺苷，又称腺苷三磷酸，由 1 分子腺嘌呤、1 分子核糖和 3 分子磷酸基团组成。ATP 存在于所有的有机体内，是一种活体中常见的不稳定物质，是活细胞新陈代谢能量的源泉，通过对样品中

ATP 浓度的检测可计算出活菌的数量。

1963 年 Mc Eilroy 首次使用荧光素酶 – ATP 检测法,其化学反应的结果是化学能转化为光能;1983 年 Moyer 等研究发现,细胞内源性的 ATP 含量可以反映活细胞的数量和活性。其化学反应式为

$$ATP + D - 荧光素 + O_2 \longrightarrow 氧化荧光素 + AMP + PPi + O_2 + 光$$

当细胞死亡后,ATP 迅速下降直至消失。基于此原理可检测 ATP 的含量。ATP 的浓度与活细胞密切相关,活细胞的对数值与 ATP 发光值的对数值存在良好的线性关系。

ATP 生物发光法耗时短且操作简便,常用于食品检测和现场空气中微生物的检测等。近年来,广泛应用于生物气溶胶中生物粒子浓度的检测以及乳制品中的乳酸菌检测和啤酒中菌落总数检测等。

2. 电阻抗法

电阻抗法检测微生物是通过检测微生物代谢引起培养基的电特性变化,进而检测微生物含量的一种快速检验分析方法。在微生物培养过程中,生理代谢作用能够使培养基中的电惰性物质(如蛋白质、类脂及碳水化合物等)转化为电活性物质,大分子物质转化为小分子物质,随着微生物的增长,培养基中电活性分子和离子逐渐取代电惰性分子和离子,导电性增强,电阻抗降低。微生物在培养过程中这种新陈代谢,其培养基的 M(阻抗)值与电极周围的 E(双电子层电击阻抗)值会发生变化,这种变化与微生物的数量存在某种比例关系。通过检测 M 值和 E 值的变化,能够测定总微生物的数量以及通过选择性培养基测定某一特定细菌等。电导率随时间变化的曲线与微生物的生长曲线非常相似,均为缓慢增长期、加速生长期、指数期、趋于稳定期和缓慢减少期。起始微生物的量不同,指数增长期出现的时间也不相同,通过研究两者之间的关系,能够建立培养基电特性的变化与微生物原始菌量的关系,而且微生物不同其阻抗曲线也不同,这就是阻抗法鉴定微生物的原理和依据。

依据测量电极是否直接与培养基接触,可以将阻抗法分为直接阻抗法和间接阻抗法。电阻抗法的应用可实现对食品中有害微生物成分的有效检测,如金黄色葡萄球菌和大肠杆菌等。

3. 微量生化法

微量生化法是利用商品化微量生化鉴定试剂盒检测食品微生物,可以细化为放射测量法和微热量技法。其中,放射测量法是通过检测微生物生长过程中所形成的放射性二氧化碳来测定微生物数量;微热量技法则是通过检测微生物生长过程中的热量变化规律实现对微生物的鉴别。这两种方法测定菌含量都比较准确和高效,多用于乳酸菌、大肠杆菌和酵母菌等检测。

2.6.2 流式细胞检测分析技术

流式细胞(flow cytometry,FCM)检测技术是在细胞分子水平上通过单克隆抗体对单个细胞或其他生物粒子进行多参数、快速、定量分析,是一种对细胞或亚细胞结构进行快速测量的新型分析技术和分选技术。FCM 技术可以高速分析上万个细胞,是目前最先进的细胞定量分析技术之一。FCM 技术突出特点如下。

(1) 速度快。在 1s 内最快分析约 1 万个细胞。

(2) 准确。能够准确教学 DNA 倍体分析;能够借助荧光染料进行细胞内蛋白质和核酸的定量分析研究。

(3) 变异系数低。能够测定细胞内 DNA 的变异系数最低,一般不超过 2%。

(4) 多参数测量。可以对同一个细胞做有关物理、化学特性的多参数测量,具有突出的统计学意义。

(5) 为新型分析技术和分选技术。通常流式细胞检测分析技术主要包括样品的液流技术、细胞的分选和计数技术以及数据采集和分析技术等。

(6) 技术综合性强。FCM 综合运用了计算机技术、流体力学、激光技术、细胞化、图像技术等高科技技术。

1. 分类计数

流式细胞分析技术突出的特点是能够对细胞进行相对分类计数和绝对分类计数,如淋巴细胞可分为 B 淋巴细胞($CD19^+$)、NK 细胞($CD16^+56^+/CD3^-$)和 T 淋巴细胞($CD3^+$),T 淋巴细胞又可分为辅助/诱导 T 淋巴细胞($CD3^+CD4^+CD8^-$)和抑制/细胞毒 T 淋巴($CD3^+CD4^-CD8^+$)等。这些亚群细胞计数过去多以相对百分比表达结果,由于百分比只能代表每种细胞在混合细胞群体中所占的比例,并不能体现其在单位体积血液中的绝对数量,一些疾病如艾滋病等临床诊断,往往要考虑细胞的绝对数量。例如,患者血液中 T 辅助/诱导细胞($CD3^+CD4^+CD8^-$)的数量在 200 个/μL 以下,而未发病(仅有 HIV 感染)者的数量在 200 个/μL 以上。T 淋巴细胞亚群的绝对计数已经成熟,流式细胞分析技术能够对混合细胞群体中亚群细胞进行相对分类计数和绝对分类计数。

2. 定量分析

流式细胞分析技术另一个突出的特点是能够对细胞进行相对定量分析和绝对定量分析。近年来,定量流式细胞技术(quantitative flow cytometry,QFCM)发展迅速,能够精确定量分析细胞的某些成分,其定量分析原理主要有以下两种。

1)定量抗体微球法

将已知分子数的羊抗鼠 IgG 分子包被在特制的微球上,再将包被不同分子数的微球混合,形成含不同羊抗鼠 IgG 分子数的混合微球,此微球与待测标本在相同条件下与荧光素标记的单克隆抗体(McAb)反应后,流式细胞仪上能够测定其荧光强度,根据微球上所包被的羊抗鼠 IgG 分子数和与之对应的对数荧光强度计算回归方程,可计算每个细胞上的平均抗原分子数。

2)定量荧光素分子微球法

将荧光素分子直接包被在特制的微球上,再将包被不同分子数的微球混合,形成含不同数量荧光素分子的混合微球。在相同的条件下,流式细胞仪能够测微球和待测细胞的荧光强度,根据微球上所包被的荧光素分子数和与之对应的对数荧光强度计算回归方程,可计算出每个细胞上荧光素分子平均数,依据单克隆抗体(McAb)与荧光素结合分子的比例关系,求出每个细胞上的抗原分子平均数。

3. 荧光分析

流式细胞分析技术能够对细胞进行单色和多色荧光分析。流式细胞分析技术已经从三色荧光分析(单色或双色直接荧光染色和间接免疫荧光染色)发展到六色荧光分析,能够更为精确地对细胞亚群进行识别和分选、细胞功能评价等。当前,白血病免疫表型分析需要三色以上的荧光分析才更可靠,慢性淋巴细胞白血病的异常淋巴细胞的四色免疫表型为 $CD5^+CD10^-CD19^+CD45^+$,

因此,流式细胞技术的发展方向是多色荧光分析技术。

4. 成分分析

流式细胞分析技术能够对细胞进行细胞膜成分和细胞内成分分析。流式细胞分析技术最重要的一个分析内容是细胞膜免疫表型分析,细胞膜的免疫表型特征是很多细胞亚群的检测和分选的基本依据,如白血病免疫分型和T、B淋巴细胞和NK细胞分析等。为了反映某些细胞的系列特征和功能变化,往往需要对细胞浆或细胞核内成分进行分析。例如,髓过氧化物酶(MPO)是急性髓系白血病性原始细胞浆中最为准确的系列标志;CD79a是急性B淋巴细胞白血病性原始细胞胞浆最为特异的系列标志;T淋巴细胞胞浆内细胞因子合成的种类、含量以及膜CD69分子表达的检测是判断T淋巴细胞活化及其功能的一个重要手段,流式细胞分析技术能将辅助/诱导T淋巴细胞(Th)进行Th1和Th2亚类检测分类,在Th1和Th2细胞浆中可分别合成γ-干扰素(IFN-γ)、白细胞介素-1(IL-1)、IL-4、IL-5、IL-10。多色免疫荧光分析与细胞内成分检测技术相结合可检测不同细胞亚群合成的不同细胞因子。例如,用五色荧光分析技术分析血液中经诱导剂刺激的淋巴细胞后,辅助/诱导T淋巴细胞亚类-Th1细胞内有细胞因子合成的免疫表型为$CD3^+CD4^+CD8^-IFN^-\gamma^+IL-1^+$。

5. 液体中可溶性成分的流式细胞分析

近年来,流式微球分析(cytometric bead asay,CBA)技术发展迅速,可以对液体中的结合在一种类似于细胞大小的颗粒(如乳胶颗粒)上的可溶性成分进行分析。CBA的原理是将待测液体中的相应成分与包被某种抗原或抗体不同大小的微球反应,形成抗原与抗体的复合物,再加入二抗(荧光素标记的第二抗体),微球上结合的待测抗原或抗体分子数量与其荧光强度具有一定的线性关系,依此可针对待测液体中与微球上包被抗原或抗体子相对应的成分进行定性或定量分析。例如,能够同时测定血清中多种自身抗体,也能够同时测定血清(或细胞培养液)中的多种细胞因子,对病原微生物的检测具有重要的意义,CBA技术的发展潜力巨大。已知CBA技术能够检测细胞因子的方法有多种,包括把酶联免疫吸附试验(ELISA)、斑点酶免疫分析(elispots)及细胞功能分析等,灵敏度极高(可达2pg/mL),而且能同时测定单个标本中的多种细胞因子。

第 2 章 生物检验分析主要技术

6. 分子表型分析

分子表型分析技术是指用流式细胞技术检测细胞中异常的特异性核酸序列或特异性基因。免疫表型分析技术与流式分子表型分析技术相结合,为所选择细胞亚群的特异性核酸序列(如癌基因、病毒核酸等)检测提供了一种非常有用的工具,是病原微生物检测的一种重要手段。免疫表型分析技术与流式分子表型分析技术相结合的基本技术路线如下。

(1)待测细胞与特异性细胞亚群的单克隆抗体反应。

(2)固定并渗透细胞。

(3)通过 PCR 技术进行特异的核酸序列扩增。

(4)应用对 PCR 产物的特异性寡核苷酸荧光素标记探针进行荧光原位杂交。

(5)将荧光素标记的二抗加入针对细胞亚群单抗的。

(6)流式细胞技术检测分析。例如,流式细胞免疫表型与聚合酶链反应及荧光原位杂交相结合,可以测定血液 $CD4^+$ 细胞中病原体 HIV 的特异性 DNA 或 RNA,这对于艾滋病的病程监测和预后等具有重要的意义。

7. 流式荧光原位杂交

荧光原位杂交(fluorescence in situhybridization,FISH)技术是利用荧光标记的特异性核酸探针与细胞内相应的目的 DNA 分子或靶 RNA 分子杂交,通过荧光显微镜等观察荧光信号,来确定与特异性探针杂交后被染色的细胞(或细胞器)的形态和分布。流式细胞技术与流式荧光原位杂交技术结合能够测定染色体端粒长度。细胞的染色体端粒一般是由 2~20kb 串联的短片段重复序列$(TTAGGG)_n$和一些结合蛋白组成,端粒长度越长,所含重复碱基数目越多;用荧光素标记的核苷酸 – $(CCCTAA)_3$端粒序列特异性探针进行荧光原位杂交后,端粒的长短可以通过流式细胞仪检测到的荧光强度,流式荧光原位杂交能够测定精度小于 3kb 的端粒长度差,以此确定端粒长度。

2.6.3 生物芯片检测技术

生物芯片(biochip,又称 bioarray)的含义起源于计算机芯片。1991 年美国的 Affymatrix 公司首次将芯片光刻技术与光化学合成技术相结合制作了寡核苷酸微阵列芯片,从此,以 DNA 芯片为代表的生物芯片技术得到了迅猛发展。狭义的生物芯片概念是通过不同的方法将生物分子(抗原、抗体、多肽、寡核苷酸、cDNA、基因组 DNA、蛋白质等)固于硅片、凝胶、尼龙膜、玻璃珠固相递质上而形成的分子点阵。目前,生物芯片技术研究发展为结合微电子学、生物学、物理学、化学、计算机科学为一体的高度交叉的新技术,主要是将大量生物识别探针以点阵方式预先设置固定于一种载体表面(一定尺寸的基片),如极高聚物载体和硅片等,点阵中每个点均可视为一个传感器的探头。利用生物分子间的特异性亲和反应,利用酶标法、化学荧光法、同位素法及电化学法显示,再用扫描仪等仪器记录,最后通过专门的计算机软件进行分析。实现对细胞、DNA、蛋白质及其他生物组分的准确、快速及高通量检测。目前生物芯片技术已广泛应用于生物武器的研制及其检测、疾病诊断和预防、农业生物、环境检测、食品安全以及司法鉴定等领域,已成为世界各国研究的热点之一。

根据芯片上固定的探针,生物芯片可分为基因芯片、蛋白质芯片、细胞芯片、组织芯片等。例如,芯片上固定的探针为寡核苷酸探针或 DNA,即为 DNA 芯片,基因芯片(genechip)也称 DNA 微阵列(DNA microarray);芯片上固定的探针为蛋白质或肽,即为蛋白质芯片或肽芯片。

生物芯片支持物上可以固定极其大量的探针,一次可以对大量的生物分子进行检测分析,具有体积微小、操作简单、自动化智能化程度高、检测目的分子数量多、通量高等优点。而且,通过设计不同的探针阵列和不同的检验分析方法可以实现生物芯片具有广泛的应用,如基因表达谱测定、寻找新的基因、突变检测、基因组文库作图及杂交测序分析等,为现代医学科学及医学诊断学的发展提供了新的技术手段。生物芯片技术在病原微生物和毒素的快速检测分析、药物靶点发现与药物作用机制研究以及毒理学研究等领域前景广阔。

1. 生物芯片分类

1)按照用途分类

(1)生物分析芯片:主要用于各种生物大分子细胞、组织的操作以及生化反应的检测。

(2)生物电子芯片:主要用于生物计算机等生物电子产品的制造。

生物电子芯片技术还不够成熟,一般来说,生物芯片都是指生物分析芯片。

第 2 章 生物检验分析主要技术

2）按照作用方式分类

（1）主动式芯片：是指生物实验室中的样品处理纯化、反应标记及其检测分析等一系列试验步骤的集成，一步式主动完成反应。主要包括微流体芯片和芯片实验室（又称缩微芯片实验室）。

（2）被动式芯片：即微阵列芯片，是指生物实验室中的多个试验的集成，操作步骤不变，其特点是并行性好。被动式芯片能够获得大量的生物大分子信息，能够采用生物信息学技术进行数据分析，因此这类生物芯片又称为信息生物芯片，主要有蛋白芯片、基因芯片、细胞芯片和组织芯片等。

3）按照成分分类

按照成分分类，生物芯片主要分为基因芯片（gene chip）、蛋白质芯片、细胞芯片、组织芯片及芯片实验室等。

4）按照生物芯片的特点和发展趋势分类

目前，生物芯片根据其特点和发展趋势，可分为两类。

（1）高密度分子微阵列构成。主要包括肽芯片、DNA 芯片等，通过光导原位化学合成或芯片外合成后点样构建而成。

（2）元件型微阵列芯片和通道型微阵列芯片。生物芯片以各种结构微阵列为基础，包括由微电极、凝胶元件、微陷阱等构成的元件型微阵列，以及由微通道或反应池等构成的通道型微阵列。这类芯片通过加载生物样品，能够进行一种或连续多种反应，实现对待测样品的快速、高效检测分析。

2. 生物芯片及其在检测分析中的应用

1）基因芯片

基因芯片又称 DNA 芯片或微阵列。按照芯片上固定的 DNA 种类不同，基因芯片可分为 cDNA 芯片和寡核苷酸芯片等；按照用途可分为表达芯片、测试芯片、诊断芯片、指纹图谱芯片及毒理芯片等；依据芯片点样制作方法可分为原位合成芯片和微矩阵芯片等。

基因芯片支持物上可以固定极其大量的探针，一次可以对大量的生物分子进行检测分析，具有体积微小、操作简单、自动化智能化程度高、检测目的分子数量多、通量高等优点。基因芯片主要应用于基因表达谱测定、寻找新的基因、基因突变的检测分析以及基因组文库作图等。美国加州 Gepheid 公司开发出一种 DNA 芯片实验室,包括样品制备装置如公文包尺寸,这种生物芯片利用 MEMS 技术,将微加热器、微通道、微反应池、微泵、微阀等元件集成在芯片上,进样后通过超声提取 DNA,微加热器对 DNA 进行 PGR 扩增,时间仅需 25s。将样品中微生物扩增的 DNA 与已知生物战剂 DNA 进行比较,从而识别病原微生物的种类和数量。

Mini-PCR(Ten Chamber PCR)是劳伦斯-利莫国家实验室研制的微型 PCR 分析仪,为美国国家核能安全委员会资助的化学和生物国家安全(chemical and biological national security program)项目,专门设计在野外使用,这是第一个真正意义上的便携式、使用电池供能的 PCR 仪器。早在 1996 年,这种迷你型 PCR 分析仪已经进入美国军队使用。合成的 DNA 探针或者荧光染料(Taq-manR)标记的引物与样本混合,每个探针或者引物都能够和病原微生物如炭疽的核酸结合,如果样本中存在炭疽,探针结合到 DNA 上,并发出荧光。由一个包含集成加热器、冷却表面和检测窗口的微机化硅片执行热循环功能,PCR 反应和 DNA 分析在一次性聚丙烯小管中进行。因为采用了这些微型化技术,它耗电量小,热循环速度快。多个单元还可同时检测多个样本。

2) 集成 DNA 分析芯片

集成 DNA 分析芯片采用标准光蚀刻和显微加工等技术在基片上构建各种显微通道或微阵列,由芯片外微空气泵智能化(计算机控制)驱动载有反应物、缓冲液及样品的纳升级小液滴(即"微射流")在整个芯片上迁移,小液滴在通道中的疏水微区被隔开,可以在载聚丙烯基质的区域进行原位电泳。细胞中的 DNA 经裂解液释放后将混合物注入反应器,温控反应器提供温度循环进行扩增,DNA 转录成 RNA(进行荧光标记)后到微阵列进行杂交。集成 DNA 分析芯片技术融合了纳升进样器、样品混合及定位器、温控反应器、电泳分离以及荧光检测分析等多项技术,具有体积微小、操作简单、自动化智能化程度高、可检测高通量等突出优点。能够对公共卫生突发事件的病原微生物、临床试样如血液、环境样本等生物样品进行高效、高通量、快速的现场和实验室的快速检测分析。

3) PCR 扩增芯片

PCR 扩增芯片反应体系仅为 0.5μL,反应循环时间缩短 80%。PCR 扩增芯片技术与毛细管电泳芯片技术相结合,能够扩增产物得到高效、快速、高分辨的分离和检测分析。

4) 毛细管电泳芯片和毛细管电层析芯片

毛细管电泳芯片是指通常采用光刻技术,在常规毛细管电泳的原理和技术的基础上,在平方厘米大小的芯片上构建毛细管阵列,阵列中加入如羟乙基纤维素基质等,是一种微型多功能化快速、高效、低消耗的实验室装置。毛细管电泳芯片能够对 DNA 限制酶切片段进行高分辨率的分离和检测分析,检测时间短至 2min。近年来,结合微加工芯片进行层析分析技术,出现了一种新的生物芯片,即毛细管电层析芯片。该芯片表面以十八硅烷修饰后做固定相,用电渗流转运流动相,它与高效液相色谱相似,这类液相层析称为毛细管电层析,与高效液相色谱的区别是毛细管电层析中流动相仅靠电压驱动,各组分能够按照迁移率分离,且条带扩散较少。

5) 蛋白质芯片

蛋白质芯片是一种高通量的蛋白质功能分析技术,主要有阵列芯片和微流路芯片。蛋白质芯片主要用于蛋白质表达谱分析,研究蛋白质 – 蛋白质的相互作用以及 RNA – 蛋白质的相互作用。蛋白质芯片能够促进个体克隆的 DNA 系列信息与蛋白质产物之间的联系,通过 cDNA 微阵列识别差异表达的基因后,同一克隆可以在不同细胞系或者通过体外转录和翻译进行同步蛋白质表达分析。蛋白质芯片的主要应用还包括以下几个。

(1) 病原微生物(检测临床分析物)特异性抗原或抗体的检测。

(2) 蛋白质 – 蛋白质相互作用。

(3) 蛋白质芯片还可用于体液中蛋白质、肽和抗体图的绘制。

(4) 酶 – 底物相互作用。

(5) 阵列上进行更高通量的分析。

6) 凝胶元件微阵列芯片

凝胶元件微阵列芯片又称为凝胶固化组分微阵列。凝胶元件微阵列芯片采用微电子工艺,其片基上为凝胶元件微阵列,再用毛细管加载 DNA 形成分子阵列,并与荧光标记的靶 DNA 杂交,$1cm^2$ 片基能够容纳 $40\mu m \times 40\mu m$ 的凝胶元件的数量高达 $(2 \sim 3) \times 10^4$ 个,每个元件相当于 20nL 的精密试管,彼此以疏水玻璃间隔区分。

7）微流控生物芯片

微流控芯片技术是一种新出现的微分析技术平台，主要是利用芯片规模集成、微尺度热传质效应、可控微流体以及仿生空间微结构技术制作的芯片，结合生物芯片技术即为微流控生物芯片。微流控生物芯片通过控制微量流体对公共卫生突发事件的病原微生物、临床试样如血液、唾液、尿液等样品进行高效、高通量、快速的检测分析。微流控生物芯片具有体积小、功能集成、低耗量、智能化、高通量快速检测分析等优点，是一种理想的现场快速检测工具。目前，微流控生物芯片已经用现场快速检测乙型肝炎病毒（HBV）的等病原微生物。

8）光学纤维阵列芯片

光学纤维阵列芯片是一种生物传感芯片，能够快速、灵敏地同时检测多重DNA序列的杂交。光学纤维阵列芯片将光学纤维阵列作为DNA分子杂交的支持物，采用荧光检测技术定量监控微量样品的杂交反应。将各种寡核苷酸探针依次共价结合到光纤末梢（半径为200μm左右）构建成传感芯片，光纤的另一端连接于落射荧光显微镜，能够探测到荧光序号（荧光标记的靶序列与探针互补配对后，荧光信号会加强），可用于多重DNA序列的杂交教学检测分析。

9）白光干涉谱传感芯片

白光干涉谱传感芯片也是一种生物传感芯片。白光干涉谱传感芯片是利用多孔硅表面反射干涉光谱对生物分子进行检测分析。生物大分子探针能够附片基多孔硅表面呈排列紧密的杆状凸起上，靶分子与其结合后会引起芯片表面折射特性发生变化，采用反射干涉光谱分析检测。这种生物传感芯片检测灵敏度非常高，可检测到 10^{-15}g 级的靶标分子。白光干涉谱传感芯片能够用于检测生物突发事件或生物恐怖样本中各种待测大分子（如病原微生物（或毒素）抗原抗体、酶底物等）的相互作用。

2.6.4 传感器检测分析技术

生物芯片检测技术和生物传感器检测技术是近年来生物检测领域发展最快的技术，两种技术相互交叉融合，使得生物检测分析的灵敏度、精密度、集成度极大提升，适用范围与应用领域大幅拓展，尤其是在现场生物快速检验分析

第 2 章 生物检验分析主要技术

领域,已经成为最重要的技术手段之一。

生物传感器(biosensor)是一种对生物物质敏感并将其浓度转换为电信号进行检测的仪器,是由固定化的生物敏感材料作识别元件(包括酶、抗原、抗体、微生物、细胞、组织及核酸等生物活性物质)与适当的理化换能器(如氧电极、光敏管、场效应管、压电晶体等)及信号放大装置构成的分析工具或系统。

1962 年美国 Leland C. Clark Jnr 教授在纽约科学院学术会议上发表了重要演讲,首次描述了酶传感器(enzyme transcducer)。1975 年美国 Ohio 州的 YSI (Yellow Springs Instrument)公司推出第 1 个基于酶电极的葡萄糖测定仪,从而首次将 Clark 的想法实现了商品化。如今,该公司的系列酶电极产品已经成为发酵和食品分析实验室的常用仪器。1990 年在新加坡举行了具有历史意义的"首届世界生物传感学术大会 – BIOSENSORS90"。会议期间,展示了许多新思想、新概念、新成果和新技术。酶传感器是本次会议的主题,其中介体酶电极的研究成果尤其引人关注。此次会议是将葡萄糖传感器改用其他的酶或微生物等固化膜,可制得检测其对应物的其他传感器。固定感受膜的方法有直接化学结合法、高分子载体法以及高分子膜结合法等。第二代生物传感器(微生物、免疫、酶免疫以及细胞传感器等)已经成熟并实现了商品化,第三代生物传感器即场效应生物传感器也迅速发展起来。2004 年在西班牙 Granada 召开了"第 8 届国际生物传感器"国际学术会议,会议内容涉及核酸生物传感器与 DNA 芯片、酶传感器、免疫传感器、器官 – 全细胞生物传感器、传感器系统集成、微分析系统、生物电子学、蛋白质组学和单细胞分析、合成受体生物传感器等。随着微流控技术的迅速发展,生物传感器与微流控芯片技术相融合已成为病原微生物检测分析、药物筛选及基因诊断的新手段。

生物传感器是用生物活性材料(酶、蛋白质、抗原、抗体、DNA 及生物膜等)与物理、化学换能器有机结合的一门交叉学科,是一种先进的检测方法与监控方法,也是物质分子水平的快速、微量分析方法。生物传感器检测分析技术具有微型化与集成化、选择性好、灵敏度高、分析速度快、自动化程度高的特点,在突发生物事件病原微生物和毒素检测分析、临床诊断、环境监测以及生物技术、生物芯片等研究中应用越来越广阔,已成为当今世界科技发展的热点前沿技术之一。

1. 生物传感器的原理和特点

1）生物传感器的原理

生物传感器是一独立的整体装置,是由分子识别部分(敏感元件)和用于固定该敏感材料的转换部分(换能器)构成,能对样品信息进行定量或半定量的检测。分子识别部分用来识别待测样本,是引起某种物理变化或化学变化的主要功能元件,是生物传感器选择性检验分析的基础。酶、抗体、组织、细胞等是生物体中能够选择性地分辨特定物质的物质。这些分子识别功能物质通过识别过程可与被测目标结合成复合物,如抗体和抗原的特异性结合、酶与基质的结合。生物传感器在设计时,要选择适合于测定对象的识别功能物质,尤其是重点考虑所产生的复合物的特性。换能器是高质量生物传感器的另一关键器件。根据敏感元件中光、热、化学物质的生成或消耗等会产生相应的变化量来选择适当的换能器,生物传感器的检测性能也主要是由换能器件的灵敏度和生物活性材料的固定效率来决定的。

2）生物传感器的特点

与其他的检测仪器相比,生物传感器检测仪特点如下。

(1) 特异性强、灵敏度高。生物传感器利用生物来源的化合物作为敏感元件,识别靶分析物与类似物具有较高特异性和灵敏度。

(2) 检测范围广。根据生物反应的特异性和多样性,理论上可以制成测定所有生物物质的传感器。

(3) 耗时少、自动化智能化程度强。进行样品的检测通常不需预处理;能够进行自动化检测分析。

(4) 连续性强。生物传感器对待测样品既能够实施多次和连续测定,又能实现连续检测和在线监测分析。

(5) 成本低、准确度高。与大型分析仪器相比,生物传感器连同测定仪的成本大大降低,而且检测相对误差能够达到1%以内。

生物传感器是一种新型检测分析方法,它特异性强、灵敏度高、响应时间短、样品量少、容易实现仪器的微型化和系统化,便于现场分析,用于生物战剂的预警检测具有突出的优势,而且生物传感器还可通过测定炸药、燃料等来探测地雷以及发现敌人的军火库、燃料库的分布,进一步拓展了它的军事应用。

生物传感器的研究已经成为许多发达国家国防发展计划的优先领域,并取得了一定的成果,甚至已经装备到军队中。

2. 生物传感器的分类

1)按所用敏感元件分类

按所用敏感元件进行分类,生物传感器可分为酶传感器、微生物传感器、细胞传感器、组织传感器及免疫传感器。其敏感材料依次为酶、微生物个体、细胞器、动植物组织、抗原和抗体。

2)按换能器分类

按换能器进行分类,生物传感器可分为生物电极传感器、电化学生物传感器、半导体生物传感器、测热型生物传感器、测光型生物传感器、测声型生物传感器等。

3)按对输出电信号的测量方式分类

按对输出电信号的测量方式进行分类,生物传感器可分为电位型生物传感器、电流型生物传感器和伏安型生物传感器。

3. 几种主要的生物传感器及其应用

1)酶生物传感器

酶生物传感器是首先实现商品化的生物传感器。酶是生物体内产生的具有催化活性的一类蛋白质分子,能催化许多生物化学反应,是高效的生物反应器。酶的催化反应具有高度选择和特异性,仅能对特定的待测生物量进行选择性催化,而且催化效率极高。酶生物传感器除了简单、快速、便携、成本低以及微型化等特点外,还具有以下突出特性。

(1)催化效率高、反应快。酶作为一种生物催化剂,能够在常温下以极高的效率催化反应的进行。酶生物传感器具有催化效率高、反应速率快的特点。

(2)特异性强、灵敏度高。酶不仅具有一般催化剂加快反应速度的作用,而且具有高度的选择性和特异性。酶生物传感器在生物、化学的应用非常广泛。

酶生物传感器在医疗诊断、环境监测、食品分析及军事等领域具有广阔的应用前景。研究在不同环境下具有高度稳定性的酶生物传感器,能够拓展其在病原微生物检测分析、生物医学检测分析、可穿戴设备、军事生物检测等领域的应用。

2）微生物传感器

1975年，C. Divies首次研制了微生物传感器，该传感器将微生物固定在载体上，并保持微生物机能。与酶传感器相比，微生物传感器具有以下特点。

（1）成本低、设备简单。微生物传感器成本低，应用更加广泛。

（2）稳定性强、使用寿命长。酶在有机溶剂耐受性、酸碱耐受性及存储稳定性等方面具有明显的不足，但是微生物传感器稳定性更强、使用寿命更长。

（3）可再生性。即使微生物体内酶的催化活性已经丧失，也可以因细胞的增殖使之再生。

微生物传感器不受发酵液混浊程度的限制，能够消除发酵过程中干扰物质的干扰，因此，在发酵工业中应用比较多，如原材料及代谢产物的测定以及微生物细胞数目的测定等。微生物传感器能够快速测量发酵工业中的原材料（如糖蜜、乙酸等）和代谢产物（如谷氨酸、甲酸、乳酸、醇类及头孢霉素等）。微生物传感器能够快速测量发酵液中菌体浓度，菌体浓度即单位发酵液中的细胞数量。采用显微计数技术耗时较长，并且不适合在线、连续监测。微生物传感器实现发酵液中菌体浓度的连续在线监测。

3）免疫传感器

免疫传感器就是利用抗原（抗体）对抗体（抗原）的识别功能而研制成的生物传感器。抗原和抗体的免疫反应特异性高，而且具有极高的选择性和灵敏度。免疫传感器有很多种，如光学免疫传感器和压电晶体免疫传感器等。光学免疫传感器的光敏器件有光纤、光栅、波导材料等，是将免疫测定和光学测量有机结合起来的传感器。将生物识别分子固化在传感器里，通过检测变化的光学信号来检测免疫反应。光学免疫传感器主要有夹层光纤传感器、位移光纤传感器、光栅生物传感器及表面等离子体共振（SPR）传感器等。

（1）夹层光纤传感器。光纤是利用光的全反射现象传光的。当光线在不同介质中传播时，会产生折射现象，若光线从光密介质射向光疏介质时，且入射角大于临界角，则光线会产生全反射现象。将末端涂抗原（抗体）的光纤浸入溶液中来检测溶液里是否存在与试剂互补的抗体（抗原），若溶液中存在抗体就会发生免疫反应。将结合了抗体的光纤浸入含有被荧光标记的抗原溶液里，带有荧光指示剂的抗原会和抗体发生反应。待测试抗体浓度越高,荧光信号就越强。

(2) 光栅生物传感器。平面波导包括一层非常薄的生物膜(高折射率膜)及玻璃载体,平面波导的一端进入一束入射激光束,薄膜表面上置一光栅,该光栅使激光以一定的出射角射出平面波导,出射角与激光导向模式的有效折射率密切相关。光栅上涂一层试剂,将盛有样本溶液的容器置于光栅上,如果样本中的物质与试剂层发生反应,则有效折射系数就会改变,出射角也随之改变。出射光束角度的变化与试剂以及待测物质反应后生成的薄膜厚度有关。如果样本溶液内含有与该抗原(抗体)互补的抗体(抗原),则发生免疫反应,槽内膜的厚度就会增加。利用光谱仪测试膜的厚度进而检测是否存在待测物质。

(3) 表面等离子体共振(SPR)传感器。SPR传感器核心是一个镀有薄金属镀层的棱镜,金属层成为棱镜和绝缘体之间的界面。一束横向的磁化单向偏振光入射到棱镜的一个面上,被金属层反射后到达棱镜的另一面。通过测量反射光束的强度计算入射角 θ 的大小。反射光的强度在某一个特殊的入射角度 ϕ_{sp} 突然下降,入射光的能量与由金属-绝缘体交界面激励产生的表面等离子共振就与这个角度相匹配。将一层薄生物膜固化在金属层上,绝缘物质的折射系数会发生改变。折射系数依赖于绝缘物质和沉淀膜的密度及厚度。通过陷波角的测试可推导沉淀膜的厚度和密度。

(4) 光学免疫传感器广泛应用于检测环境中的毒素和病原微生物、检测DNA光纤、检测残留的农药以及检测毒品和滥用药物等领域。

(5) 压电晶体免疫传感器是一种质量测量式免疫传感器,其原理是石英晶片在振荡电路中振荡时有一个晶振频率,当被测物中的抗原或抗体与固定在晶片上的抗体或抗原相结合时,由于被吸附物增加,晶片的振荡频率会相应减小,其减小值与被吸附物质量有关。

压电晶体免疫传感器主要应用于以下几个方面。

(1) 微生物的检测。压电晶体免疫传感器主要应用于微生物的检测分析,尤其是病原微生物的检测。压电免疫传感器检测病原微生物(或者食物、饮用水中的肠道细菌等),其原理是将病原微生物(或者食物、饮用水中的肠道细菌等)的单克隆抗体固定在晶振频率为10MHz的石英晶体表面,菌体浓度在一定范围内会引起石英晶振频率的明显改变,通过频率的变化可以测出菌体的数量。压电免疫传感器检测艾滋病病毒(HIV)等病原微生物,将HIV人工合成物固定于晶体表面,标本中若有抗HIV抗体,则会与肽链发生反应,依据引起晶体频率改变进而对HIV进行检测分析。

(2)毒素等其他免疫检测。利用压电晶体的质量敏感性,在晶体表面固定一层生物敏感物质,用于酶的直接检测及毒素(β银蛇毒、T-2毒素、A型肉毒素、B型肠毒素以及蓖麻毒素等)等多种生物小分子物质的检测分析。

4)生物传感器在军事领域中的应用

生物传感器在军事领域最主要的应用是对生物毒剂的快速检测分析,主要有远程监测预警(一般是监测毒剂云团是否为生物活性物质)、现场快速检测分析和实验室检验鉴定。生物战剂及时、快速的检测分析是生物武器防御的关键环节。生物传感器已应用于监测多种细菌、病毒及其毒素,如炭疽芽孢杆菌、鼠疫耶尔森菌、埃博拉出血热病毒、肉毒杆菌类毒素等。

美国海军实验室的Frances. S. Ligler等设计出用于免疫检测的光纤生物传感器,装配于遥控飞机上,可以自动识别空中细菌,并向地面操作者回送数据。此外,生物传感器在美国军事上也发展了新的应用,如用于探明地雷的埋藏地点(得益于军犬嗅雷的启发,将地雷释放到地面的炸药分子放大后通过分子信号识别器处理,并启动相关报警设备)。英国Advanced Aviation Technology公司将生物传感器用于机场、海关、警署等地的毒品和爆炸物检测。加拿大的Envinomics Oy公司生产的流动免疫定量分析传感器,能对炭疽、痘病毒、蓖麻毒素、葡萄球菌肠毒素B型、A型肉毒毒素等进行的快速检测。德国军事防护科学研究所等研发的酶联免疫生物传感器,用于毒素、病毒和细菌的检测。法国Giat公司采用DNA和PCR片段识别技术开发研制一种野外生物战剂检测仪,可同时检测多种病原微生物。澳大利亚AMBR1有限公司悉尼实验室的专家研制出的现场检测的生物传感器,是一种便携式纳米DNA芯片-模拟离子通道开关的生物传感器,可以探测空气中的病原微生物,如炭疽杆菌等。以色列Biological Alarm Systems公司开发的BAS-101生物探测器,可用于环境空气中病原微生物的快速、在线监测。

第 2 章　生物检验分析主要技术

随着仿生技术、微加工技术及纳米技术的迅速发展,生物传感器将向微型化、智能化、自动化、便携化、集成化的方向发展,越来越多的便携式生物传感器将出现在突发生物事件和生物恐怖事件病原微生物检测、疾病诊断及环境监测等各个领域中。

第3章
细菌的检验分析

3.1 概述

细菌是一类具有细胞壁的原核单细胞型微生物。当环境条件适宜时,各种细菌的形态结构相对恒定。了解细菌的形态结构,对研究细菌的抵抗力、生理活性、免疫性和致病性,以及鉴别细菌、对细菌性感染的诊断和防治等均具有重要的意义。

3.1.1 细菌的形态

细菌个体微小,需用显微镜放大数百倍乃至上千倍才能看见,通常以微米(μm)作为细菌的测量单位($1\mu m = 10^{-3} mm$)。细菌种类不同,其大小也不一样,且不同菌龄和环境的同种细菌也会出现大小的差异。一般球菌的直径为$1\mu m$左右,中等大小的杆菌长为$2 \sim 5\mu m$、宽为$0.3 \sim 0.5\mu m$。

细菌的基本形态有3类,即杆菌、球菌、螺形菌。

1. 杆菌

直杆状一般是杆菌的形态特征。但是不同杆菌的长短、粗细也有很大的差别,球杆菌的特点是菌体两端钝圆、粗短,近似于椭圆形;棒状杆菌的末端膨大如棒状,如白喉棒状杆菌。杆菌按其分裂后排列方式的不同又可分为以下几种。

(1) 单杆菌,呈分散排列,如大肠埃希菌。

(2) 双杆菌,成双排列,如肺炎克雷伯菌。

(3) 链杆菌,呈链状排列,如炭疽芽孢杆菌、鼠疫杆菌等。

(4) 分枝杆菌,呈分枝状排列,如结核分枝杆菌。

2. 球菌

球菌的单个菌体一般呈球形,还有一些半球形、矛头形或肾形的球菌。按其分裂平面和菌体之间排列方式的不同,又可分为以下几种。

(1) 双球菌。细菌在一个平面上分裂后两个菌体成对排列,如淋病奈瑟菌、脑膜炎奈瑟菌、肺炎链球菌等。

(2) 链球菌。细菌在一个平面上分裂后多个菌体相连呈链状排列,如溶血性链球菌等。

(3) 葡萄球菌。细菌在多个不规则的平面上分裂,分裂后菌体堆积在一起呈葡萄串状,如金黄色葡萄球菌。

(4) 四联球菌和八叠球菌。细菌在 2~3 个互相垂直的平面上分裂,分裂后 4 个菌体排列在一起呈正方形者称四联球菌,8 个菌体重叠在一起者称八叠球菌。

3. 螺形菌

弧菌菌体只有一个弯曲,呈弧形或逗点状,如霍乱弧菌。

螺菌菌体有数个弯曲,较僵硬,如幽门螺旋杆菌。

3.1.2 细菌的结构

细菌的结构包括基本结构和特殊结构两部分。所有细菌都具有的结构称为细菌的一般结构,由外向内依次为细胞壁、细胞膜、细胞质和核质;而某些细菌才有的结构称为细菌的特殊结构,包括鞭毛、荚膜、芽孢和菌毛等(图 3.1)。

1. 细菌的基本结构

1)细胞壁

细胞壁包裹着细菌细胞的最外层,是坚韧而富有弹性的结构,一般光学显微镜很难观察到,可通过胞壁分离,再经特殊染色后才可观察到,或用电子显微镜直接观察。

细胞壁的主要功能如下。

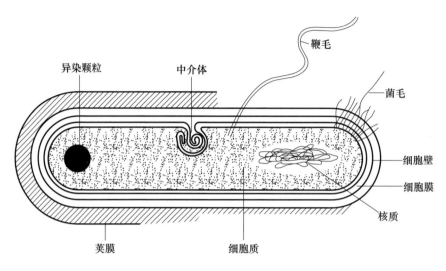

图 3.1 细菌细胞结构模式

（1）免疫作用。胞壁上含有多种抗原决定簇，决定着细菌的抗原性，可诱发机体的免疫应答。

（2）屏障作用。防止药物渗入。

（3）物质交换作用。通过细胞壁上的小孔，与细胞膜共同完成菌体内外的物质交换。

（4）维持细菌固有形态和抵抗低渗作用。细胞壁可使细菌承受胞内高渗透压，且在低渗透压环境也不易破裂。

（5）致病作用。G^-菌细胞壁上的脂多糖是具有致病作用的内毒素，G^+菌细胞壁上的膜磷壁酸具有黏附性，某些细菌表面有某种特殊蛋白质（如 A 群链球菌的 M 蛋白）与细菌抗吞噬有关。

2）细胞膜

细胞膜又称胞质膜，在细胞壁内侧，包裹着细胞质，是一层半渗透性脂质双分子层生物膜结构，有多种蛋白质镶嵌在脂质双分子层中，这些蛋白质除少量的多糖类外，多为载体蛋白和酶类。

细胞膜的主要功能：①分泌细菌胞外酶的作用；②参与细菌的呼吸获能代谢；③控制细胞内外物质的转运与交换；④与细胞壁、荚膜和鞭毛的成分合成有关。

中介体:细胞膜内陷折叠而成的囊状结构是中介体,也被称为中间体,多见于革兰阳性菌。它扩大了细胞膜的表面积,增加了呼吸酶的含量,可为细菌提供大量能量。中介体还与细菌的分裂、细胞壁的合成和芽孢的形成有关。

3)细胞质

细胞质又称细胞浆,是被细胞膜包裹的无色透明的胶状物质。主要成分是水、脂类、核酸(主要为 RNA)和蛋白质。细胞质内含有许多酶类,是菌细胞代谢的重要场所。其中含有的多种重要成分为胞浆颗粒、核蛋白体、质粒等。

4)核质

细菌属于原核细胞型微生物,无成形的核,也无核膜和核仁,故又称核区、拟核或核基因组等。细菌的核质是由一条细长(0.25~3mm)的大型闭环双股 DNA 反复缠绕卷曲而成的块状物,外形多变,控制着细菌的主要遗传性状,是负载细菌遗传信息的物质基础。

2. 细菌的特殊结构

1)荚膜

某些细菌的细胞壁外会包绕一层黏液性物质,若厚度在 $0.2\mu m$ 以上者,用普通光学显微镜即可看见,称为荚膜。用革兰染色法染色时荚膜不易着色,在普通光学显微镜下可见菌体外有一层肥厚的透明圈;若用荚膜特殊染色法染色,则可将荚膜染成与菌体不同的颜色。若厚度小于 $0.2\mu m$ 则称为微荚膜或黏液层,必须以电镜或免疫学方法证实其存在。

荚膜的形成受遗传控制并受环境因素的影响。通常在机体内和营养丰富的培养基中易形成荚膜。荚膜的化学成分,一般为多糖物质,如肺炎链球菌的荚膜;少数由多肽组成,如炭疽芽孢杆菌。由于荚膜成分随菌种甚至菌株而异,与同型荚膜抗血清结合后即逐渐增大,称为荚膜肿胀反应,故可用荚膜进行细菌鉴定和血清学分型。

荚膜的作用和意义如下。

(1)细菌鉴定。荚膜可作为细菌鉴别和分型的依据,可根据细菌有无荚膜鉴别不同细菌;同一种细菌还可根据荚膜组分的不同来进行分型。

(2)抗杀伤能力。能保护细菌免受体内补体、噬菌体、溶菌酶、抗菌药物等的杀伤作用。

(3) 与致病有关。荚膜的保护作用增加了细菌的侵袭力,从而增加了细菌的致病力,若细菌失去荚膜,其致病力也会随之减弱或消失。

(4) 免疫原性。荚膜具有抗原性,可刺激机体产生相应的抗体,细菌荚膜与相应抗体结合就会失去其抗吞噬的能力,故可用荚膜抗原制备有效的疫苗来预防疾病。

(5) 抗吞噬。荚膜可以保护细菌抵抗吞噬细胞的吞噬消化。

(6) 抗干燥的作用。荚膜有储留水分的作用。

2) 菌毛

菌毛是菌体表面的比鞭毛更细、短而直、数量较多的蛋白质类丝状附属物,又称伞毛、纤毛或须毛。它存在于许多细菌中,如 G^-(革兰阴性)致病菌中,需用电子显微镜才能看见。与鞭毛不同,菌毛与细菌的运动无关。根据功能的不同,菌毛又可分为普通菌毛和性菌毛两类。

(1) 普通菌毛。遍布菌体表面,无基体结构,形短而直、中空、纤细,约数百根,如霍乱弧菌、大肠埃希菌、淋病奈瑟菌等均有普通菌毛。普通菌毛是细菌的黏附器官,具有黏附于宿主细胞并定居其表面的能力,若细菌失去该菌毛,则致病力大为降低或丧失,故该类菌毛与细菌的致病性密切相关。

(2) 性菌毛。又称性毛(pilus)或性丝(sex-pili),其构造和成分与普通菌毛相似,大肠埃希菌和其他肠道杆菌的供体菌(雄性菌株),表面有性菌毛。性菌毛比普通菌毛长而粗,每个细胞仅几根,中空呈管状,是两菌之间传递遗传物质的通道,有的还是 RNA 噬菌体的特异性吸附受体,某些细菌的毒力因子及细菌的耐药性均能够通过这种方式转移。

3) 芽孢

某些细菌如 G^+(革兰阳性)杆菌,在一定条件下,细胞质、核质浓缩脱水而形成一个含水量低、折光性很强、具有抗逆性的多层膜状结构,为通透性很低的圆形或卵圆形小体的休眠构造,称之为芽孢。芽孢不能用革兰染色法着色。芽孢在普通光学显微镜下只能看到发亮的小体,须用芽孢染色法才能将其着色。芽孢在菌体中的位置、形状、大小因菌种不同而不同。

芽孢的形成受环境影响,当产芽孢的细菌所处的环境中缺乏培养物如碳源、氮源和某些生长因子以及代谢物质浓度过高时容易产生芽孢。但是,有些

第 3 章　细菌的检验分析

细菌芽孢的形成与环境中氧的存在有关,如炭疽芽孢杆菌需在有氧条件下才能形成、破伤风梭菌则需在无氧条件下形成。芽孢形成后,其菌体细胞则失去繁殖能力,并逐渐自溶、崩溃。

由于芽孢具有菌体的成分、酶和核质,因此,芽孢能保存细菌的全部生命活性。但芽孢代谢缓慢,不能分裂繁殖,是细菌为适应不良环境而产生的一种休眠体。当遇到适宜环境时,芽孢又可发芽成为一个能进行生长繁殖的繁殖体,一个细菌只能形成一个芽孢,一个芽孢发芽也只能生成一个繁殖体,因此,芽孢没有繁殖功能,芽孢也不是细菌的繁殖方式。

芽孢的作用和意义如下。

(1) 细菌鉴别。根据芽孢的形态特点可以进行细菌的鉴别。

(2) 判断灭菌效果的指标。由于芽孢能耐高温,在适宜条件下又可转变为繁殖体,所以常将杀死芽孢作为消毒灭菌是否彻底的指标。

(3) 增强细菌抵抗力。芽孢具有坚硬的多层厚而致密的胞膜,通透性低,可阻止化学药物的渗入,细胞含水量少,蛋白质受热不易变性,并含有大量的吡啶二羧酸,提高芽孢的耐热性和稳定性,因此,对干燥、高温和消毒剂等理化因素有强大的抵抗力,可在自然界存活多年,成为某些疾病的潜在传染源。且一旦污染各种用具、手术器械、敷料、培养基等,用一般处理方法不易将其杀死。如肉毒梭菌的芽孢在 120℃ 下 30min 才能被杀死、枯草芽孢杆菌的芽孢能在 100℃ 的沸水中存活 1h、炭疽芽孢杆菌的芽孢在 5% 苯酚溶液中经 5h 才被杀死。目前,杀灭芽孢最有效的方法是高压蒸汽灭菌法。

4) 鞭毛

鞭毛是某些细菌从胞浆长出,伸到胞壁外的长丝状、波曲状蛋白质附属物。某些杆菌、少数的球菌、弧菌和螺旋菌等均有鞭毛。鞭毛很纤细,长 15~20μm,直径为 12~18nm,因此,不能直接在光学显微镜下观察;经特殊鞭毛染色后才能在光学显微镜下观察。电子显微镜可直接观察鞭毛。鞭毛是细菌的运动器官,在暗视野显微镜中能够观察细菌的运动方式;根据在半固体培养基中细菌生长现象,平板培养基上菌落外形,也能够间接判断细菌是否存在鞭毛。根据鞭毛的数目、位置的不同,可将鞭毛菌分为以下几种。

(1) 周毛菌。菌体周身遍布鞭毛,如伤寒沙门菌、破伤风梭菌等。大多数有鞭毛的细菌为周毛菌。

（2）单毛菌。在菌体一侧顶端只有一根鞭毛，如霍乱弧菌。

（3）双毛菌。在菌体的两端各有一根鞭毛，如胎儿弯曲菌。

（4）丛毛菌。在菌体一端或两端有数根成丛的鞭毛，如铜绿假单胞菌、幽门螺杆菌。

鞭毛的作用和意义如下。

（1）鞭毛是细菌的运动器官。

（2）与细菌鉴定、分型及分类有关。可根据鞭毛的有无、类型和鞭毛蛋白质抗原性（H抗原）的不同来鉴别不同的细菌。

（3）与细菌致病性相关，有些细菌的鞭毛与细菌的黏附性和侵袭力有关。

3.1.3 细菌的采样对象及原则

1. 采样对象

（1）生物恐怖等生物突发事件样品。如受袭击地区的室外及室内的空气样品；可能受污染的水源样品；可能受污染的地面（土壤）样品；可能受污染的物体表面；突然出现异常数量和不明来源昆虫、动物或其尸体及其他可疑物品。

（2）常规样本。食品、水源、土壤、空气、临床各种感染材料、医药品、消毒产品、卫生用品、化妆品等样本，包括生物检测、卫生评价、环境监测及委托送检等。

（3）人体样本。如排泄物血液、血清等。

（4）动物尸检（或感染材料）。因每种样本检测的目的不同，所以采集及送检的方法和要求也不同。

2. 采样原则

1）无菌

样本的采集必须需遵循无菌原则，防止污染，包括所有采样用具和采样操作程序。所有采样用具须无菌处理，且在无菌有效期内使用。如果采集皮肤和黏膜样本时，必须做好严格消毒，避免杂菌污染。

2）采样时机和采样点适宜

（1）尽早采样。采集时间最好选择生物恐怖等生物突发事件样品发生后尽快采样;患者样品,最好在使用抗菌药物之前采样。用于血清学诊断时,最好在急性期及恢复期采集。

（2）采样点适宜。生物恐怖等生物突发事件样品采样:可见云团的通过路径、施放点附近、交通枢纽、人员稠密处、来往频繁的公共场所;公共生活用水系统、敞开的水体、食品生产、储存和供应处所。患者采样:不同病原微生物感染过程和亲嗜部位不同,应依据感染的特点、病程发展及目的菌可能存在的部位进行采样。

3) 采样量足够且具有多样性

采样量要足够且有代表性。样品不足,可能会导致假阴性结果无法验证。某些病原微生物感染的进程极其复杂,样本须具有多样性,最好多时间段采样多部位采集。

4）采样记录翔实

包括采样人姓名、采样时间、采样地点、采样种类和采样量等相关信息。

3.1.4 细菌的形态学检验

细菌形态学检查法是细菌检验的重要方法之一,它是利用显微镜,对细菌的形态、大小、动力、染色性、结构和排列等特点进行观察分析的方法。常用于细菌的分类和鉴定,并为进一步的细菌生化和血清学鉴定、临床初步诊断、选择抗生素等提供依据。

细菌个体微小,观察其形态必须使用显微镜,一般形态和结构可用光学显微镜观察,根据不同的检查方法和目的,可分为染色标本检查和不染色标本检查两大类。内部超微结构则需用电子显微镜观察。

细菌为无色半透明的微小生物,通常用光学显微镜直接进行观察无法得到清晰的图像。根据细菌是否被染色分为染色检查法和不染色检查法,为了更好地显示细菌的形态排列、结构组成和染色等特点,常先将细菌标本制片染色后再进行镜检,称为染色标本检查法。

1. 染色标本检查的基本程序和常用染料

染色标本检查的基本程序是涂片、干燥、固定、染色、镜检。

1) 涂片

用适当的方式(涂片方式随样本的种类及其性质稍有差异,一般临床标本或细菌培养液可直接取样涂布于载玻片上)将标本或细菌培养物涂布于洁净无油脂的载玻片上,若为细菌固体培养物,先滴加生理盐水,后用灭菌接种环挑取菌落或菌苔少许与其磨匀,使菌液呈均匀乳浊状,再涂布面积约 $1cm^2$ 的半透明菌膜。

2) 干燥

标本涂片后最好自然干燥,若需加快干燥速度,则可将涂布面朝上,置于火焰上方慢慢烘干,切勿紧贴火焰。

3) 固定

玻片干燥后,多采用火焰加热法固定,即 3 次缓慢通过火焰进行固定,以玻片反面接触皮肤烫手为佳。特殊目的时也可用冷冻干燥法或化学干燥法。固定的目的是杀死细菌,使细菌的蛋白质凝固,改变细菌对染料的通透性,有利于菌细胞着色,并使菌体与玻片牢固黏附而保持细菌原有的形态和结构。

4) 染色

染色的目的是便于显微镜观察。用于细菌染色的染料多为人工合成含苯环的化合物,根据其酸碱性的差异,把染料分为酸性染料、碱性染料、复合染料 3 种。酸性染料电离后带负电,细菌通常带负电荷,因此不易染色,酸性染料有伊红、刚果红等;碱性染料带正电荷,易与带负电荷的细菌结合。因此,在细菌染色中广泛应用,常用的有孔雀绿、亚甲蓝(美蓝)、结晶紫、碱性复红等。染色过程中根据所用染料的多少,可将细菌染色法分为单染色法和复染色法两种。复合染料就是酸性染料和碱性染料的复合物,因此又称中性染料。

单染色法只用一种染料染色,如吕氏亚甲蓝或稀释复红染色法。染色后可显示细菌的形态、大小、排列和简单结构,但不能显示细菌间不同的染色性。复染色法需用两种或两种以上的染料进行先后染色,染色后既可以观察细菌的形态特征,还可以观察不同种类细菌或同一细菌不同结构的不同染色性,更适于鉴别观察,又称鉴别染色法。它是细菌检验中用途最广泛的染色法,常用的有革兰染色法、抗酸染色法等。

复染色法一般包括初染、媒染、脱色、复染 4 个步骤。

（1）初染。用某种染液对已干燥固定的细菌标本片进行染色,能够初步显示细菌的形态学特征。

（2）媒染。用媒染剂以增加染料与被染物的亲和力(或改变细胞膜的通透性),以提高染色效果。常用作媒染剂的物质有苯酚、碳酸、碘液等,也可采用加热的方法促进着色。

（3）脱色。用脱色剂(如95%乙醇)使某些已着色的被染物脱色,检查某种染料与被染物结合的稳定性,以显示不同种类细菌的结构特点和染色反应性。常用的脱色剂均需要具有较强的极性,如醇类、丙酮、氯仿、酸类和碱类,其中乙醇是最常用的脱色剂。

（4）复染。又称对比染色,其作用是使已脱色的被染物重新着色,并与初染之间形成鲜明的对比。常用的复染剂有沙黄、稀释复红、亚甲蓝等。

5）镜检

染色标本干燥后用显微镜进行观察鉴别。观察细菌时,主要使用光学显微镜的油镜(在油镜头与标本之间加入香柏油)。油镜使用原理是从聚光器出来的光线通过标本玻片经空气进入物镜时,由于玻片与空气的折光率不同而发生折射,进入物镜的光线减少,物像不清。玻片折光率($n=1.52$)与香柏油折光率($n=1.515$)近似,能够减少折射,增加视野光亮度,使物像更加清晰。

2. 革兰氏染色法

革兰氏染色是1884年丹麦科学家Gram首次创立,至今仍是细菌学最常用的鉴别染色法。革兰氏染色的主要意义是鉴别细菌,革兰氏染色法可将细菌分成革兰阳性菌和革兰阴性菌两大类,便于初步识别细菌,缩小检查范围,并确定进一步的鉴定方法。

1）原理

革兰氏染色的原理还不完全明确,目前主要存在3种学说。

（1）渗透学说。革兰氏阳性菌的细胞壁主要有肽聚糖形成的网状结构组成,结构较致密,含脂质少,当用95%乙醇处理时,由于脱水而引起网状结构中的孔径变小,细胞壁的通透性降低,使结晶紫－碘复合物被保留在细胞壁内而不易脱色,因此呈蓝紫色。革兰氏阴性菌的细胞壁中肽聚糖含量低,脂类物质含量高,当用乙醇处理时,脂类物质溶解,细胞壁的通透性增加,使结晶紫－碘复合物容易被乙醇抽提出来而脱色,然后又被染上了复染剂的颜色,因此呈现红色。

（2）等电点学说。革兰氏阳性菌的等电点（pH = 2~3）比革兰氏阴性菌（pH = 4~5）低,在相同 pH 值条件下,革兰氏阳性菌比革兰氏阴性菌所带的负电荷多,与带正电荷的碱性染料结合较牢,而不易脱色。

（3）化学学说。革兰氏阳性菌含大量核糖核酸镁盐,可与结晶紫、碘牢固结合,而不易被乙醇脱色。革兰氏阴性菌体内所含核糖核酸镁盐少,故易被脱色。

在这 3 种学说中,渗透学说是目前最具说服力的学说。

2）革兰氏染液

结晶紫染液、卢戈氏碘液、95% 医用酒精、稀释石炭酸复红液或沙黄。

3）操作步骤

（1）涂片。略。

（2）初染。在做好的涂面上滴加草酸铵结晶紫染液,染 1min,倾去染液,流水冲洗至无紫色。

（3）媒染。先用新配的卢戈氏碘液冲去残水,而后用其覆盖涂面 1min,后水洗。

（4）脱色。除去残水后,滴加 95% 医用酒精进行脱色约 30s,后立即用流水冲洗。

（5）复染。滴加番红染色液,染 1min,水洗后用吸水纸吸干。

（6）镜检。观察染色结果,染成紫色的是革兰氏阳性（G^+）菌,染成红色的是革兰氏阴性（G^-）菌。

4）注意事项

（1）细菌染色宜用新鲜标本或 18~24h 的细菌培养物。

（2）严格控制时间。脱色是影响革兰氏染色的关键步骤,脱色时间的长短直接关系到染色结果的准确性。

（3）涂片太厚容易造成误判,太薄会使菌体分散不匀。

（4）溶液临用临配,时间长了应使用已知的革兰氏阳性菌和革兰氏阴性菌进行对照试验以确定染液质量。结晶紫与草酸铵溶液混合时间太久,易出现沉淀而影响有效浓度；卢戈碘液久存或受光作用后易失去媒染作用；95% 乙醇会因瓶盖密封不良而挥发，一般应为新配制的染液。

3. 齐-尼抗酸性染色法

抗酸性染色法是 1882 年由 F. Ehrlich（埃利希）首创并经 F. Ziehl（齐尔）改进的染色方法。最具代表性的就是对结核菌的齐-尼抗酸性染色法，用石碳酸复红染色后，用盐酸乙醇脱色，再用美兰进行比染色。

1）原理

有些菌如分枝杆菌细胞壁内肽聚糖的外面有大量的脂质，因此，分枝杆菌不易着色，须经过加热或延长时间来促其着色，但是分枝杆菌中的分枝菌与染料结合后，很难被酸性脱色。齐-尼抗酸性染色法是在加热条件下使分枝菌酸与石碳酸复红结合成牢固的复合物，用盐酸乙醇处理不脱色，再用碱性美兰复染后，分枝杆菌仍为红色，而其他菌和背景中的物质均为蓝色。

2）染色液

碳酸复红液，3% 盐酸乙醇、吕氏美兰液、氢氧化钾（1:10000）。

3）操作步骤

（1）初染。用玻片夹夹持细菌涂片标本，干燥、固定，滴加石碳酸复红 2~3 滴，在火焰高处晃动加热染色（出现蒸汽立即移开）3~5min，冷却后水洗。

（2）脱色。3% 盐酸乙醇脱色 30~60s，后立即用流水冲洗。

（3）复染。用碱性美兰染色液，染 1min，水洗后用吸水纸吸干。

（4）镜检。油镜观察染色结果。染成红色的是抗酸菌，背景、细胞和非抗酸菌呈蓝色。

4. 其他染色法

1）负染色法

负染色法是指背景着色而样品细菌本身不着色，通过背景着色后反衬菌体的染色法。常用墨汁、酸性染料如刚果红、苯胺黑等。检查细菌的荚膜，常联合使用墨汁负染法和美蓝单染法染色后，镜下可见背景呈黑色，菌体呈蓝色，荚膜不着色（为一层透明空圈包绕在菌体周围）。

2）荧光染色法

这是带有荧光染料（如吖啶橙、金胺等）的特异性抗体镜下染色的方法。荧光染料在紫外的照射下,能够激发发射荧光,在黑暗的背景中能够观察到细菌发出明亮的荧光。多使用荧光显微镜(以紫外线为光源)。该法更多用于细菌抗原的免疫学检查,如快速检测霍乱弧菌的荧光球菌试验、直接荧光抗体染色凝集试验等。

3)特殊结构染色法

细菌的某些结构,如鞭毛、荚膜、细胞壁、芽孢和异染颗粒等,用普通染色法不易着色,而需用特殊染色法。这些染色法能够使细菌结构与菌体着色不同,便于观察。但是,除异染颗粒染色法外,特殊结构染色法操作费时、繁琐,故使用较少。

3.1.5 细菌的生理学检验

细菌的生理是研究细菌的营养、代谢、生长繁殖与生命活动的规律。细菌代谢活跃,生长繁殖迅速,细菌在新陈代谢过程中进行着各种生物化学反应,可产生多种的代谢产物,是进行细菌生理检验的重要生化指标;因细菌种类的不同,催化这些反应的酶类及其活性也都有所差异,代谢过程所产生的代谢产物也各不相同;利用这些规律和指标能够对细菌进行检验分析。

1. 靛基质(吲哚)试验

1)原理

某些细菌含色氨酸酶,能分解蛋白胨中的色氨酸,生成靛基质(吲哚),吲哚与对二甲基氨基苯甲醛反应,生成红色的玫瑰吲哚。本试验中大肠埃希菌为阳性,产气肠杆菌为阴性。

2)材料

培养基:蛋白胨水。

3)操作步骤

(1)接种。将待检菌接种于蛋白胨水中。

(2)培养。35℃培养24~48h;沿管壁缓缓加入对二甲基氨基苯甲醛(吲哚试剂),与培养物会分成有明显界面的两层。

(3)结果分析。两层液体交界处有红色出现为阳性,无色为阴性。

第 3 章　细菌的检验分析

2. 甲基红试验

1）原理

甲基红(MR)试验的原理是某些细菌发酵葡萄糖形成丙酮酸,但是丙酮酸进一步的代谢途径因菌而异;丙酮酸可进一步分解为甲酸、乙酸等酸性物质,使培养基的 pH 值下降至 4.4 以下,此时加入甲基红指示剂后培养基现红色反应(阳性),有些细菌分解葡萄糖产生的酸进一步转化为醇、醛、酮等非酸性物质,使培养基的 pH 值在 5.4 以上,加入甲基红指示剂呈黄色(阴性)。甲基红试验主要用于肠杆菌科中大肠埃希菌(阳性)与产气肠杆菌(阴性)的鉴别,其他阳性反应菌如沙门菌属、志贺菌属。

2）材料

培养基:葡萄糖蛋白胨水培养基;指示剂:甲基红。

3）操作步骤

(1) 接种。将待检菌接种于葡萄糖蛋白胨水中。

(2) 培养。35℃培养 2~4 天。

(3) 结果分析。在培养基中滴加甲基红指示剂,通常每 1mL 培养液滴加试剂 1 滴,观察结果。培养液呈现红色为阳性,呈橘黄色为阴性,呈橘红色为弱阳性。

3. V – P(Voges – Proskauer)试验

有些细菌在发酵葡萄糖产生丙酮酸后丙酮酸脱羧,形成中性的乙酰甲基甲醇。在碱性条件下,乙酰甲基甲醇被空气中的氧气氧化为二乙酰。蛋白胨中精氨酸所含的肌基与二乙酰反应,生成红色化合物。若需加速反应,可在培养基中加入少量含肌基的化合物(如肌酸或肌酐),为增加试验的敏感性加碱前往往先加入肌酸和 α – 萘酚。

4. 枸橼酸盐利用试验

1）原理

某些细菌以枸橼酸盐为唯一的碳源,以如磷酸二氢铵为唯一氮源。枸橼酸盐培养基为综合培养基,有些细菌能够利用磷酸二氢铵获取氮源,但是不一定能够分解枸橼酸盐获取碳源,因此可利用枸橼酸盐试验来鉴别细菌。细菌生长过程中分解枸橼酸盐产生的 Na_2CO_3、分解铵盐生成的 NH_3,能使培养基的 pH

值升至 7.0 以上,使指示剂(麝香草酚蓝)由绿色变为深蓝色,枸橼酸盐利用试验即为阳性。

2) 材料

培养基:枸橼酸盐斜面培养基;指示剂:麝香草酚蓝指示剂。

3) 操作步骤

(1) 接种。将待检菌接种于枸橼酸盐斜面培养基。

(2) 培养。37℃培养 24h。

(3) 结果分析。培养基呈深蓝色反应者为阳性,阴性者培养基中仍为绿色,无菌生长。

靛基质(吲哚)试验(I)、甲基红试验(M)、V–P 试验(V)和枸橼酸盐利用试验(C)4 种试验合称为 IMViC 试验,常同时用于鉴定大肠埃希菌和产气肠杆菌。

5. 糖发酵试验

1) 原理

糖类为细菌提供合成细菌菌体成分所必需的原料,由于各种细菌所含酶类不同,因此,对糖(醇、苷)类的分解能力各不相同,其代谢产物差异较大。部分细菌能分解某些糖而产酸和产气,部分细菌分解某些糖只能产酸不产气,还有的细菌由于缺乏某些糖分解酶而不能分解某些糖类。例如,大肠埃希菌能分解葡萄糖、乳糖产酸产气,而伤寒沙门菌因没有乳糖酶不能分解乳糖,且分解葡萄糖只产酸不产气。细菌对糖的不同分解能力可用来鉴别细菌,尤其是肠杆菌科细菌的鉴定。

2) 材料

培养基:固体糖发酵管、半固体糖发酵管、液体糖发酵管、微量糖发酵管。指示剂:常用的指示剂有酚红、酸性复红、溴甲酚紫、溴麝香草酚蓝等。

3) 操作步骤

(1) 接种。无菌操作,将分离的纯种细菌接种到含指示剂的糖(醇)发酵培养基内。

(2) 培养。置于 35℃温箱培养数小时至两周,观察。若使用微量发酵管或要求培养时间较长时,应保持湿度恒定,防止培养基失水过多而影响细菌生长。

(3) 结果分析。培养基中所含的指示剂呈酸性反应,则被检细菌分解糖类产酸者为阳性;若产气,液体培养基的倒置小管中或半固体培养基中则会出现气泡,固体培养基内有裂隙等现象。若被检细菌不分解糖类,则培养基中除有细菌生长外,无其他变化。

6. 硫化氢生成试验

1)原理

硫化氢生成试验原理:有些细菌能分解蛋白质中的含硫氨基酸(胱氨酸、半胱氨酸等),产生硫化氢(H_2S),当培养基含有铅盐或铁盐时,硫化氢可与其发生反应生成黑色的硫化铅或硫化亚铁沉淀。

2)材料

培养基:含醋酸铅或硫酸亚铁培养基;试剂:硫代硫酸钠。

3)操作步骤

(1)接种。将待检菌接种于含醋酸铅或硫酸亚铁培养基中。

(2)培养。35℃培养1~2天。

(3)结果分析。培养基变黑(有沉淀)为阳性;反之为阴性。

7. 尿素分解试验

1)原理

尿素分解试验原理能产生尿素酶的细菌,能分解尿素生成氨和CO_2,氨在溶液中形成碳酸铵,使培养基变碱性,酚红指示剂呈红色。

2)材料

培养基:尿素培养基;指示剂:酚红。

3)操作步骤

(1)接种。将待检菌接种于尿素培养基中。

(2)培养。35℃培养18~24h。

(3)结果分析。培养基呈红色为阳性;不变色为阴性。

8. 氨基酸脱氨酶试验

1)原理

某些细菌能使多种氨基酸氧化脱氨基生成α-酮酸,能与$FeCl_3$试剂反应呈不同的颜色。如苯丙氨酸脱氨酶试验,某些细菌能产生苯丙氨酸脱氨酶,生成苯丙酮酸和游离的氨,苯丙酮酸与$FeCl_3$试剂反应呈绿色,与柠檬酸铁反应呈棕黑色。主要用来鉴别肠杆菌科菌属。

2）材料

培养基：苯丙氨酸琼脂培养基（不含牛肉膏和蛋白胨），斜面或半固体高层。

3）操作步骤

（1）接种。将待检菌接种于苯丙氨酸培养基或半固体高层。

（2）培养。37℃培养18～24h，从斜面上方滴加100g/L的$FeCl_3$试剂数滴。

（3）结果分析。出现绿色为阳性。

9. 脱氢酶试验

1）原理

细菌的脱氢酶在一个可还原的化合物作为氢受体的条件下使相应的作用物脱去氢。当用美蓝作为氢受体时，美蓝被还原成无色的美白，由于美白易氧化，所以进行该试验时需隔绝空气。而TTC作为氢受体时，会从无色变为红色的Formazan且不再被氧化，所以不需要隔绝空气。可用于鉴别某些肠杆菌科菌属和菌种。

2）材料

pH=7.4的PBS缓冲液、美蓝水溶液、作用物水溶液。

3）操作步骤

（1）制菌液。用缓冲液冲洗培养物两次，并制成菌液。

（2）加美蓝水溶液，蜡封。在3支试管中加入0.5mL的美蓝水溶液，标号1、2、3，其中1号和3号试管各加1mL菌液，2号试管加1mL缓冲液，37℃水浴15min，石蜡封闭试管。

（3）培养。置于37℃水浴中，隔5min观察一次，记录美蓝变美白的时间，共观察2h。

（4）结果分析。1号管如果变白即脱氢酶阳性，不变白为阴性。2号和3号管为对照组，因而不变色。

10. 甘油复红试验

1）原理

某些细菌能分解甘油生成丙酮酸，再脱羧基生成乙醛，乙醛能够与无色的复红试剂反应生成红色醌类化合物。主要用于别沙门菌属内各菌种之间的鉴别。

2）材料

培养基：甘油复红肉汤培养基。

3）操作步骤

（1）接种。将待检菌接种于甘油复红肉汤培养基。

（2）培养。32℃培养2～8天；从斜面上方滴加100g/L的$FeCl_3$试剂数滴。

（3）结果分析。出现紫红色为阳性。

11. 氧化酶试验

1）原理

氧化酶（又称细胞色素氧化酶）是细胞色素呼吸酶系统的终末呼吸酶，可将还原型的细胞色素C氧化成氧化型的细胞色素C，再由氧化型细胞色素C对苯二胺进行氧化，生成红色的醌类化合物。可以鉴定很多菌属和菌种。

2）材料

10g/L盐酸四甲基对苯二胺水溶液，或10g/L盐酸二甲基对苯二胺水溶液。也可以用无菌滤纸吸附溶液，干燥后备用，避光和低温保存。

3）操作步骤

（1）反应、观察。用滤纸蘸取少许待测菌液，加一滴试剂，观察颜色变化。或者将试剂直接滴在待测菌菌落上，观察颜色变化。也可以将待测菌液滴在带有试剂的干燥滤纸上直接观察颜色变化。

（2）结果分析。立即呈现粉红色或者红色，并且颜色逐渐变深至紫红色的为阳性。注意用金属接种环取菌时，容易造成假阳性。

12. 磷酸酶试验

1）原理

磷酸酶是一种单磷酸酯的水解酶，可以水解单磷酸酯，其反应随着反应基质的不同而发生变化，若基质为磷酸酚酞，被磷酸酶水解后释放出酚酞，在碱性环境中呈现出红色。可鉴别致病性葡萄球菌（阳性）与其他葡萄球菌（阴性）。

2）材料

培养基：1000mL的45℃琼脂培养基中加入1mL的1%过滤除菌的磷酸酚酞溶液，而后倾注平板。

3）操作步骤

(1) 接种。

(2) 培养。35℃培养18~24h,将1滴浓氨水加于平板盖内,熏蒸片刻。

(3) 结果分析。菌落变红色为阳性。

13. 过氧化氢酶(触酶)试验

1）原理

过氧化氢酶又称触酶,过氧化氢在其催化下可转化为氧气和水,从而产生气泡。用于苛养型革兰氏阴性杆菌以及革兰氏阳性球菌的初步分群。

2）材料

新鲜配制的3%过氧化氢水溶液。

3）操作步骤

接种环挑取固体培养基上的待测菌菌落,放于干净的玻片或试管内,滴加3%的H_2O_2,或者直接将试剂滴加入不含血液的培养物中,30s内产生大量气泡者为阳性,无气泡者为阴性。

陈旧培养物可能使触酶失活;不宜挑取血琼脂上的菌落,因红细胞内的触酶会导致出现假阳性。

14. 葡萄糖酸盐氧化试验

1）原理

某些细菌可将葡萄糖酸盐氧化成α-酮基葡萄糖酸。α-酮基葡萄糖酸是一种还原性物质,可与班氏试剂反应出现砖红色或棕色的$FeCl_2$沉淀。主要用于肠杆菌科细菌的初步分群及假单胞菌属的鉴定。

2）材料

培养基:葡萄糖酸盐肉汤。

3）操作步骤

(1) 接种。将待检菌接种于1mL葡萄糖酸盐培养基中。

(2) 培养。35℃孵育2天,加入1mL班氏试剂,水浴煮沸10min后迅速冷却,观察结果,若是微量管培养基,可在培养后将其倒入已添加班氏试剂的试管中,在火焰上轻轻加热至微量管液体流出,迅速冷却、观察。

(3) 结果分析。出现黄或砖红色沉淀为阳性,不变色或者仍呈蓝色为阴性。

15. 马尿酸钠水解试验

1）原理

马尿酸水解酶存在于某些细菌中,马尿酸可被其水解为甘氨酸和苯甲酸,甘氨酸和茚三酮试剂会发生反应,生成紫色化合物,即茚三酮法;苯甲酸可与氯化铁试剂结合,形成苯甲酸铁沉淀,即氯化铁法。主要用于β-溶血性链球菌和嗜肺军团菌的鉴定,是B群链球菌的特征性试验之一。

2）材料

培养基:马尿酸钠培养基或1%马尿酸钠水溶液。

3）操作步骤

（1）茚三酮法（快速水解法）。

①制备0.4mL的1%马尿酸钠水溶液与等量4麦氏单位(1.44×10^{-4} mol/L)菌液混合。

②培养。35℃培养2h,再加入0.2mL的茚三酮试剂,振荡混匀后观察。

③结果分析。出现紫色为阳性。

（2）氯化铁法。

①接种。在马尿酸钠培养基上接种待测菌。

②培养。35℃培养48h。

③离心,加入0.2mL的$FeCl_3$。离心沉淀后取0.8mL上清液,加入0.2mL的$FeCl_3$,立即混匀,10~15min后观察结果。

④结果分析。出现稳定沉淀物的为阳性,轻摇后沉淀物消失为阴性。

16. 丙二酸盐利用试验

1）原理

丙二酸盐可以作为某些细菌的唯一碳源,这些细菌可将丙二酸钠分解成碳酸钠,使培养基变成碱性。用于肠杆菌科菌属和菌种的鉴定。

2）培养基

培养基:加溴麝香草酚蓝指示剂的丙二酸钠培养基。

3）操作步骤

（1）接种培养。35℃下用丙二酸盐培养基培养被测菌,1~2天后观察结果。

(2) 结果分析。培养基由绿色变为蓝色为阳性,不变色为阴性。

3.2 炭疽杆菌检验分析

炭疽杆菌(Bacillus anthraci)属于芽孢杆菌属,广泛分布于世界各地,尤其多见于非洲、南美洲及亚洲等地的牧区,呈地方性流行,是炭疽病的病原菌。炭疽病是一种人畜共患的急性传染病,发病具有明显的地区性和职业性,临床表现为皮下及浆膜下结缔组织出血性浸润、焦痂、溃疡、皮肤坏死和周围组织广泛水肿及毒血症症状;血液凝固受阻,表现出煤焦油样,严重时会引起脑膜、肺和肠的急性感染,并可伴发败血症。

自然条件下,食草兽最易感,人类中等敏感,主要发生于与动物及畜产品加工接触较多及误食病畜肉的人员。近年来,由于世界各国的皮毛加工等集中于城镇,炭疽病也暴发于城市,成为重要职业病之一。平时,皮肤炭疽病在我国时有发生,战时,炭疽则有可能会成为敌人的生物战剂。

芽胞杆菌属是一大群需氧、能形成芽胞的革兰氏阳性大杆菌,炭疽芽胞杆菌是需氧芽胞杆菌属中致病力最强的一种,芽胞杆菌属有48个种,除炭疽芽胞杆菌外,还有苏云金芽胞杆菌、枯草芽胞杆菌、巨大芽胞杆菌、嗜热脂肪芽胞杆菌、多黏芽胞杆菌、蜡样芽胞杆菌等。蜡样芽胞杆菌可导致人类食物中毒,而其他则大多为腐生菌,为实验室操作中常见的污染菌。

3.2.1 样品的检验程序

炭疽杆菌的检验程序如图3.2所示。

3.2.2 样品的处理

1. 样品的采集

1) 环境标本

(1) 气溶胶标本。通过气溶胶采样器采集的空气微生物标本、植被、表层土壤、水、物体表面擦拭的棉拭子、现场工作人员的口罩外层小片等。

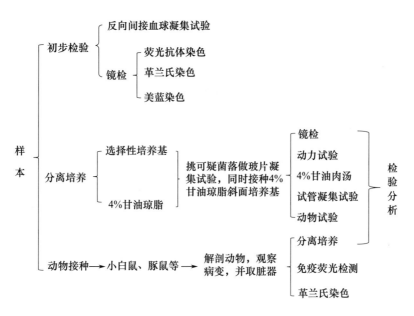

图 3.2　炭疽杆菌的检验程序

(2) 媒介物标本。包括蚊虫、蚤、蜱及鼠类、水生动物、杂物等可疑投放物品等。

(3) 水及食品标本。水源标本采集 500~1000mL，以静置水面采样为宜，如井水、河水等。食品标本，选择可疑部分，或制作、盛装使用的容器等。

(4) 疑似炭疽杆菌污染的物品，如土壤、兽毛、皮革、羽毛等，固体标本取 10~20g，液体标本取 50~100mL。

(5) 动物标本。包括野外动物及家畜，如病马、犬等。马等体积大的动物，根据发病情况采集脏器、组织等，鼠等体积小的整体采集。

2) 病人及病畜尸检标本

包括病人、病畜和野生动物。采样时根据临床表现和初步判断来选择采集血液、体液或组织标本。

(1) 脑型炭疽取血液或者脑脊液。

(2) 皮肤炭疽病人采样时，需用无菌棉拭拨开病灶表面结痂，取病灶深部样本，也可采用无菌注射器抽取部分病灶深部分泌物。

(3) 肠炭疽取呕吐物或者粪便。

（4）肺炭疽取血液或者痰。

各型炭疽均可通过血液检测出。对于已解剖的尸体,可取脾、肝、脑、肺、心血等组织;对未解剖的尸体则可采用无菌注射器刺穿内脏或者抽取心血获取样本。严禁解剖因败血症而死的动物,应消毒后割取舌尖、耳朵等,或采集少量血液,局限性病灶取病变组织或附近淋巴组织;非必要不作大型动物的剖检。

3）标本采集注意事项

应尽快在现场采取消毒措施前采集标本,特别要注意以下几点。

（1）应采集未经过化学消毒药物处置的标本或在消毒处置之前采集。

（2）用于分离病原体的血、尿、便及脑脊液等标本应是未用药者或给药前。

（3）送检标本必须按登记表细致填写,基本信息不漏项,至少包括标本种类、数量、采集地点、时间、采集人姓名等。临床或尸检标本应包括症状、体征、临床诊断、尸体解剖所见等。

（4）采样后应将标本放置在密封容器内,做好标志。采样过程要注意人员防护。

（5）做好标本采集的现场证据保全。

2. 样品的处理

采取无菌操作技术将脏器、血液和新鲜渗出液制成乳液,然后在固体培养基上进行划线分离培养,或者接种至肉汤中进行扩大培养。对于固体样品,可用 10 倍生理盐水充分浸泡后振荡 10~15min,再静置 10min,取上层悬液 65℃ 水浴 30min 或 85℃ 水浴 5min,杀死非芽孢菌,再增菌和分离培养。脑脊液等液体样品,可于 3000 r/min 离心 30min,取沉渣分离培养。污水等样品 3000r/min 离心 30min,弃上清,加 0.5% 洗涤剂振荡 10~15min,再离心取沉淀物,进行增菌和分离培养。

3.2.3 样品的分离培养

1. 分离培养

待检样品应分别接种于碳酸氢钠平板、普通琼脂平板、血琼脂平板。血液样本需要先进行增菌培养。若出现可疑菌落,需根据生物学特征及动物试验进

第 3 章　细菌的检验分析

行鉴定,如青霉素串珠和抑制试验、噬菌体裂解试验等。

2. 动物接种

取患者的分泌物、组织液或所获得的纯培养物接种于小白鼠或豚鼠等动物的皮下组织,如注射局部处于 24h 出现典型水肿,动物大多于 36~48h 内死亡,在动物内脏和血液中有大量具有荚膜的炭疽杆菌存在。

3.2.4　现场快速检验分析

炭疽的现场快速检验分析技术主要是免疫胶体金快速检测技术。

胶体金是由氯金酸($HAuCl_4$)在白磷等还原剂的作用下,能够聚合成一定大小的金颗粒,并由于静电作用形成一种稳定的胶体状态,形成负电的疏水胶溶液,由于静电作用形成一种稳定的胶体状态,因此,称其为胶体金。在弱碱性溶液中胶体金带负电荷(图 3.3),可以与蛋白质(或 SPA、PHA、ConA 大分子)分子的正电荷形成牢固的结合,而不影响蛋白质的生物特性。

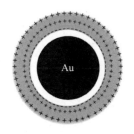

图 3.3　弱碱性溶液的胶体金示意图

免疫胶体金的实质是蛋白质等高分子被吸附到胶体金表面的包被过程。吸附的机理是胶体金颗粒表面的负电荷和蛋白质表面的正电荷因静电吸附而形成的牢固结合。用还原法可以方便地从氯金酸制备各种不同粒径、不同颜色的胶体金颗粒。这种球形粒子对蛋白质有很强的吸附作用。可以与免疫球蛋白、葡萄球菌 A 蛋白、毒素、糖蛋白、酶及牛血清蛋白多肽缀合物等非共价结合(图 3.4)。

免疫层析试纸条(图 3.5)采用以单克隆双抗体夹心法来检测的,检测所用试剂全部为干试剂,多个试剂被组合在一个约 6mm×70mm 的塑料板条上,成为一单一试剂条,试剂条上端和下端分别粘贴吸水材料,免疫金复合物干

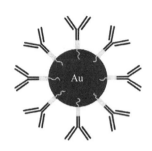

图 3.4　胶体金颗粒与蛋白质结合示意图

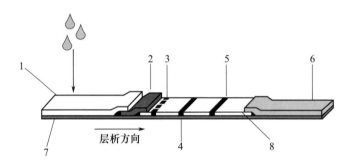

图 3.5　胶体金层析试纸条示意图

1—样品垫；2—连接垫(胶体金垫)；3—反应区；4—检测线；

5—质控线；6—吸收垫；7—背衬(地板)垫；8—分析膜(硝酸纤维素膜)。

片粘贴在近下端处,紧贴其上为分析膜(硝酸纤维素膜)。分析膜条上有两个反应区域,即测试区(T),包被有特异抗体、参照区(C),包被有特异性捕获抗体。

将含有待检测物的样品滴加到结合垫上,若待测物中有待测特异抗原,则会与检测试剂(免疫胶体金复合物)结合,并带动其向膜条迁移。此抗原、抗体复合物流至测试区即被固相抗体所获,形成双抗体夹心,在膜上显示出红色反应线条(T)。过剩的免疫胶体金复合物继续前行,至参照区与固相特异性捕获抗体结合,而显示出红色质控线条带(C);反之,阴性标本则 T 检测带处无红色反应线条,而仅显示质控线条。

抗原的快速检测,试剂采用双抗体夹心法,将特异性抗体包被在硝酸纤维素膜上,用于捕捉标本中的生物剂抗原,然后用特异性抗体标记的免疫胶体金探针进行检测。可用于人或动物生物剂感染检测。检测时间一般为15min,结果判定如下(图3.6)。

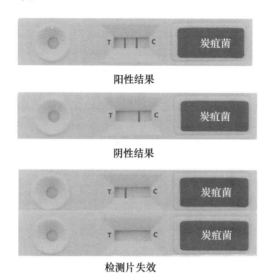

图3.6 炭疽检测结果示意图

阳性结果:试剂样品在显示窗口"C"(质控线)和"T"处(检测线)出现2条红色沉淀线,为阳性。

阴性结果:试剂样品在显示窗口"C"处出现1条红色沉淀线,为阴性。

试纸带失效:试剂样品在显示窗口"C"处未出现红色沉淀线,此时,无论"T"处是否出现沉淀线,均判定为试纸带失效,应另取有效试纸带重新检测。

抗体的检测与抗原的检测相似。试剂将生物剂特异性抗原包被在硝酸纤维素膜上,用于捕捉标本中的生物剂抗体,可用于人或动物病原微生物感染检测。检测时间一般为15min,结果判定如下。

阳性结果:试剂样品在显示窗口"C"(质控线)和"T"处(检测线)出现2条红色沉淀线,为阳性。

阴性结果:试剂样品在显示窗口"C"处出现1条红色沉淀线,为阴性。

试纸带失效:试剂样品在显示窗口"C"处未出现红色沉淀线,此时,无论"T"处是否出现沉淀线,均判为试纸带失效,应另取有效试纸带重新检测。

美国ALEXETER便携式生物快速检测仪匹配的检测片均是抗体,用于检测抗原。

3.2.5 实验室检验鉴定

1. 分类

芽孢杆菌属(Bacillus)是一大群需氧、能形成芽孢的革兰氏阳性大杆菌,目前已知的34种菌中,蜡样芽孢杆菌是引起人类食物中毒的病原菌。炭疽芽孢杆菌(B. anthracis)可引起食草动物和人类炭疽。其他大多为腐生菌,主要存在于尘埃、水和土壤中,如巨大芽孢杆菌、多黏芽孢杆菌、枯草芽孢杆菌等,是实验室中常见的污染菌,当机体免疫力低下时,偶尔也能致病。

2. 主要生物学特性

1) 形态与染色

革兰阳性,有毒菌株可形成荚膜,无鞭毛,氧气充足且环境温度在25～30℃时易形成芽孢。在完整未经解剖的尸体内或活体不形成芽孢。芽孢小于菌体,为椭圆形,在菌体中央,折光性强,通常在细菌生长对数期末形成;培养稍久菌体溶解,使芽孢游离。炭疽芽孢杆菌菌体粗大,为 $3\sim5\mu m \times 1\sim1.2\mu m$,两端平截,菌体呈矩形,几个菌相连呈竹节状排列,如图3.7所示。

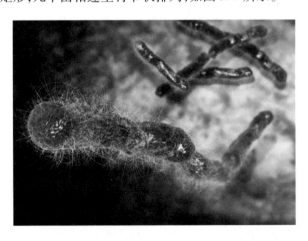

图 3.7　炭疽芽孢杆菌(注:来自 stock.tuchong.com)

在动物体内炭疽芽孢杆菌的特征是有成形的荚膜,而其他的需氧芽孢杆菌很少有这种特征。所以,尸检样本或者临床样本可直接进行染色镜检。观察有无荚膜,可作为初步判定的依据之一。

第 3 章 细菌的检验分析

2）培养特性

炭疽芽孢杆菌需氧或兼性厌氧,pH=6.0~8.5、温度为 14~44℃均可生长;最适生长条件为 pH=7.0~7.4、温度 30~35℃有氧环境。营养要求不高,35℃培养 18~24h 在普通琼脂平板上可形成直径 2~4mm 的菌落。菌落扁平、粗糙,呈不透明灰白色,无光泽,边缘不整齐,在低倍镜下可见到菌落边缘呈卷发状,这是芽孢杆菌的一个重要特征,能够与其他 G^+ 芽孢杆菌区别。

在含 10U/mL 青霉素的琼脂平板上不能生长;在血液琼脂平板上培养 18~24h 有轻微溶血;而其他需氧芽孢杆菌溶血明显而快速。在肉汤中培养 18~24h,管底可见绕成团的絮状沉淀生长,肉汤上层清晰、无菌膜。能液化明胶,沿穿刺线向四周散开,形如倒松树状。有毒株在碳酸氢钠血琼脂平板上 CO_2 (5%~7%)环境中,培养 18~24h,可产生荚膜,菌落由粗糙型(R)变为黏液型(M),而呈现半圆形、突起、有光泽的菌落。以接种针挑取时黏丝,呈拉丝状,此为鉴别菌落一个关键点;无毒株则形成粗糙型菌落。

3）生化反应

能分解乳蛋白和淀粉,在牛乳中生长 2~4 天后使牛乳凝固,然后缓慢胨化。能将硝酸盐还原为亚硝酸盐,卵磷脂酶弱阳性,触酶阳性。能分解果糖、麦芽糖、葡萄糖,有些菌株还可迟缓发酵水杨苷和甘油,均产酸不产气,不发酵乳糖等其他糖类。其他生化反应大多数为阴性。

3. 检验分析

1）染色检查

将可疑材料制成涂片,组织脏器可作压印片,火焰固定,做革兰氏染色、荚膜染色和芽孢染色。新鲜材料中发现革兰氏阳性大杆菌,呈竹节状排列并有明显荚膜,结合临床表现可做初步报告。

荚膜荧光抗体染色:在固定好的涂片或印片上,滴加抗荚膜荧光抗体,37℃染色 30min,弃去多余荧光抗体,在 pH=8.0 的缓冲液中浸 10min,蒸馏水冲洗,晾干,荧光显微镜观察到链状大杆菌周围有发荧光的荚膜者为阳性。另外,腐败材料涂片中,观察到链状排列的颗粒状荧光,对检验鉴定具有一定的帮助。

2）分离培养

一般接种在血琼脂平板上,37℃培养24h后观察菌落特征。污染标本经处理后,可接种于戊烷脒多黏菌素B等选择培养基,培养时间可稍长,菌落特征与血平板相同,但稍小。为了提高检出率,某些标本可选用2%兔血清肉汤增菌后再作分离培养。

3）炭疽热沉淀反应

炭疽热沉淀反应又称Ascoli试验。常用于已死病畜的毛皮、腐败脏器、大批肉食及其制品等,不能进行分离培养时使用。炭疽杆菌沉淀原具有耐高热特性,在尸体组织和皮毛中数年仍能检出,故可用作追溯性诊断。

4）鉴定试验

(1) 碳酸盐毒力试验。用含10%马血清和0.5%碳酸氢钠的琼脂平板进行待检菌种的培养,在37℃和10%二氧化碳条件下培养1~2天。无毒株不形成荚膜,呈粗糙(R)型菌落,有毒株形成荚膜,菌落呈黏液(M)型。

(2) 噬菌体裂解试验。肉汤培养待检菌4~6h后,取一接种环涂布普通琼脂平板,干后将AP631炭疽噬菌体滴于平板中央或划一直线,干后置37℃培养18h,出现噬菌带或者噬菌斑为阳性。每份标本做2~3个平板,同时滴种肉汤液做阴性对照。

(3) 青霉素抑制试验。准备含100U/mL、10U/mL、5U/mL青霉素的普通琼脂平板,分别接种一定量待检菌,置于37℃培养24h,炭疽芽孢杆菌一般在含10U/mL、100U/mL青霉素的平板上受到抑制而不生长,而在含5U/mL的青霉素平板上仍能生长。

(4) 串珠试验。在平板上倾注约3mm厚的含0.05~0.1U/mL青霉素的普通营养琼脂,凝固后切成边长为1.5cm的方块置于载玻片上,然后用接种环将加待检菌4h的肉汤培养物涂布均匀,37℃培养1~6h,加盖玻片置高倍显微镜下检查,同时用不含青霉素的琼脂片培养物对照,阳性菌体膨隆相连似串珠,类炭疽杆菌无此现象。

(5) 植物凝集素试验。常用的方法有以下两种。

① 酶联凝集素吸附试验(enzyme linked lectinosorbent assay)。用辣根过氧化物酶标记大豆凝集素,然后与用缓冲液配成的炭疽芽孢杆菌及芽孢的悬液,

在聚乙烯塑料板上作凝集试验,炭疽芽孢杆菌发生凝集。本试验可与其他类炭疽芽孢杆菌相鉴别。

② 荧光标记试验。用荧光素结合大豆凝集素,加入炭疽芽孢杆菌及其芽孢,37℃孵育。在荧光显微镜下可见炭疽芽孢杆菌发荧光。

(6) 动物试验。取纯菌液接种于肉汤培养基,37℃培养 1 天,取 0.1mL 皮下接种小鼠,观察 4 天,死于炭疽的小鼠可见接种部位呈胶陈样水肿。取脾、肝、心血涂片染色镜检可见典型的炭疽杆菌。如将肉汤培养物 0.2mL 接种于豚鼠或家兔皮下,动物于 2~4 天死亡,解剖所见同小鼠。蜡样芽孢杆菌对家兔和豚鼠无致病性。

检验注意事项如下。
① 一般消毒剂对芽孢无效。0.1% 碘液为可靠的消毒剂。
② 炭疽芽孢杆菌危险度分级为两类菌种,安全事项按 P3 实验室等级要求进行。
③ 计划开展炭疽研究的人员应进行免疫接种,工作前应详细了解该菌感染的症状和体征,并在试验时做好防护措施。

3.2.6 患者的血清学诊断

血清学检查就是对血液进行处理,将血清分离出来,然后通过检验的方法分析血清的成分,以实现对人体健康和疾病诊断的目的。

患者的血清学检查试验主要有琼脂扩散试验、间接血凝试验、补体结合试验和炭疽换装沉淀试验等。患者的血清学检查均对诊断炭疽具有重要的参考价值。

3.3 鼠疫耶尔森菌

鼠疫耶尔森菌属于肠杆菌科,耶尔森菌属,鼠疫耶尔森菌种。由鼠疫耶尔森菌(Yersinia pestis,俗称鼠疫杆菌)引发的鼠疫系自然疫源性疾病,其自然疫源地分布在亚洲、美洲、非洲等 60 多个国家和地区。目前流行最广的 3

个国家是马达加斯加、刚果民主共和国和秘鲁,它是原发于啮齿动物并引起人间流行的烈性传染病。主要通过染菌的鼠蚤为媒介,经叮咬人的皮肤传入引起腺鼠疫,或经呼吸道传入发生肺鼠疫;鼠疫杆菌及内毒素,也可经淋巴循环系统进入血循环,引起败血症,出现严重中毒症状,包括严重的皮肤黏膜出血、趾端坏死等(鼠疫过去称为"黑死病")症状,然后侵入肺组织引起继发性肺鼠疫。当人类与肺鼠疫患者密切接触,吸入一定数量的鼠疫菌后,可引发原发性肺鼠疫。

我国目前存在着 12 种类型的鼠疫自然疫源地,主要在西藏和青海,其他地区也有散发。据健康中国 2020 年 4 月 20 日消息,2019 年(2019 年 1 月 1 日 0 时至 12 月 31 日 24 时)全年全国(不含香港、澳门特别行政区和中国台湾)鼠疫报告发病 5 例,死亡 1 人。

鼠疫的潜伏期较短,一般在 1~6 天,多为 2~3 天,个别患者可达 8~9 天,但是,腺型和皮肤型鼠疫的潜伏期稍长,通常为 2~8 天;而原发性肺鼠疫和败血型鼠疫的潜伏期稍短,通常为 1~3 天。鼠疫主要表现为发病急剧、寒战、高热、体温骤升至 39~41℃,剧烈头痛,有时出现呼吸急促、心动过速、血压下降、中枢性呕吐等症状。

3.3.1 样品的检验程序

鼠疫耶尔森菌检验程序如图 3.8 所示。

3.3.2 样品的处理

检验鼠疫的工作必须要在具备防蚤、防鼠以及便于消毒的专用建筑物中进行,并应严格执行烈性菌检验的工作规则。相关工作人员应按照规定接种相关疫苗,且进入毒室前需要按穿着内、外隔离服,戴厚口罩、护目镜三角头巾、高统胶靴、线手套及橡皮手套等。

取样和样品处理根据检验方法的特点,标本需经不同处理才能进行检验。尽量在治疗前采样检测。

1. 啮齿类标本

送检活鼠时,用鼠袋将小鼠包裹后一起放入带盖的容器内,用乙醚将鼠体

第 3 章 细菌的检验分析

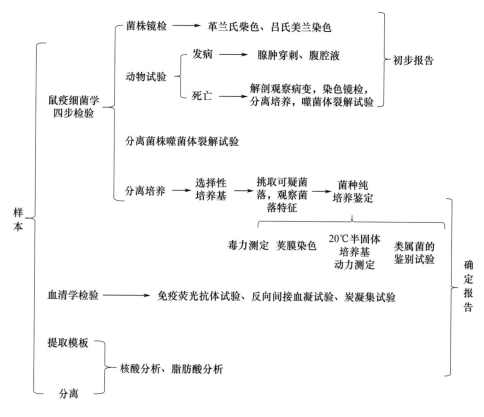

图 3.8 鼠疫的检验程序

上的跳蚤麻醉,使其自行从鼠体上脱落,而后进行检蚤。若动物已死,需浸入 3% 来苏尔 20min 进行灭蚤,将动物解剖观察病变,采取内脏。解剖动物时,要先用来苏尔棉球或石炭酸消毒体表,将动物固定在解剖板上,剪开腹腔,取心、脾、淋巴、肝、肺,先在编号的龙胆紫溶血平板培养基上压印,并留待染色镜检。并同时取部分脏器制成乳剂接种动物。如尸体腐败严重时,取长骨骨髓作检查。

2. 蚤类标本

因蚤死亡后很快有杂菌生长,为避免杂菌的干扰,最好使用活蚤。除同时送标本进行蚤的分类鉴定外,还应按宿主和地区进行分组。将蚤用乙醚棉球麻醉后(数秒钟,时间过久影响检出率),先用 95% 酒精浸泡 1min,以杀死蚤体表的杂菌,然后加入生理盐水洗涤 3 次(洗时最好用小罗筛),分组(每组不超过

50个),放入乳钵内,加适量肉汤或盐水研磨,制成乳剂接种动物或培养基进行分离培养。

3. 气溶胶样品

采样处理后进行检验。采用心浸液肉汤与蛋白胨水按照100:1进行稀释的培养液检出率高。

4. 其他杂物

如羽毛、树叶等表面洗浸液需先行澄清,加标本5~10倍的生理盐水搅拌后,待其自然沉淀,然后用脱脂棉或滤纸过滤,或用低速(1000r/min)离心去除沉渣,此法适于快速检验,若为阴性结果需作浓缩集菌后进一步检验。

1)疑似腺鼠疫患者

疑似腺鼠疫患者取材,主要有血液、腺肿穿刺液。

(1)淋巴结肿大不明显者,可先将0.3~0.5mL灭菌生理盐水注射进淋巴结内,稍停后再行抽取。

(2)淋巴结肿大明显者,用乙醇、碘酒进行局部消毒,以左手拇指、食指固定,用灭菌注射器(12~16号针头)刺入淋巴结,抽取适量组织液,直接接种于血琼脂平板或保存于灭菌试管内。

(3)感染后期,可在肿大的淋巴结周围穿刺抽取组织液。

2)疑似肺鼠疫患者

疑似肺鼠疫患者的取材,主要有咽喉分泌物、血液及痰液。

(1)将带血痰液标本收集于广口瓶内或灭菌平皿备检,或令病人直接对着血琼脂平板咳嗽。

(2)用灭菌棉拭子涂擦咽部分泌物,将拭子保存于灭菌生理盐水管内或灭菌试管备检。

3)疑似败血型鼠疫患者

疑似败血型鼠疫患者应采集静脉血液1mL以上。

4)疑似眼鼠疫患者

疑似眼鼠疫患者应用无菌毛细吸管或棉拭子,采取眼睛分泌物。

5)疑似肠鼠疫患者

疑似肠鼠疫患者应取病人粪便备检。

第 3 章　细菌的检验分析

6）疑似皮肤型鼠疫患者

疑似皮肤型鼠疫患者主要是采取局部分泌物、血液。

（1）水疱、脓疱期，可将脓疱表面用酒精消毒，以灭菌注射器由疱的侧面刺入疱内，抽取内容物备检。

（2）溃疡、结痂期，以灭菌镊子夹灭菌棉球涂擦溃疡面和痂皮下的创面，将棉球保存于灭菌试管或灭菌盐水内备检。

7）疑似脑膜炎型鼠疫患者

疑似脑膜炎型鼠疫的患者取材主要是血液、用腰椎穿刺法抽取脑脊液备检。

8）鼠疫病人的密切接触者

针对鼠疫病人的密切接触者、鼠疫污染材料的接触者以及早期未出现典型可疑症状的疑似鼠疫病人，应按前述2）、4）、6）的方法取材备检。

注意事项如下。

（1）鼠疫疑似病人应在服用抗菌药物前，依据其体征和症状，在规定部位采取检材。

（2）各个类型疑似鼠疫患者，除采取相应部位材料外，均应采取静脉血 3～5mL，供检菌和血清学诊断用。

（3）疑似鼠疫病人尸体的取材。来自鼠疫区的交通工具上发现有可疑的动物或尸体应解剖取脏器材料作细菌学检验。

首例疑似鼠疫尸体应做解剖取材，取材前应做好解剖器材、场所选择和尸体处理的准备，以无菌手续采取有可疑病理改变的淋巴结、肝、肺、脾及心血液等，分别置于灭菌平皿或试管内保存。尸体有腐败迹象时，必须取长骨材料。

若不能解剖则应局部取材。用腰椎穿刺器按淋巴结、心、肝、脾及肺的顺序穿刺采取组织，分别保存于灭菌试管内，尸体腐败时可穿刺取骨髓。

鼠间鼠疫血清流行病学调查或监测取材，对鼠笼或其他方法捕获的活鼠，以无菌法从心脏采血约2mL。其血清供间接血凝试验用。

5. 样品保存、送检

组织块可保存于灭菌生理盐水或者 5～10mL 的 Broke 液中；也可采用 Cary – Blair 培养基保存运送材料。检材应包装严密，保存环境适宜，保存温度应低于

4℃,容器用石蜡密封。准确、详细填写送检单。指派 2 名人员(其中 1 名专业人员),乘快速交通工具运送检材。直接送达负责该地区检验工作的专业实验室。接交材料时首先检查包装,绝对不能有破损、泄漏或污染;否则应立即消毒并报告有关单位处理。材料接交按清单点清种类、数量,并准确记录签字。

3.3.3　样品的分离培养

1. 鼠疫菌的分离培养步骤

(1) 新鲜材料可按三段法划线直接涂布于溶血(0.1%)赫氏琼脂平板上。

(2) 腐败材料可在龙胆紫溶血平板或龙胆紫(1:10 万~1:20 万)亚硫酸纳(0.025%)平板上进行划线涂布。

(3) 液体材料及骨髓,用灭菌接种环取标本划线。脏器材料先在平板表面压印,再以白金耳划线,棉拭子可直接涂布于培养基表面。

(4) 同一平板表面可以分格涂布同一病人或尸体的不同材料。每份材料接种一式两个平板,一个准备做鼠疫噬菌体裂解试验,另一个作分离培养(要求使用龙胆紫血培养基)。

(5) 将平板置于28℃温箱培养,于 14~96h 内每日观察,以发现具有鼠疫菌典型形态的菌落。没有严重污染的平板,必须持续培养几日,无疑似鼠疫菌落出现时,方可判为阴性。

2. 鼠疫噬菌体裂解试验

(1) 在用于噬菌体裂解试验的平板上,在划线一侧滴噬菌体一滴,倾斜平板使其垂直流过划线。

(2) 分离培养中发现可疑鼠疫菌落时,用白金耳取可疑菌落重新划线于血琼脂平板,再依上法滴加鼠疫噬菌体。

(3) 22~28℃培养箱培养 8~24h 观察有无噬菌现象,若出现噬菌斑或噬菌带宽于噬菌体流过的痕迹时,方可判定为鼠疫噬菌体试验阳性。

3. 动物接种

(1) 患者、尸体材料,尤其是腐败材料,在进行细菌培养时必须做小白鼠(18~20g)或豚鼠(250~300g)腹股沟皮下接种。

(2) 取脏器块时,将之置于消毒乳钵内,用灭菌剪刀剪碎并研成匀浆,加入适量生理盐水,制成悬液备用。

(3) 新鲜材料可用皮下或腹腔接种,小白鼠接种 0.2~0.4mL,豚鼠接种 0.5~1.0mL。

(4) 腐败材料可采用经皮接种,剃去动物腹毛,轻微划痕,将材料用棉拭子涂布于剃毛的皮肤上并反复涂擦,为防材料四溅,涂擦时可以平皿盖掩盖。

(5) 接种试验动物(做好标记)于笼内饲养,挂牌记载编号、接种日期、途径等。每日饲养 1~2 次,直至动物死亡或经 7 天后杀死剖检。

(6) 在接种后 12h 即可在接种部位抽取组织液做染色和平板培养,直至动物死亡。

(7) 如 7 天后动物没有死亡,应处死动物,取动物的脾脏及有可疑病变组织制成匀浆,接种第 2 组动物。动物死亡或观察 7 天后处死,按前述方法检验,同时采集血液,做血凝试验,无阳性发现方可做出阴性报告。

3.3.4 现场快速检验分析

鼠疫杆菌的现场快速检验分析技术主要是免疫胶体金快速检测技术。同 3.2.4 节。

1. 抗原的快速检测

抗原的快速检测试剂采用双抗体夹心法,将特异性抗体包被在硝酸纤维素膜上,用于捕捉标本中的生物剂抗原,然后用特异性抗体标记的免疫胶体金探针进行检测。可用于人或动物病原微生物感染检测。检测时间一般为 15min,结果判定如下。

阳性结果:试剂样品在显示窗口"C"(质控线)和"T"处(检测线)出现 2 条红色沉淀线,为阳性。

阴性结果:试剂样品在显示窗口"C"处出现 1 条红色沉淀线,为阴性。

试纸带失效:试剂样品在显示窗口"C"处未出现红色沉淀线,此时,无论"T"处是否出现沉淀线,均判为试纸带失效,应另取有效试纸带重新检测。

2. 抗体的快速检测

试剂将病原微生物特异性抗原包被在硝酸纤维素膜上,用于捕捉标本中的生物剂抗体,可用于人或动物病原微生物感染检测。检测时间一般为 15min,结果判定如下。

阳性结果:试剂样品在显示窗口"C"(质控线)和"T"处(检测线)出现2条红色沉淀线,为阳性。

阴性结果:试剂样品在显示窗口"C"处出现1条红色沉淀线,为阴性。

试纸带失效:试剂样品在显示窗口"C"处未出现红色沉淀线,此时,无论"T"处是否出现沉淀线,均判为试纸带失效,应另取有效试纸带重新检测。

3.3.5 实验室检验鉴定

1. 形态染色

典型的鼠疫耶尔森菌为革兰氏染色阴性,其形态短而粗,两端钝圆、两极浓染椭圆形的小杆菌,长 1.0~2.0μm、宽 0.5~0.7μm,无鞭毛、无芽孢,在动物体内或在弱酸性血湿润培养基上可形成荚膜。在腐败材料及陈旧性病灶中,常见着色不良和菌体膨大的球形菌影及其他变形的鼠疫耶尔森菌。在陈旧培养基或 30g/L 的氯化钠琼脂上呈多形性,如球形、哑铃形、棒形等。在有机体内或含血清或血液的弱酸性培养基上,胞壁外产生一种黏液性物质,折光性弱,普通染料不易着色,镜下菌体周围有一层无色的环状区。电镜下菌体周围有均匀低电子密度区,称为封套(envelope),可用荚膜染色法着色,也称荚膜。

2. 培养特性

本菌为需氧和兼性厌氧,最适 pH = 6.9~7.2,最适培养温度为 28~38℃。生长初期对培养基氧化还原电位要求比较严格,最适电位 E_h = 100~150mV,过高或过低均不好,特别在菌量少时几乎不生长。其生长中需要氨基酸、糖和金属离子等营养。

本菌生长较缓慢,培养 24h 只能形成低倍镜下呈碎玻璃样的微小菌落(检验特征之一)。24~48h 后,菌落肉眼可见,直径为 0.1~0.2mm,呈透明淡灰色、中心稍突出的圆形小菌落。低倍镜下,菌落中心黄褐色,有粗糙颗粒,呈小丘突起,周围有薄而透明的、锯齿状花边;72h 后菌落增大,直径可达 4mm,中心色较暗,不透明,边缘薄而透明,表面颗粒融合变平滑。在血平板上生长良好,菌落不典型,花边狭小或无,不溶血。在液体培养基中发育良好,形成絮状沉淀和薄膜,初期很薄,逐渐增厚,紧贴管壁,呈白色环状,下垂似"钟乳石"样,液体培养基仍然透明。

3. 生化特性

鼠疫耶尔森菌能分解一些碳水化合物,产酸不产气。本菌含蛋白水解酶少,生长所需氨基酸、蛋白胨都需外界供给,不产生靛基质,不液化明胶;大部分不分解硝酸盐和尿素,部分菌株能产生少量硫化氢,对硫堇、石蕊、亚甲蓝、中性红、靛蓝、孔雀绿具还原性。过氧化氢酶阳性,v-p试验阴性,甲基红试验阳性,氧化酶阴性。

4. 与其他菌鉴别

鼠疫耶尔森菌经形态、培养、噬菌体裂解和动物试验4步鉴定后,仍需进行系统鉴定,以做出最后结论。

1)验证鉴别

生物学特性鉴定,需与假结核耶尔森菌、动物败血症等鉴别。

2)F1抗原致敏试验

鼠疫耶尔森菌经毒力因子检查,首先以鼠疫免疫血清和被检材料作用,然后加入F1抗原致敏的红细胞,材料中若无相应抗原存在,则鼠疫血清与F1抗原致敏的红细胞发生凝集。此法比R-PHA更敏感。

3)属内鉴别

可通过培养特性、生化反应、噬菌体裂解试验血清学试验以及动物接种等进行属内鉴别;也可用反向间接血凝、反向血凝、荧光抗体染色和PCR法测定等鉴别。

4)同源性鉴别

(1)DNA序列分析。

(2)用血清学试验分型及噬菌体裂解可鉴别。

(3)用PCR法快速、敏感、特异,近年获得应用。

(4)质粒图谱分析。

5)结果分析

(1)菌落特征:培养48h的菌落边缘呈花边样或碎玻璃样,前者又称为"煎蛋样"菌落;液体培养基中形成絮状沉淀与薄膜,薄膜下垂呈"钟乳石"样。

(2)鼠疫耶尔森菌噬菌体裂解试验。出现噬菌斑,可做出确诊检验报告。

(3) 动物试验。接种动物感染鼠疫菌,出现相应症状并发病死亡,则为鼠疫菌强毒株。

3.3.6 患者的血清学鉴定

1. 血清学试验

鼠疫患者的血清学试验和快速检测方法,要求必须采用间接血凝试验。

利用鼠疫菌的F1特异性抗原标记红血球(有商品化供应)进行间接血凝试验(PHA),可以准确地检测出患者血液中是否存在对应的抗鼠疫菌F1抗原、抗体而判定其是否或曾经感染鼠疫,也是进行血清流行病学调查(包括鼠间鼠疫)的必需手段。另外,利用F1抗原免疫产生的F1抗体标记红细胞(有商品化供应),与采集的标本中如组织液、血清或各类标本增菌液做反向血凝试验,可直接检测各类标本中是否存在F1抗原-鼠疫病原菌。

血清学鉴定是快速检测的主要方法,但阳性结果仅可作为辅助鉴定方法。

2. 注意事项

(1) 检验鼠疫细菌必须在专用生物安全实验室内进行。
(2) 检验人员必须遵守生物安全实验室管理制度和技术操作规程等。
(3) 凡进入强毒菌室操作,必须两人以上同时工作。
(4) 及时、准确、翔实地做好各项试验记录。
(5) 每次工作结束,应对工作室严格消毒,做好安全检查。
(6) 实验室一切物品均应彻底消毒后方可携带出室。

3.4 鼻疽杆菌

鼻疽是由鼻疽伯克霍尔德氏菌(Burkholderia mallei)引起的马、骡、驴多发的一种传染病,人也可以感染。单蹄类家畜是携带本菌的宿主。鼻疽病马的鼻液及溃疡分泌物中,含有大量的鼻疽杆菌。可以通过消化道、损伤的皮肤和黏膜感染,还可以通过气溶胶经呼吸道感染。马通常为慢性经过,但驴、骡多为急性。人感染以后,也多为急性经过。病的特征是在皮肤、鼻腔、喉头及气管黏膜形成特异鼻疽结节、溃疡或瘢痕,在肺脏、淋巴结或其他实质器官发生鼻疽性结节。

鼻疽杆菌为革兰氏阴性杆菌,平均长度 2~5μm、宽度 0.5~1.0μm,不形成芽胞及荚膜,没有鞭毛,不能运动,无显著生化反应。鼻疽杆菌有两种抗原:一是特异性抗原;二是与类鼻疽杆菌的共同交叉反应抗原。鼻疽内毒素有一种引起变态反应的蛋白质,名为鼻疽菌素。

3.4.1 样品的检验程序

鼻疽杆菌的检验程序可参考图 3.9。

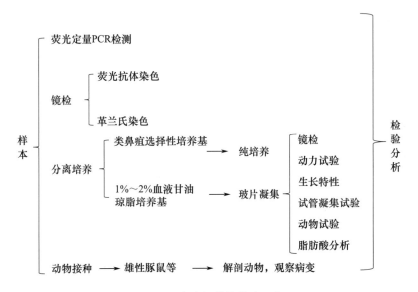

图 3.9 鼻疽杆菌的检验程序

3.4.2 样品的处理

1. 气溶胶样本

将 0.1~0.2mL 的 Porton 采样液接种 1%~2% 血液琼脂培养基或 3%~5% 甘油琼脂培养基平板。同时吸取 0.5mL 冲洗液腹腔注射小白鼠(依据具体情况可做出快速诊断)。

2. 水样标本的处理

一般用絮凝集菌法处理标本。可先用脱脂棉过滤除去水样里的大块杂质，再做絮凝集菌。取 100mL 水样加入 25mg 明矾（硫酸铝钾）、25mg 碳酸氢钠，向同一方向摇动 3~5min，自然沉淀 30min，滤纸过滤，先滤上清，后滤沉淀，准备分离培养。

3. 土壤标本的处理

取 10g 表面土壤加 100mL 无菌生理盐水，摇匀，自然沉淀后取上清液，上清液的处理同水样标本。若上清液太脏，可粗滤后再做絮凝集菌。

4. 植被和物体表面样品处理

将植被标本用适量无菌生理盐水冲洗叶子迎风面，然后把无菌冲洗液放入试管中，使其沉淀，取上清液接种培养基平板。用无菌生理盐水浸湿的棉拭子在建筑物（如仪器设备表面、公路、门窗、把手等）的表面上单向擦拭，然后把棉拭子浸洗在装有适量无菌 PBS 缓冲液（或生理盐水）的试管中离心沉淀，取上清液接种培养基平板。

5. 患者标本

皮肤、鼻腔、喉头及气管黏膜形成特异鼻疽结节、溃疡或瘢痕部位取样，也可以在肺脏、淋巴结或其他实质器官进行取样，无菌操作。

3.4.3 样品的分离培养

1. 被污染的病材

被污染的病材可用加抗生素的甘油琼脂（或孔雀绿复红甘油琼脂）平皿分离培养，分别呈现灰黄色菌落、现淡绿色小菌落，供平板凝集反应进行鉴定用。

2. 未污染的病材

未被污染的新鲜病材，用含 1%~2% 血液的甘油琼脂（或甘油马铃薯或琼脂）置于平板上，两天后，供菌落特征和平板凝集反应进行鉴别用。

3.4.4 现场快速检验分析

1. 免疫胶体金快速检验分析

鼻疽杆菌的现场快速检验分析技术主要是免疫胶体金快速检测技术。同

3.2.4 小节。

2. 荧光抗体染色快速检验分析

荧光抗体染色快速检验分析是鼻疽杆菌特异性最高的检验方法。标本处理后可进行荧光抗体染色直接做快速诊断,可以检测 $10^2 \sim 10^3$ cfu/mL。

但污染较多的样品,须进行 Strauss 反应,将样品用生理盐水研磨制 5~10 倍乳液,每毫升加青霉素 1000U 于室温下反应 3h,取上清注射雄性豚鼠(250g 左右)0.5mL,3~5 天后豚鼠发生阴囊红肿、睾丸炎等,2~3 周死亡。

3.4.5 实验室检验鉴定

1. 形态及染色观察

鼻疽杆菌是革兰氏阴性杆菌。与其他 G⁻ 菌不同,用电镜检查,其胞浆内有网状嗜碱包含物。

2. 培养特性鉴定

鼻疽杆菌为需氧菌,在普通培养基上生长不佳。若在加入 1%~2% 血液琼脂培养基或 3%~5% 甘油琼脂培养基平板上生长,最适 pH = 6.9 ± 0.1,最适温度为 37~38℃。

在甘油琼脂斜面上培养 48 h 后,长成灰白色半透明的黏稠菌苔,室温放置后,斜面上端菌苔出现褐色的色素。在甘油肉汤内培养,开始时肉汤呈轻度均匀混浊。4~5d 后肉汤表面有菌环出现,管底有灰白色菌膜沉淀出现,试管摇动时菌膜呈螺旋状上升,不易破碎。在鲜血琼脂平板上不溶血,在马铃薯培养基上生长 48h 后能够形成黄棕色、黏稠的蜂蜜样菌苔,随着时间的延长,菌苔颜色会逐渐加深。

3. 生化反应鉴定

鼻疽杆菌的生化反应活力一般很不活泼。代谢葡萄糖产酸不产气。靛基质试验为阴性,不液化明胶。

3.4.6 患者的血清学诊断

鼻疽杆菌有两种抗原:一是特异性抗原;二是与类鼻疽杆菌的共同交叉反

应抗原。尤其是马体内新分离的菌株,共同抗原含量较显著。共同抗原与类鼻疽杆菌在凝集试验、补体结合试验及皮肤变态反应中均有交叉反应。

3.5 类鼻疽杆菌

类鼻疽杆菌是由类鼻疽伯克霍尔德菌引起的人类与动物的共患疾病。类鼻疽杆菌是1912年在缅甸的仰光首次从死于类鼻疽的一例病人尸体分离出来的。类鼻疽发病的区域大都在北纬20°至南纬20°之间。主要见于热带地区,流行于东南亚地区。但是从北纬35°~40°之间的伊朗北部稻田水中也分离出了类鼻疽杆菌。我国于1975年首次在海南岛地区的水中分离出类鼻疽杆菌。

类鼻疽杆菌临床表现多样化,可为急性或慢性、局部或全身、有症状或无症状,大多伴有多处化脓性病灶。人主要是通过接触含有致病菌的水和土壤,经破损的皮肤而受感染。人群对类鼻疽杆菌普遍易感。本病潜伏期一般为4~5天,但也有感染后数月、数年,甚至有长达20年后发病,即所谓"潜伏型类鼻疽",此类病例常因外伤或其他疾病而诱发。

3.5.1 样品的检验程序

类鼻疽杆菌检验程序如图3.10所示。

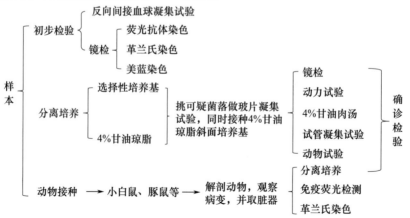

图3.10 类鼻疽杆菌检验程序

3.5.2 样品的处理

1. 水样标本的处理

一般用絮凝集菌法处理标本。可先用脱脂棉过滤除去水样里的大块杂质,再做絮凝集菌。取100mL水样加25mg明矾(硫酸铝钾)、25mg碳酸氢钠,向同一方向摇动3~5min,自然沉淀30min,滤纸过滤,先滤上清,后滤沉淀,准备分离培养。

2. 土壤标本的处理

取10g接近水源的表面土壤加100mL生理盐水,摇匀,自然沉淀后取上清液,上清液的处理同水样标本。若上清液太脏,可粗滤后再做絮凝集菌。取集菌液接种培养基平板和注射动物。若标本污染严重需在标本中加入1000U/mL的青霉素和200U/mL的链霉素盐水,37℃处理3h后,再接种培养基平板和注射动物;否则,易出现动物的非特异性死亡。

3.5.3 样品的分离培养

将沉淀滤物用2mL生理盐水从滤纸上洗于平皿中,先各取一接种环集菌液在4%甘油琼脂培养基和选择性培养基平板上做划线分离(或取0.02~0.1mL涂抹接种培养基平板),再取剩余集菌液皮下或腹腔注射幼龄雄性地鼠(不是幼龄雄性地鼠也可用)。

在疫源地区进行调查取样时,从地面水和土壤中分离类鼻疽杆菌的方法:取5只断奶的地鼠水腹腔注射,每只0.5~2mL。从$1m^2$左右地面取土壤100g,置200mL无菌双蒸水中大力摇匀,沉淀后取上清液腹腔注射地鼠5只,每只加倍(1mL),但是若上清液比较混浊,则每只动物注射0.5mL。所有注射动物菌须观察20天左右。死亡动物采取心血和内脏中化脓性病灶接种培养基平板进行分离。阳性标本感染的动物通常在3~5天内死亡,这个方法对于疫区中类鼻疽调查非常有价值。接种过的培养基平板置于37℃培养箱培养1~2天,观察典型的类鼻疽杆菌菌落。然后挑选可疑菌落转种4%的甘油琼脂斜面做纯菌培养待检。动物死亡后做解剖分离,并观察病变,脏器压印片做免疫荧光检查。

3.5.4 现场快速检验分析

1. 免疫胶体金快速检测技术

类鼻疽杆菌的现场快速检验分析技术主要是免疫胶体金快速检测技术。同 3.2.4 节。

2. 荧光抗体染色快速检验分析法

荧光抗体染色快速检验分析是类鼻疽杆菌诊断的常用手段。动物标本处理后可进行荧光抗体染色,做出初步诊断。但必须注意与鼻疽杆菌的交叉染色反应。由于地鼠是类鼻疽杆菌的易感动物,感染此菌后很快发病中毒死亡,动物脏器内含菌量很少,所以用肝和脾脏压印做荧光抗体染色时,每个视野仅可见少数菌体。鼠两侧阴囊解剖呈充血和水肿。由于动物脏器内含菌量很少,所以动物脏器标本不宜用反向间接血球凝集试验来做类鼻疽杆菌的快速诊断。

类鼻疽杆菌生长很快,菌落特殊,容易识别,所以不难做出诊断,其主要确诊根据如下。

(1)与免疫血清发生凝集,荧光抗体染色阳性,但必须注意与鼻疽杆菌的交叉反应。

(2)对地鼠或豚鼠能产生典型病变,并能分离出同种细菌。

(3)能在普通培养基和选择性培养基上较快地生长。培养48h后,菌落呈棕黄色(有的菌株呈乳白色),表面皱褶,有霉臭味。

(4)革兰氏阴性,两极浓染,有动力,短卵圆形或细长多形态的杆菌。

3.5.5 实验室检验鉴定

1. 病原学

1)形态及染色

类鼻疽杆菌是革兰氏阴性杆菌。菌体两端钝圆,常见着色不匀或两极浓染。可单个、链状或平行状排列。无真正荚膜,在动物体内呈现假荚膜,无芽孢。有动力,在菌体一端有 1~4 根鞭毛。

第 3 章 细菌的检验分析

2）培养特性

类鼻疽杆菌为需氧菌,能在普通培养基上迅速生长。若加入3%~5%的甘油有促进生长的作用,最适 pH = 6.9 ± 0.1,在 25~42℃间均能很好地生长,但最适温度为37℃。

类鼻疽杆菌在 4% 甘油琼脂和此菌的选择性培养基平板上生长很快。37℃培养一天,可长出直径 1mm 左右的表面光滑、圆正、呈淡黄色、半透明、隆起的菌落。培养48h后,菌落直径可达1.5mm 以上,菌落状态发生变化,表现为黄褐色或淡黄色(有的菌株呈乳白色),边缘显著地不规则,表面皱褶且有霉臭味。继续培养到72h后,菌落特征更为明显。在 4% 的甘油肉汤试管中呈均匀混浊生长并有黏性沉淀,在表面形成较厚、致密、皱褶、淡黄色或乳白色的菌膜,有霉臭味。在血琼脂表面上,菌落周围常呈半溶血状。

3）生化反应

类鼻疽杆菌的生化反应活力一般比较活泼。初次分离,经过几天培养后,常能分解甘露醇、葡萄糖、麦芽糖、乳糖和蔗糖,产酸不产气。靛基质试验为阴性,可较快地液化明胶,使牛奶产酸凝固,4天左右胨化,鉴于此菌的生化反应不恒定,所以仅供鉴定时参考。

类鼻疽杆菌与鼻疽杆菌培养及生化特征的鉴别如表 3.1 所列。

表 3.1 类鼻疽杆菌与鼻疽杆菌培养及生化特征的鉴别

鉴别要点	类鼻疽杆菌	鼻疽杆菌
动力	有	无
在普通培养基的生长能力	生长快,48h 菌落直径可达 1~2mm,表面褶皱	生长较前者慢,菌落光滑
在 42℃下培养 24h 的生长能力	生长	不生长(个别菌能生长)
在中性红胆盐培养基上的生长能力	生长	不生长
糖发酵	多数菌株初次分离几天后能发酵多种糖类	阴性,初分离菌株几天培养后能发酵葡萄糖或水杨素
明胶液化	较快	不液化或缓慢

4）抵抗力

类鼻疽杆菌有较强的环境因素抵抗力。有文章报道,类鼻疽杆菌在土壤和水中可以存活一年以上,在个别水样中甚至可存活 20 个月。在自来水中可存活 28~44 天(表 3.2)。在刚开始的几天菌数还可能有所增加,很像一种腐生菌。

表 3.2 类鼻疽杆菌在自来水中的存活

接种后的时间	细菌水/mL
即刻	1.8×10^7
2 周	2.0×10^8
4 周	4.0×10^7
5 周	7.0×10^6
8 周	1.0×10^6

在肉汤琼脂培养基中,于 22~28 ℃条件下,可存活 2~3 个月,并保持其对试验动物的毒力。56 ℃加热 10min 可杀死类鼻疽杆菌,各种消毒液(漂白粉和升汞)常用浓度能迅速死此菌。一般选用 5% 的氯胺 T(又称氯亚明)作为常规的消毒剂。

类鼻疽杆菌具有较强的自然耐药性。在试管中对不同抗生素的敏感性各有不同,而且不同菌株对于同一种抗生素也不尽相同。有些抗生素如青霉素及他的衍生物链霉素、庆大霉素等,对类鼻疽杆菌抑制作用很弱甚至没有抑制作用。但是磺胺嘧啶、四环素及氯霉素则有较强的抑制作用,类鼻疽杆菌对 6 种抗生素的敏感性见表 3.3。

表 3.3 类鼻疽杆菌对 6 种抗生素的敏感性

抗生素	最小抑菌浓度/(μg/mL)
氯霉素	6.4
新生霉素	12.8
氨苄青霉素	26~102
卡那霉素	13~51
磺胺嘧啶	3.2~51
四环素	1.6

第 3 章 细菌的检验分析

5）类鼻疽杆菌的抗原结构

现已知有 4 种抗原成分,即鞭毛抗原、封套抗原(可能与本菌的毒性有关)、菌体抗原及可溶性抗原。本菌的抗原结构与一部分鼻疽杆菌的抗原相同,两者在皮肤变态反应、凝集试验和补体结合试验中均有交叉。

血清学方法确诊比较可靠。目前,常用的血清学方法是补体结合试验和间接血球凝集试验。一般认为有诊断意义的效价是:补体结合试验为大于 1:8,间接血球凝集试验大于 1:40。类鼻疽血球凝集抗体在发病第一周只在少数人中出现,第二周开始增多,第 4~5 周即达 90% 以上。抗体效价保持一年左右。补体结合抗体开始出现较早,效价上升也较快,并保持到两年以上。所以,补体结合试验比较敏感。总之,这两种试验都可用于临床诊断,也可以用于流行病学中亚临床感染的调查。

6）类鼻疽菌毒素

类鼻疽杆菌培养物的粗制滤液含有两种外毒素:①非坏死性的致死性毒素(主要对地鼠、小白鼠);②坏死性毒素。这两种外毒素不耐热,致死性毒素 50℃ 加热 30min,其致死性没有改变,煮沸 15min 毒素灭活;坏死性毒素煮沸 4min 可灭活。反复冻融不会使这两种毒素的毒性降低。致死性毒素在 4℃ 下很稳定。粗制毒素在 4℃ 下储存 30 个月也不会失活。最适 pH = 6~9 的环境。

2. 检验分析

(1) 标本处理及分离。

(2) 显微镜检查挑取可疑菌落涂片两张,一张做革兰氏染色镜检,可见革兰氏阴性杆菌,另一张做美蓝染色观察两极浓染。

(3) 动力试验。取待检菌穿刺接种 4% 甘油琼脂半固体培养基试管,于 37℃ 培养 24~48h,观察结果并分析(类鼻疽杆菌有动力,沿穿刺线向四周弥漫生长)。

3.5.6 患者的血清学诊断

1. 玻片凝集试验

(1) 在玻片上加一滴类鼻疽杆菌免疫血清和生理盐水。

(2) 然后挑取待检菌分别与其中一滴混匀,轻轻摇动玻片,观察凝集反应:类鼻疽杆菌与免疫血清发生凝集,而生理盐水对照不出现凝集。

2. 血清定量凝集试验

用生理盐水将待检菌做成 $10^8 cfu/mL$ 的菌悬液（相当于细菌比浊标准管的浓度），与高效价的类鼻疽杆菌免疫血清试验。类鼻疽杆菌可与相应的免疫血清发生凝集，其血清凝集效价与原血清效价接近或 50% 以上。

3. 动物试验

类鼻疽杆菌的敏感动物模型是地鼠、豚鼠、家兔、小白鼠、大白鼠和猴等。据报道，类鼻疽杆菌对地鼠的感染剂量为：呼吸道 LD_{50} 为 160cfu，腹腔或皮下 LD_{50} 为 20cfu。但有的地鼠吸入 5cfu 即会死亡。一般来说，吸入 500cfu 可杀死全部受感染的动物，平均死亡日期为 2～4 天。类鼻疽杆菌的毒力因菌株而异，不同感染途径和不同动物种类之间的差别也很大。取培养 24h 的待检菌苔，用生理盐水制成菌悬液，稀释成几个不同梯度，每个稀释梯度取 0.5mL 菌液（约含 $10^2 cfu$），腹腔注射幼龄雄性地鼠（体重 200～250g 的豚鼠也可），地鼠一般在 2～5 天内死亡。

动物死亡后可解剖观察病变。睾丸红肿、化脓、溃烂，阴囊穿刺有白色干酪样渗出液，即为阴囊反应阳性，也称 Straus 反应；肝和脾脏布满灰白色粟粒状结节，肺部有出血点。取肝脾直接压印片，做革兰氏染色和荧光抗体染色，可见 G^-，两极浓染有假荚膜和带有黄绿色荧光的杆菌；接种甘油琼脂（4%）和选择性培养基平板均能够分离出同种细菌。

3.6 霍乱弧菌

霍乱弧菌（V. cholerae）属于弧菌属（Vibrio），能够引起一种烈性肠道传染病，发病急、传染性强、病死率高，属于国际检疫传染病。

引起霍乱的病原体根据其 O 抗原（菌体抗原）的不同分为两种血清型，即 O1 群和 O139 群，实际上这两种细菌在形态特征、培养特性和大多数生化特性上都相同，在流行病学、临床学和病理学特征上也无法区别。而根据生物学特性的不同，又将 O1 群霍乱弧菌分为古典生物型（classical biotype）和埃尔托生物型（El Tor biotype，首先在埃及西奈半岛 El Tor 检出而命名）。自 1817 年以来，全球共发生了 7 次世界性大流行,前 6 次病原是古典型霍乱弧菌,第 7 次病原是埃尔托型所致。1992 年 10 月在印度东南部又发现了一个引起霍乱流行的新血清型菌株(O139),它引起的霍乱在临床表现及传播方式上与古典型霍乱完全相同,但不能被 O1 群霍乱弧菌诊断血清所凝集,抗 O1 群的抗血清对 O139 菌株无保护性免疫。在水中的存活时间较 O1 群霍乱弧菌长,因而有可能成为引起世界性霍乱流行的新菌株。

霍乱弧菌为革兰氏阴性菌,菌体弯曲,患者体内分离的细菌呈典型的弧形或逗点状。菌体一端有一根鞭毛,运动极为活泼,在暗视野显微镜下观察犹如夜空中的流星。霍乱弧菌的营养要求不高,在 pH=8.8~9.0 的碱性蛋白胨水或平板中生长良好。因其他细菌在这一 pH 值不易生长,故碱性蛋白胨水可作为选择性增殖霍乱弧菌的培养基。在碱性平板上菌落直径为 2mm,圆形、光滑、透明。

3.6.1　样品的检验程序

霍乱弧菌的检验程序如图 3.11 所示。

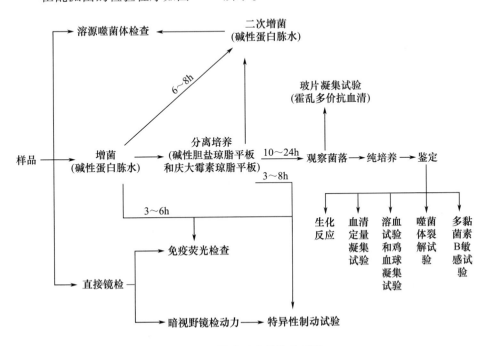

图 3.11　霍乱弧菌的检验程序

3.6.2 样品的处理

1. 水样样品

用无菌采样瓶采水 450mL,保藏在冰盒中送检,检验时将 50mL 含有 10% 蛋白胨以及 5% 食盐的浓碱性蛋白胨水加入水标本中,增菌培养后按常规进行镜检及分离培养。

2. 粪便样品

液状粪便可采 5～10mL,固体或半固体粪便尽可能连同黏液部分采取 5～10g,放入采样瓶内,塞紧,立即送验。

如无法采集到粪便时,可采肛门棉拭两支,一支插入碱性蛋白胨水管中,另一支插入无菌空试管,一并立即送验。对恢复期病人及带菌者以灌肠法采样,阳性率最高。

如预计需 3h 以上才能送达实验室时,可取粪便 3mL(约 3g),放入 10mL 霍乱弧菌保菌液中或碱性蛋白胨水培养基中,混匀后送验。

3. 呕吐物以及其他样品

针对呕吐物以及其他污染的物品,可用无菌棉拭蘸取标本后,插入碱性蛋白胨水或保菌液中送验。

3.6.3 样品的分离培养

如果直接将标本接种在碱性胆盐蛋白胨琼脂平板(简称 AB 琼脂)和庆大霉素琼脂平板上,则检出率不高。通常是先通过增菌培养后再做分离培养。但为了争取时间对发病 2 天的病人可直接接种 AB 琼脂平板和庆大霉素琼脂平板。标本应及早挑取粪便中的絮状物或黏液部分接种到碱性蛋白胨水(简称 AP 管)作增菌培养。置于 37℃ 孵箱中 3～8h,然后取 AP 管表层液接种 AB 琼脂平板和庆大霉素琼脂平板,进行分离培养。为提高检出率,必要时再接种 AP 管做再次培养。

标本中含霍乱弧菌浓度较大时,可以直接接种 AB 琼脂平板和庆大霉素琼脂平板,经 10～24h 孵育后,能够观察疑似菌落。

第 3 章 细菌的检验分析

3.6.4 现场快速检验分析

1. 免疫胶体金快速检测技术

霍乱弧菌的现场快速检验分析技术主要是免疫胶体金快速检测技术。检测原理与结果分析同 3.2.4 节。

2. 荧光抗体检验分析法

直接法及间接法皆可染出霍乱弧菌特异性荧光。除极个别的菌株外,对一般肠道细菌无交叉染色性。但粪渣及污水标本中有许多杂质能够在不同程度上出现非特异性荧光,有些荧光很强的小颗粒有时甚难判断。

免疫荧光染色对不凝集弧菌常有一定程度的非特异性反应。在间接法中往往采取将中间层血清和荧光抗体稀释的方法,而后配合伊文斯蓝(或玫瑰红 RB200)标记的正常血清,便于鉴别分析。霍乱弧菌呈鲜明的绿色荧光,在细菌的周围绕成一亮圈,而细菌则为没有荧光的黑色中心。不凝集弧菌则通常被染成淡红色,或菌体既没有黑色中心,也没有膨大现象的均匀绿色荧光。

重症急性病人的粪标本可在直接涂片上用免疫荧光法检出。但是急性期以后、恢复期、带菌人等的呕吐物及水食品等标本中,细菌的浓度很小,并且其他杂菌比例很大,因此免疫荧光法对直接涂片的检出率很低,必须通过增菌培养后再检查。增菌法的好处在于可以使标本中此病原菌的浓度增大,改变此菌与杂菌的比例,而且也在很大程度上消除了粪渣或其他杂质的干扰。

将标本接种碱性蛋白胨水,培养 6h 后作免疫荧光染色可提高检出率。若在碱性蛋白胨水中增菌 3~6h 后,转种碱性胆盐蛋白胨平板,再孵育 3h 后,在划线第一区或第二区切下小块琼脂印片,可用荧光抗体染出其微小菌落。在微小菌落中霍乱弧菌呈耀眼的强烈荧光,细菌个体整齐,膨大现象与黑心显著等特征皆可作为判断指标。此外,另一种比较简便、快速的方法是荧光菌球试验,检出率要高出常规培养法 10~100 倍。方法是取两接种环扩大培养菌 6~8h 的碱性蛋白胨水培养液,分别放在载玻片上 A、B 两处,再滴加 1:50 稀释的抗霍乱弧菌荧光抗体 0.05mL 于 A 与 B 处,混匀后,置于湿盒内在 37℃ 培养箱中培养4~6h,取出在荧光显微镜下检查。如有霍乱弧菌则可见到大而明亮的荧光菌球,其最初结构较为疏松,外周呈卷发状,随孵育时间的延长,菌球逐渐致密,周围圆且整齐,易识别。对水及灌肠排出液标本采用集菌法可提高细菌浓度,也有利于免疫荧光法检查。免疫荧光法较常规分离培养法快速,具有一定的特异性和敏感性,可作为初步诊断,或用在大量检疫标本检验时的筛选。

3. 特异性制动试验

现场移动实验室可采样特异性制动试验快速检测霍乱弧菌。在弧菌属的细菌都有快速运动的特点。用霍乱弧菌的免疫血清可特异性抑制该菌的运动。

方法是取一小滴检材或新鲜碱性蛋白胨水培养物置于载玻片上,再加霍乱弧菌多价诊断血清,加盖玻片,在暗视野或比相显微镜下(放大400~600倍)观察,3~5min内运动速度被抑制的为阳性。

检定方法快速并具有特异性是此法的最大特点。但标本中必须要含有很大数量的细菌,并且要有很强的活性才行,而且免疫血清不能含有防腐剂。

3.6.5 实验室检验鉴定

1. 病原学

1) 形态与染色

从病人新分离的霍乱弧菌,形态典型,呈弧形或逗点形,菌体短小,长1.5~3μm、宽0.3~0.6μm,如图3.12(a)所示。有些弧菌互相衔接成"S"形。在人工培养基上培养稍久易失去典型弧形,而成为直杆形。直接镜检急性病人的米泔样粪标本时,常见弧菌成行排列,状如鱼群(图3.12(b))。霍乱弧菌对苯胺染料容易着色,如用稀释复红液染色,着色良好。革兰染色阴性(图3.12(c))。

霍乱弧菌菌体的一端有一根鞭毛,具有极活泼的动力,运动速度很快,呈穿梭状或流星状,镜检时容易窜出视野(图3.12(d))。

2) 培养特性

霍乱弧菌是专性需氧菌,营养要求不高,在普通培养基上生长良好。最适

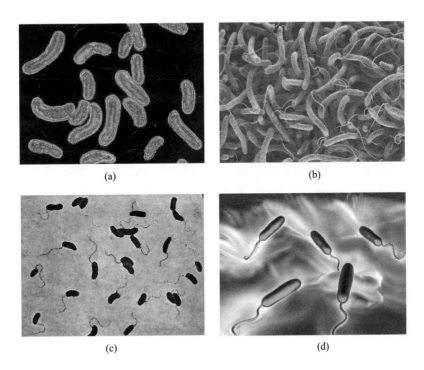

图 3.12 霍乱弧菌示意图(注:图(a)~(c)来自 stock. tuchong. com;
图(d)来自 www. veer. com)

宜的 pH=7.6~8.2,在 pH=6.0~9.5 范围内均可生长。最适孵育温度为 35~38℃。霍乱弧菌与肠道中其他细菌不同,它们具有耐碱性,能够在其他肠道菌不易或不能生长的碱性(pH=8.4 以上)培养基上生长。在碱性蛋白胨水中生长迅速,培养 6~8h 常在液体表层大量繁殖,并形成菌膜,液体呈轻度混浊。随着培养时间的延长,菌膜逐渐增厚,最后下沉于管底。

在普通琼脂培养基上孵育 18~24h,菌落直径可达 2mm,透明似水滴,表面光滑,边缘整齐。在碱性琼脂平板上,菌落大、透明、青灰色。变异菌株的菌落可呈粗糙型或黏液型。

3)生化反应

霍乱弧菌能发酵、蔗糖、甘露糖、葡萄糖及麦芽糖,产酸不产气;不分解阿拉伯糖;对乳糖发酵较为迟缓,通常为 2~3 天。弧菌属的糖发酵分类法如表 3.4 所列。

表 3.4　弧菌属的糖发酵分类法

群	蔗糖	阿拉伯糖	甘露糖
Ⅰ	+	-	+
Ⅱ	+	-	-
Ⅲ	+	+	+
Ⅳ	+	+	-
Ⅴ	-	-	+
Ⅵ	-	-	-
Ⅶ	-	+	+
Ⅷ	-	+	-

霍乱弧菌能液化明胶,分解蛋白质产生靛基质。在蛋白胨水中除能分解蛋白质产生靛基质外,且能将硝酸盐还原为亚硝酸盐,与靛基质结合而生成亚硝基靛基质,当加入浓 H_2SO_4 时有红色出现,即为霍乱红试验。

多数 EL Tor 型霍乱弧菌和某些不凝集弧菌能产生溶血素,在血琼脂平板上菌落周围出现透明的溶血环,而古典型霍乱弧菌则不产生溶血素,由于具有蛋白酶,古典型霍乱弧菌可使培养基中的血液消化,使菌落外周出现草绿色环,因此,溶血试验可用于霍乱弧菌两个生物型之间的鉴别。

4) 抵抗力

霍乱弧菌对干燥和日光甚敏感。在日光直射下 1h 到数小时即可死亡。对热的敏感性与其他无芽孢菌的病原菌基本一致。在液体内 55℃下加热 30min、60℃加热 10min、80℃加热 5min 即会死亡;在沸水中瞬间死亡;干热 100℃也可杀死。有较强的低温耐力,在 -5℃下可存活数日,也能耐受更低的温度。

霍乱弧菌对酸性极为敏感,对碱有较强的耐受性。在 1:5000~1:10000 HCl 或 H_2SO_4 环境中数分钟死亡。对各种消毒剂也非常敏感,如在 1% 石碳酸溶液 5min 死亡。对大多数抗生素如链霉素、氯霉素和四环素敏感,对一定浓度的多黏菌素 B 和庆大霉素有一定耐力。对氯的耐受力非常弱,在 1×10^{-6} 以上氯量的水中 15min 内即可死亡。

夏日室温下,古典型霍乱弧菌在粪便中可存活 1~3 日,在自然的河水以及水塘中存活时间通常不足 7 天。EL Tor 型霍乱弧菌在水中存活时间较长,在自然的河水以及水塘中生存 1~3 周。

霍乱弧菌在蔬菜、鲜鱼水果、鲜肉和贝壳类食物上可存活 1~2 周。在冰箱中存活时间较久。但在干燥食品或者高盐(15%以上)以及高糖(40%以上)环境中,通常只能存活 1~2 天。

5) 抗原构造

霍乱弧菌有两种抗原,即菌体抗原和鞭毛抗原。菌体抗原耐热,煮沸 2h 不破坏,有种的特异性。鞭毛抗原不耐热,煮沸破坏,无种的特异性,所有弧菌相互间不能区别。鞭毛抗原无保护作用。EL Tor 型霍乱弧菌的鞭毛抗原和菌体抗原与古典型的相同。

根据菌体抗原的差异,将弧菌分成 6 群,即 Ⅰ~Ⅵ 群。每群弧菌的菌体抗原都是特异的。霍乱弧菌的两个生物型同属于 Ⅰ 群。凡不被群菌群抗血清凝集的弧菌均属于 Ⅰ~Ⅵ 群,这些弧菌称为不凝集弧菌。Ⅰ 群弧菌的 O 抗原 A 为霍乱弧菌所特有,是确定霍乱弧菌的主要血清学标志,而 B 和 C 抗原则与不凝集弧菌有一定程度的交叉关系。根据抗原构造的不同又可将霍乱弧菌分成三个类型,即:小川型(Ogawa),又称异型,抗原构造为 AB;稻叶型(Inaba),又称原型,抗原构造为 AC;彦岛型(Hikojima),又称中间型,抗原构造为 ABC。

用小川型和稻叶型霍乱弧菌,经 100℃ 加热 2h,能够破坏鞭毛抗原,免疫家兔制备的抗"O"血清,可作为霍乱弧菌多价诊断血清。经过交互凝集素吸收之后,可制成稻叶型或小川型的单价血清。

这些诊断血清做凝集反应时,应采用活菌或福尔马林死菌液作为抗原,不能用加热的菌体抗原,防止因加热造成"O"凝集性降低以及出现非特异性的现象。

6) 噬菌体分型

噬菌体具有高度的种与型的特异性。第 Ⅳ 组霍乱弧菌噬菌体能裂解古典型霍乱弧菌,但是不能裂解 EL Tor 型,抑或只能少数裂解;后来又发现第 Ⅴ 组霍乱弧菌噬菌体,能裂解 EL Tor 型不能裂解古典型。因此,第 Ⅳ 组和第 Ⅴ 组霍乱弧菌噬菌体裂解试验是鉴别霍乱弧菌两个生物型非常重要的依据。但噬菌体试验要用生理盐水稀释后(约为 10^6 微粒/mL)方可进行,噬菌体若太浓则可能会出现交叉裂解的情况。

2. 常规检验分析方法

1）显微镜观察

采取粪标本中黏液或絮状物涂片3张。一张涂片经火焰固定后,做稀释复红染色或革兰氏染色,在显微镜下可观察到红色弧菌;另一张加生理盐水,盖上盖玻片,在暗视野下观察其活泼的动力,若发现有快速窜行运动的细菌,可进一步做特异性制动试验;第三张涂片用荧光抗体染色检查。

2）检验鉴定

首例霍乱患者分离到的菌株务必认真鉴定,防止错误发生。但对流行中的其他病例标本,则检验程序可简化,以便快速检验分析,玻片凝集反应之后,通常就可确定,有必要时方做生化反应或其他试验。

（1）糖发酵试验。取斜面培养物接种于蔗糖、阿拉伯糖和甘露糖3种发酵管,于37℃培养24h后观察结果。甘露糖和蔗糖可被霍乱弧菌分解,产酸不产气;而且不发酵阿拉伯糖。

（2）霍乱红试验。取斜面培养物接种于硝酸盐蛋白胨水,37℃中培养24h后,按每毫升培养物加浓硫酸1滴,阳性反应呈红色。霍乱弧菌呈阳性反应。本反应并非霍乱弧菌所特有,许多能分解色氨酸产生靛基质和还原硝酸盐为亚硝酸盐的细菌,也能产生阳性反应。

（3）V－P试验。取斜面培养物接种于葡萄糖蛋白胨水,于37℃培养2～4天（一般为3天）,取1mL培养液加0.6mL的5%酚乙醇溶液,振荡5s,再加0.2mL 40% KOH溶液,4h内出现红色则为阳性反应。试剂加入后阳性者通常在几分钟内出现浅红色,此后颜色渐深,反应较强的菌株30h后可出现紫红色。阴性反应仅现浅褐色。古典型霍乱弧菌V－P试验为阴性,EI Tor型则多为阳性,但也有少数菌株能呈阴性。

（4）溶血试验。取斜面培养物接种于普通肉汤管中,37℃培养24h,移取1mL培养液,与用生理盐水洗涤3次的3%绵羊红细胞悬液等量混合,另以无菌肉汤加红细胞悬液作为对照,置于37℃培养2h,观察初步结果后再放入冰箱中过夜,最后观察结果。

溶血反应情况如下。

① 完全溶血（＋＋＋）:血球完全溶解,无血球聚于管底。

第 3 章 细菌的检验分析

② 大部分溶血(+):大部分血球溶解,约有 1/4 血球聚于管底。

③ 部分溶血(++):约有一半血球溶解,1/2 的血球聚于管底。

④ 小部分溶血(+):小部分血球溶解,约有 3/4 的血球聚于管底。

⑤ 可疑溶血(±):微有溶血,全部血球几乎聚于管底。

对照管理论上不溶血,即液体澄清,血球会全部聚于管底。一般溶血为 + + 或以上者为阳性反应,对小部分溶血及可疑溶血者,可将肉汤培养液做 1∶10 稀释后再做溶血试验。古典型霍乱弧菌无溶血反应 EL Tor 型大多数菌株产生溶血,但也有不少菌株可能不产生溶血者。

(5)噬菌体裂解试验。

① 在普通琼脂平板底面,用蜡笔画出若干区域,并分别注明试验菌号。

② 取被检菌株孵育 2~3h 的肉汤培养物(刚产生混浊),用接种环取菌液涂于平板上不同区域内。

③ 菌液干后,于区域中心滴加第 4 组或第 5 组用接种环取的噬菌体,并用肉汤代替噬菌体做对照。

④ 待干后,平板放于 37℃ 孵育 18~24h 后观察结果。若与第 4 组噬菌体接触区域变为透明,出现明显噬斑而无再生菌生长者,则为霍乱弧菌古典型;不裂解者通常是霍乱弧菌 EL Tor 型。第 5 组噬菌体的试验结果刚好相反。

(6)多黏菌素 B 敏感试验。多黏菌素 B 敏感试验主要有点种法和纸片。点种法具体如下。

① 在加热溶化、冷却至 50℃ 左右的普通琼脂(含 1.5%)培养基内,按 50U/mL 加入多黏菌素 B,摇匀,倾注平皿,待凝固后备用。

② 用接种环取被检菌株 3h 肉汤培养物一滴,加到培养基表面的划区内,经 37℃ 过夜培养,观察结果。

霍乱弧菌 EL Tor 型可生长出菌苔,但是古典型者则不生长。

(7)纸片法具体如下。

① 在普通琼脂平板底面,用蜡笔画出若干区域,区域宜少不宜多,各区域须注明被检菌号。

② 被检菌株肉汤培养物或琼脂斜面培养物用接种环取后依次涂于各个不同区域内。

③ 当菌液干后,将已准备好的含多黏菌素 B12.5U 的多黏菌素纸片依次置于每个区域的中心。

④ 将平板放于 37℃ 孵箱内,经 18~20h 观察结果。在纸片周围出现大于 2mm 明显的抑制圈者为阳性,无抑制圈或在纸片周围有极小的抑制圈或有再生菌生长者均为阴性。

霍乱弧菌古典型为阳性,EL Tor 型者为阴性。

3.6.6 血清学鉴定

1. 血清定量凝集试验

(1) 取被检菌株的菌苔与 0.2% 福尔马林生理盐水混合成均匀悬液(2×10^9 cfu/mL)。

(2) 取小试管 8 支排于试管架上,第 1 管加生理盐水 0.9mL,其余各管加 0.5mL。

(3) 吸取 1:5 霍乱多价免疫血清 01mL 放入第 1 管中混合均匀后吸取 0.5mL,加入第 2 管混合均匀,再从第 2 管吸取 0.5mL 至第 3 管,如此做连续倍比稀释至第 7 管,混合均匀后取 0.5mL 弃去。第 8 管为对照管(生理盐水),不加血清。

(4) 第 1~8 管各加入制成的被检菌液 0.5mL,摇匀后放置 37℃ 或 56℃ 水浴孵育 1~2h,观察结果,或先放 37℃ 孵育 3h,取出于室温过夜,观察结果。

如被检菌为霍乱弧菌阳性,则血清凝集滴度应达到原血清效价的水平或其 50%。

2. 鸡血球凝集试验

(1) 用毛细吸管将生理盐水一大滴滴在塑料凹玻板孔内。

(2) 用接种环刮取多量被检菌株琼脂斜面培养物,分别在凹玻板孔内制成乳白色浓菌液。

(3) 加入等量 2.5% 鸡血细胞悬液,混匀。同时做一鸡血球对照。放置室温 2~5min 后观察结果。

EL Tor 型霍乱弧菌能引起明显的凝集反应;古典型霍乱弧菌应为阴性。

3. 玻片凝集试验

挑取可疑菌落 3~6 个做玻片凝集试验,若为阳性凝集反应,即转种琼脂斜面作纯培养,除用以复查凝集反应外,即可做进一步的菌种鉴定。玻片凝集试验的方法如下:取霍乱多价血清用 PBS 缓冲液(或生理盐水)稀释 10 倍(若原效价在 1:1600 以上,稀释 1:50),同时,以生理盐水做对照平行试验。在血清中研磨可疑菌落均匀后,霍乱弧菌可在 1min 内出现特异性凝集反应。如果生理盐水发生自然凝集现象,则须在普通琼脂培养基上培养 6h 后再做玻片凝集试验。

3.7 土拉杆菌

土拉杆菌又称野兔热杆菌、土拉弗朗西斯菌。土拉杆菌感染的疾病又称鹿蝇热、兔热病、野兔热等,感染性人畜共患疾病,发生在北半球的多数国家,流行于北纬 30°~71°地区。1912 年 McCoy 从美国土拉县的黄鼠中分离出一株新菌种,根据该地地名命名为土拉菌。1919 年,美国首都华盛顿的一名公共卫生官员 E. Francis 被派到犹他州调查鹿蝇热病,做了大量研究工作,鉴于 E. Francis 的贡献,该菌重命名为土拉弗朗西斯菌。

根据各地分离所获菌株对人和试验动物,特别是对家兔的毒性及分解甘油的能力不同,可将世界上已有的菌株分为两大地理变种,即美洲变种(又称新北区变种或新大陆变种)和欧亚变种(又称旧北区变种或旧大陆变种)。美洲变种的菌株大多数能分解甘油,有瓜氨酸尿素酶,对红霉素高敏感,对竹桃霉素有些敏感,对家兔毒力强,人得病后症状较重;而欧亚变种的菌株大多数不分解甘油,没有瓜氨酸尿素酶,对红霉素和竹桃霉素不敏感,对家兔毒力弱,对人引起的病也较轻,几乎没有死亡。此外,还有一些中间类型,如中亚变种等。一般认为菌株对家兔的毒力与分解甘油的能力之间有一定的联系。

3.7.1 检验程序

土拉杆菌检验程序如图 3.13 所示。

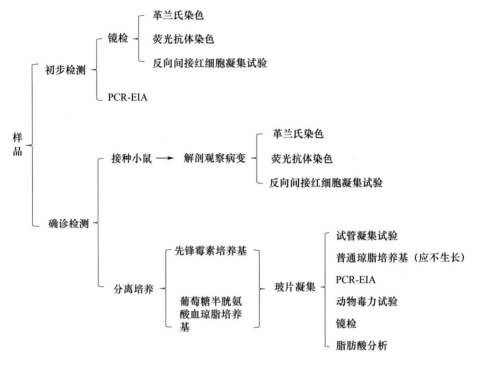

图 3.13 土拉杆菌检验程序

3.7.2 样品的处理

1. 气溶胶样品

将 0.1~0.2mL 的 Porton 采样液(空气采样冲洗液)接种葡萄糖 I-半胱氨酸血琼脂平板和链霉素培养基平板,同时吸取 0.5mL 冲洗液腹腔注射小白鼠(依据具体情况可做快速诊断)。

2. 植被和物体表面样品

将植被标本用适量无菌生理盐水冲洗叶子迎风面,然后把无菌冲洗液放入试管中,使其沉淀,取上清液接种培养基平板和注射动物。用无菌生理盐水浸湿的棉拭子在建筑物(如仪器设备表面、公路、门窗、把手等)的表面上单向擦拭,然后把棉拭子浸洗在装有适量无菌 PBS 缓冲液(或生理盐水)的试管中离心沉淀,取上清液接种培养基平板、注射动物;也可将棉拭子直接在培养基平板上接种,再用 L 棒涂抹。

3. 媒介生物和动物脏器标本

将媒介生物(如昆虫)和适量无菌生理盐水放于乳钵中研磨,并做成均匀的悬液。蜱类比较坚硬,不易磨碎,可在乳钵中加适量无菌石英砂研磨。

动物脏器可直接在培养基平板上压印分离,也可取小块脏器加适量无菌生理盐水在乳钵中研磨。取其悬液接种培养基平板和注射动物,供快速检验分析。

有文献报道,培养基接种方法非常重要,曾发现取一小块脏器研磨制成悬液,再接种到血琼脂培养基上,土拉杆菌阳性率为 80%,如果将脏器切面直接压印在血琼脂培养基上,土拉杆菌阳性率则只有 44%。

4. 患者标本

主要是肿大的淋巴腺穿刺物、局部溃疡和脓肿渗出物、血液、痰和眼鼻分泌物等,无菌操作。

3.7.3 样品的分离培养

(1)将接种的平皿置于 37℃恒温培养箱培养两天,观察菌落形态。

(2)挑取疑似土拉杆菌菌落,转于葡萄糖半胱氨酸血琼脂斜面做纯培养。同时接种普通琼脂培养基,37℃培养 48h(土拉杆菌在此培养基上不生长)。

(3)动物尸体,解剖观察其病变后做分离培养。

3.7.4 现场快速检验分析

1. 免疫胶体金快速检测技术

土拉杆菌的现场快速检验分析技术主要是免疫胶体金快速检测技术。检测原理与结果分析同 3.2.4 节。

2. 荧光抗体染色

由于土拉杆菌感染死亡的动物脏器含菌量较大,制备压印片做荧光抗体染色后镜检,可见大量的甚至成堆的菌体。因此,荧光抗体染色技术对土拉杆菌的脏器压印片标本,更易做快速检验分析,效果较佳,可在1h内报告结果。

3. 反向间接血球凝集试验

为了减少抗体血球与外界标本洗液的非特异性凝集反应,用0.5%的正常兔血清盐水作为洗液效果最佳。抗体100℃加热15min,可以提高血球凝血反应的敏感性。原因可能是加热后菌体抗原部分溶出成为可溶性抗原,其活性基因更容易与血球上的抗体分子接触,从而提高了血球凝集反应的敏感性。

动物脏器研磨后,先用无菌生理盐水把研磨液稀释,然后再取几个不同的稀释度做反向间接血球凝集试验。腐败的脏器易出现非特异性凝集反应,每个稀释度都要做正常血清致敏血球的对照。在反向间接血球凝集试验中,土拉杆菌与布氏杆菌不发生交叉凝集反应,这可能是血球吸附的特异性抗体球蛋白量较少而不足以凝集类属抗原的缘故。

土拉杆菌检验分析的依据如下。

(1)在葡萄糖L半胱氨酸血琼脂培养基上能很好生长,但是在普通琼脂培养基上不生长。

(2)革兰氏阴性微小球杆菌,往往呈多种形态。

(3)对小白鼠和豚鼠致病力强,于3~10日内死亡,解剖则可见典型病变,用脾脏作培养可获得同种细菌。

(4)与免疫血清有特异性凝集反应,荧光抗体染色结果呈阳性。

3.7.5 实验室检验鉴定

1. 形态及染色

土拉杆菌为革兰氏阴性的多形态性的小球杆菌。在新鲜培养物中多呈杆状,在陈旧的培养物中多呈球状,也有哑铃形、蚕豆形等,在动物或人体组织中呈多形态性。

本菌不易着色,石碳酸复红染色较好,常呈两极浓染,无芽孢,无荚膜,不能运动;取可疑菌落涂片,做革兰氏染色后,显微镜观察可见革兰氏阴性的小球杆菌,常呈两极浓染,无芽孢,无荚膜。

第 3 章　细菌的检验分析

2. 培养特性分析

土拉杆菌是专性需氧菌。最适生长条件为温度37℃、pH＝6.8～7.0。对培养基的要求非常严格（这可能与酶的数量较少有关）。在普通琼脂培养基和肉汤培养基上不生长。在葡萄糖L半胱氨酸血琼脂培养基上生长较好（但在分离培养时，要同时接种普通琼脂培养基，以便帮助鉴别或排除鼠疫杆菌、炭疽杆菌）。经48h培养后，菌落圆正、隆起、光滑、灰白色、不透明、不溶血。

3. 抵抗力辅助分析

土拉杆菌对干燥和低温的抵抗力很强，冻干可保存数年之久。0℃（含）以下在动物尸体内，可保存2～9个月。在低温时可以在室外环境中生存几个月。在甘油中可存活时间超过8个月，若把感染的动物脾脏放在14℃的甘油中保存，土拉杆菌存活时间可达一年。有文献报道，土拉杆菌在自来水中可活90余天，在污染的水中和潮湿土壤中均能存活70余天。

媒介生物如蜱可终身携带土拉杆菌。土拉杆菌56℃加热5～10min即可死亡。对各种消毒液非常敏感，在1%～3%来苏液中2～3min即可死亡，在1%的石炭酸液中1min即可死亡，在5%氯胺中5min即可死亡，在0.1%的甲醛液中24h死亡。土拉杆菌对链霉素、四环素及氯霉素等比较敏感，但是对青霉素和磺胺类药物具有较强耐受性。

4. 生化反应鉴定

土拉杆菌能发酵葡萄糖、麦芽糖、木蜜醇，产生少量酸，不产气。对果糖、甘油和糊精的发酵不规则，对其他糖类无发酵作用。土拉杆菌的生化反应诊断价值不大。

3.7.6　血清学鉴定

1. 玻片凝集试验

先在玻片上加一滴土拉杆菌免疫血清和生理盐水，然后挑取可疑菌落分别与其中一滴混匀。轻轻摇动玻片观察凝集反应。野兔热杆菌与免疫血清发生颗粒凝集，而生理盐水对照不出现凝集。

2. 血清定量凝集试验

取待检土拉杆菌用无菌生理盐水制成3×10^9cfu/mL的菌悬液（相当于细

菌比浊标准管的浓度),制备高效价的土拉杆菌免疫血清。同时可用布氏杆菌做对照。土拉杆菌与相应的免疫血清发生凝集的效价应接近原血清效价或50%以上。

野兔热病患者能产生凝集素。一般感染后14天内出现特异性凝集抗体,1~3个月达到高峰,然后逐渐下降,有少数病人可保持终身。有文献报道,人感染土拉杆菌后,效价可达到1:1280,甚至1:5120,一年后仍有达到1:320。

土拉杆菌与布氏杆菌有部分共同抗原结构,它们可以互相产生类属凝集,即野兔热病人的血清常常能与布氏杆菌(牛型或羊型)发生交叉凝集反应。同样,布氏病人血清也常常与野兔热杆菌发生交叉凝集反应。因此,两种病人的血清必须同时做野兔热杆菌和布氏杆菌的凝集试验。如果血清来自野兔热病人,这血清与野兔热杆菌发生凝集比与布氏杆菌发生凝集早,并且凝集效价也高。如果血清来自布氏病人,则先与布氏杆菌发生凝集,凝集效价也高。通常认为野兔热凝集效价达到1:80以上,或出现效价递升,又不与布氏杆菌发生交叉凝集,可以判断为土拉杆菌感染。

野兔热皮肤变态反应的敏感性和特异性都很高,而且操作方便,判断结果容易,所以在临床和流行病学上意义较大。当感染土拉杆菌的病人第1周,在皮内注射变态反应抗原0.01mL,产生一种延迟反应,在48~72h内反应达到最高峰,能够保持5~6天。

有人比较皮肤试验和血清凝集试验的关系后指出,皮肤试验出现阳性比血清凝集试验要早。前者第1周阳性率约75%,第2周就可达95%。后者第1周阴性,第4周阳性率才达到84%。皮肤试验的另一个特点就是持续时间长,可长达几十年,并没有发现非特异性反应。用布氏杆菌抗原注射也不出现此种反应。

3. 动物试验待检菌种毒力测定

将48h培养物进行比浊稀释至含10^3cfu/mL左右,取几个不同浓度做小白鼠(体重18~20g)腹腔注射。每个浓度注射3只小白鼠,每只均注射0.5mL培养物稀释液。对照组注射PBS缓冲液(或无菌生理盐水)。感染动物通常在3~10天,有的4~5天内就发病死亡,解剖观察病理变化,在注射部位能够看到出血水肿,淋巴腺肿大,肝脾脏肿大并布满大小不等的白色坏死病灶。淋巴结、肝、脾、肺和心血,尤其是脾脏会含大量细菌,接种培养基后能够分离出土拉杆菌。

第4章
立克次体的检验分析

4.1 概述

立克次体又称立克次体,是一类以节肢动物为传播媒介或储存宿主,微小杆状或球杆状、革兰氏染色隐形,除少数外,仅能在活体细胞内繁殖的原核细胞型微生物。立克次体具有以下共同特征:①有细胞壁,常呈多形性,球杆状多见,革兰氏阴性;②大小介于细菌和病毒之间;③绝大部分为转型细胞内寄生,以二分裂方式繁殖;④有 DNA 和 RNA 两类核酸,有复杂的酶系统;⑤以节肢动物为传播媒介或储存宿主,多为人畜共患病原体,多引起自然疫源性疾病;⑥对抗生素敏感。

根据《Bergey 细菌学手册》(2004 版)的分类,立克次体目被分为立克次体科和无形体科。其中对人类致病的立克次体主要包括 3 个属,即立克次体科的立克次体属、东方体属,以及无形体科的埃立克体属。

4.1.1 生物学特性

1. 形态染色

大小介于细菌和病毒之间($(0.3 \sim 0.6)\mu m \times (0.8 \sim 2.0)\mu m$),均可在光学显微镜下观察到,无鞭毛,无荚膜;立克次体因发育阶段或感染宿主的不同,可出现丝状、哑铃状等多种形态,但一般条件下以球杆状或杆状为主;有细胞壁,

第4章 立克次体的检验分析

革兰氏染色阴性,但不易着色,常用吉姆萨染色,立克次体被染为紫红色,常呈两端浓染。立克次体在感染的宿主细胞内排列不规则,不同种立克次体在细胞内分布的位置不同,由此可作为初步判断的依据,如普氏立克次体多散于细胞质内、贝氏柯克斯体在胞质的空泡内增殖。

2. 结构

大多数立克次体结构与革兰氏阴性菌相似,有细胞壁和细胞膜。细胞壁由肽聚糖、蛋白质、脂多糖和外膜组成,其脂质含量高于一般细菌,细胞壁外有脂多糖,外表有多糖组成的微荚膜样黏液层,此黏液层具有黏附宿主细胞和抗吞噬的作用,与其致病性有关。细胞膜由脂质双层构成,含有大量磷脂,细胞质中的核糖体由50S和30S大小两种亚基组成,双链DNA构成的核质区位于中央。

3. 培养特性

立克次体由于酶系统不完善,缺乏细胞器,因此为转性细胞内寄生;以二分裂方式繁殖,生长速度缓慢,9~12h分裂一代,最适宜生长温度为32~35℃。可用细胞、鸡胚及试验动物培养。

4. 抗原结构

立克次体的外表结构由多糖黏液和微荚膜组成,其内为细胞壁和细胞膜,细胞壁含肽聚糖和脂多糖,此结构与革兰氏阴性菌很像。立克次体抗原包括群特异性和种特异性两种,前者由脂多糖构成,后者主要由外膜蛋白构成。个别立克次体与变形杆菌有共同的O抗原,故可用这些菌株的O抗原代替立克次体抗原检测患者血清中相应抗体,此交叉凝集试验称为外斐试验,可辅助立克次体诊断。

5. 抵抗力

大多数立克次体抵抗力均较弱,56℃ 30min即可被灭活,用5g/L石碳酸和75%医用酒精处理数分钟即可失活。-20℃或冷冻干燥可保存约半年,在节肢动物粪便中可存活一年以上。对氯霉素和四环素类抗生素敏感,但磺胺类药物可刺激其生长繁殖。

4.1.2 致病性和免疫性

1. 致病性

1）流行环节

立克次体以节肢动物作为传播媒介或储存宿主，啮齿类动物等也常成为寄生和储存宿主。

2）所致疾病

引起人畜共患病。立克次体病大多数为自然疫源性疾病，其流行有明显的地域特点及季节特征。

3）致病机制

立克次体主要致病物质是脂多糖和磷脂 A，前者具有与细菌内毒素相似的毒性，后者可破坏红细胞膜引起溶血，并促进立克次体从细胞内吞噬体中释放到细胞质中繁殖。立克次体进入人体后，首先在局部血管内皮细胞中大量繁殖，引起局部血管病变后进入血流引起第 1 次菌血症，随后进入全身脏器小血管内皮细胞中繁殖，再次施放进入血流引起第 2 次菌血症，导致皮疹及脏器功能紊乱。早期病理改变主要由内毒素引起，晚期病理改变主要是免疫病理所致。

2. 免疫性

立克次体是严格的细胞内计生病原微生物，故体内抗感染免疫以细胞免疫为主、体液免疫为辅。机体感染后产生的群和种特异性抗体，有促进巨噬细胞的吞噬及中和毒性物质的作用。由细胞免疫产生的细胞因子，有激活、增强巨噬细胞杀灭细胞内立克次体的作用，病后可获得较强的免疫力。

4.1.3 微生物学检验

因立克次体极易引起实验室内的人员感染，故必须严格遵守生物安全实验室操作规程，需根据实地条件、流行病学资料、临床症状等，并结合实验室检验结果进行综合判断，具体微生物学检验内容详见后续内容。

第 4 章　立克次体的检验分析

4.1.4　防治原则

预防立克次体病的重点是控制和消灭其中间宿主及储存宿主,如灭鼠、杀灭媒介节肢动物,加强个人自身防护,能有效防止立克次体的流行。特异性预防目前多采用经 γ 射线辐射处理的全细胞灭活疫苗。四环素类抗生素,包括多西环素对各种立克次体均有效,应注意磺胺类药物不能抑制立克次体的生长,反而会促进其繁殖。

本节重点对 3 种重要的立克次体属病原微生物的检验分析技术进行讲解,包括立氏立克次体(Rickettsia rickettsii)、普式立克次体(Rickettsia prowazekii)、贝氏柯克斯体(Coxiella burnetii)。立氏立克次体是一种小的杆状细菌,可引起落基山斑疹热(RMSF),这种疾病可以通过蜱虫叮咬传播到人类,潜伏期通常为 1 周,也可以通过蜱虫粪便污染皮肤或伤口而传染给人类。Ricketts 博士于 1906 年在蒙大拿州首次分离出这种微生物,进而得名立氏立克次体。立氏立克次体为专性细胞内寄生病原微生物,需要宿主细胞才能生长。蜱虫是立氏立克次体的传播媒介,在自然界中,立氏立克次体通过蜱虫的携带在野生动物中不断进行生命循环,当人类因某种原因介入这一循环时,就可以传播给人类宿主。普氏立克次体为一种革兰氏染色阴性的杆菌,可引起流行性斑疹伤寒,也称为虱子传播的斑疹伤寒,用为研究斑疹伤寒而献身的捷克科学家 Von prowazek 的姓氏命名。流行性斑疹伤寒是通过与感染的虱子接触而传播给人类的。普氏立克次体储存宿主是病人,传播媒介是人虱,病人是唯一的传染源。感染方式是虱 - 人 - 虱 - 人。虱子叮咬病人,立克次体进入人虱体内,在肠管上皮细胞内生长繁殖,破坏肠管上皮细胞,并随粪便排出体外,感染 7 ~ 10 天后死亡。当感染的虱子叮咬健康人时,立克次体随粪便排泄于人的皮肤上,由于瘙痒而抓伤,立克次体便可侵入人体内致病。Q 热(Q fever)是由贝氏柯克斯体引起的疾病,这种细菌自然感染一些动物,如山羊、绵羊和牛。在受感染动物的出生产物(即胎盘、羊水)、尿液、粪便和牛奶中发现了伯氏梭状芽孢杆菌细菌。人们可能会通过呼吸被受感染的动物粪便、尿液、牛奶和出生产品污染的灰尘而感染。有些人从不生病,但是通常会出现类似流感的症状,包括发烧、发冷、疲劳和肌肉疼痛。

人员在前往立克次体流行地区时都有感染立克次体的风险。由于大多数立克次体病的潜伏期为 5~14 天,因此暴露人员在暴露地域,往往不会出现症状,而在其返回或已转移其他地域时发病。蜱传斑疹热立克次体病是最常报告的与旅行相关的立克次体感染。那些进行野生动物园旅行的人,尤其是那些在丛林中行走的人群,并且病例常以团簇的形式出现。立克次体进入其人类宿主细胞后,就开始了指数生长期。

4.2 立氏立克次体检验分析

4.2.1 样品的检验程序

立氏立克次体检验程序如图 4.1 所示。

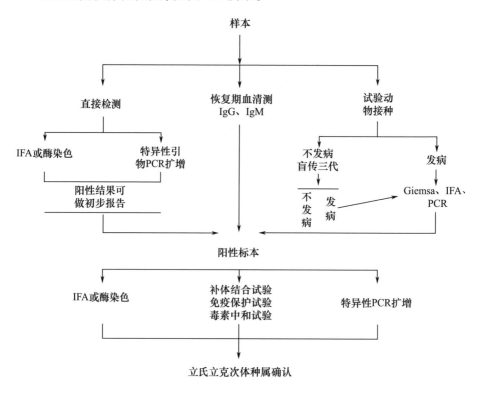

图 4.1 立氏立克次体检验程序

4.2.2 样本的处理

1. 血样处理

1）人血标本

分别采集暴露于生物战剂人体血样,对疑似暴露人群应尽可能采集2~3份血液样本,采样时机应把握在抗生素应用之前。同时,对于疑似暴露人群应采集血清,以备血清学检验或分离培养。

2）野鼠及其他动物血液样本

立克次体属人畜共患病,因此其暴露地区往往动物也会受染,最常见的为野鼠,也可为其他小动物。将受染地域捕获的野鼠分类并采集体外寄生虫后,从其心脏、眼球采集足量血液样本,备检。

3）血液样本的处理

（1）血清制备。使用不抗凝采血管,采集病人或动物血液样本,3000r/min离心,分离血清,备检。

（2）全血保存。对于野外环境不具备检验条件的情况下,需对采集到的血液样本进行保存。

① 4℃冷藏保存。对于要进行病原体分离培养的血液样本进行冷藏保存,该方式可在18h内,维持样本中病原体存活。

② 冷冻保存。对于要远距离运输的血液样本或需长时间保存的血液样本,使用-80℃冰箱保存,但该方式对实验室条件要求较高。

③ 滤纸法保存样本核酸。可完整保存样本核酸不降解,可对其进行分子生物学检验,适于远距离运输,甚至跨国、跨境运输。

2. 媒介蜱标本

1）游离蜱的处理

（1）清洗。从野外环境、动物体表及人体采集的游离蜱或饱血蜱均会沾染环境中的污染物,如杂菌、灰尘、土壤、动物皮屑等,这些物质均会对病原体的分离培养及检测产生影响,因此采集的活蜱样本首先需进行消毒处理,常规使用75%的医用酒精进行浸泡,使用无菌磷酸盐缓冲液（PBS）冲洗以去除媒介蜱沾染的污染物。

（2）研磨。

① 低温研磨。根据试验目的在研磨钵中放入单只或数只媒介蜱,加入适量液氮,确保全部媒介蜱均实现低温冷冻状态,使用研磨棒进行研磨,确保媒介蜱全部研磨为细碎粉末状,不同蜱或组别间更换研磨钵以及研磨棒以防病原体交叉污染。该方法对病原体保存较好,研磨效果最佳,但相对耗时,且需要液氮条件支持。

② 常温研磨。在1.5mL离心管中加入单只或数只媒介蜱,加入2mm氧化锆研磨珠 5~10 颗及细胞裂解液 700μL,置于振荡器中,振荡频率 600~1000Hz,5min,确保离心管中无可见固体物质。该方法可同时对多个样本进行研磨处理,但在振荡研磨中会出现短暂温度升高,对病原体存在一定破坏。在无振荡器的试验环境下,也可以使用组织研磨管,可加入细胞裂解液后直接进行研磨。

2）饱血蜱的处理

如果病患或野生动物身体上有叮咬的饱血蜱,其为重要的病原体传播媒介,尽可能取下完整活体媒介蜱,以明确病原体传播链条及其来源。使用镊子尽可能贴近皮肤夹住蜱口器,慢慢将饱血蜱整体拔出,确保蜱身体不要破损,对其进行消毒、冲洗后,使用含有湿棉球的试管或 EP 管保存,以备进行后续检测及试验。

3. 可疑脏器标本

取动物肝、脾等血液丰富的组织,以消毒后锋利刀片切下或剪刀剪下,备检。

4.2.3 样本的分离培养

大多数立克次体为专性细胞内寄生微生物,其不可利用环境中营养进行代谢,因此针对其病原体分离,常使用易感细胞、试验动物及鸡胚。针对急性期病例血清样本、媒介昆虫及野生动物样本,可实施立克次体病原体分离技术,以分离培养病原体,对病原体进行深入鉴定分析。

样本来源有以下途径。

（1）病例急性期血清样本。

(2)野外媒介昆虫。

(3)野生动物样本。

(4)皮肤活检。

1. 细胞分离

目前,常规可采用6种细胞用于立克次体的分离,分别是L929、HEL、Vero、BME/CTVM23、HL60和IDE8细胞系。

① 生长液含有10%小牛血清的MEM培养基或Eagle培养液,维持液为5%小牛血清;生长液pH=6.0~7.0,维持液pH=7.2~7.4。培养立克次体pH值以偏碱性为宜。在接种前一天将细胞准备好,L929、HEL和Vero细胞铺在24孔板上,IDE8和BME/CTVM23铺在细胞培养管中,均为单层细胞。

② 接种待分离样本时,对于L929、HEL和Vero细胞,每孔细胞接种100μL,放到32℃含有5% CO_2 细胞培养箱孵育2h,然后每孔补1mL培养基,置于32℃ CO_2 细胞培养箱培养;对于IDE8和CTVM23,每管细胞接种200μL,然后置于32℃孵育2h,再补充1.8mL培养基,然后置于32℃细胞培养箱培养。

③ 接种饱血蜱时,先用70%医用酒精清洗1min,再用PBS洗两次。然后用玻璃研磨器将皮肤或蜱研磨成匀浆,之后接种方式同血清接种。

④ 接种完毕后,按时换液,观察细胞状态,若有污染,及时高压灭菌处理掉。一周之后涂片染色观察病原体,必要时依靠分子生物学方法确认是否分离成功。

2. 试验动物分离

常规立克次体的分离使用豚鼠,4周龄,雄性,通过腹腔接种注射,病人急性期血样接种量一般为200~400μL,细胞培养混悬液或媒介蜱研磨液可适量降低接种量至100~200μL,接种一周后开始跟踪豚鼠体内感染情况,每日检测其体温,同时观察阴囊变化。若接种后,小鼠出现发热反应,表明可能存在立克次体感染,此时应结合血液中立克次体分子生物学检验进行判断。因需要反复采血,则常采用眼眶取血法进行血液样本采集。也有文献表明,C3H小鼠、Balb/c小鼠及SCID小鼠也可用于立克次体的病原体分离鉴定,接种量相应进行调整,以保证试验动物存活。

3. 鸡胚分离

1）照蛋

（1）避开鸡胚及主动脉,找寻两血管间隙划线(最佳点)。

（2）划线在血管之间标记蛋时不要太靠近气室处,因后面去壳时可能敲掉,导致标记不见。

2）开孔

（1）开孔前先用75%医用酒精擦一下,由下而上或由上至下一遍即可,不可反复擦。

（2）开孔勿太大(太大不易封住,且易染菌)。

3）注射

（1）针头45°斜插入孔中,至针头尾部到达蛋壳。

（2）注射后不要用力过大,抽出时不要过快。

（3）一针插入鸡胚,不要在里面搅拌。

4）密封

用石蜡熔化封口,置于33～35℃孵箱培养,日照检鸡胚一次,于接种后24h内死亡者为非特异性死亡,应弃去。

5）监测

尿囊膜如出现血管充血等炎症反应,则怀疑接种成功,可择机对尿囊膜进行分子生物学监测以确认感染。

4.2.4　现场快速检验分析

实时荧光定量PCR技术是立克次体现场快速检验最常用的技术,以其高特异性和高灵敏度而广泛应用。在实时荧光定量PCR试验中,每个循环后,通过荧光染料测量DNA的量,荧光染料产生的荧光信号与产生的PCR产物分子(扩增子)的数量成正比。在反应的指数阶段收集的数据产生关于扩增靶的起始量的定量信息。实时PCR中使用的荧光报告分子包括双链DNA(dsDNA)结合染料,或连接到PCR引物或在扩增过程中与PCR产物杂交的探针的染料分子。通过结合热循环和荧光染料扫描能力的仪器来测量反应过程中荧光的变化。通过在循环数上绘制荧光图,实时PCR仪产生一个扩增图,代表整个PCR过程中扩增产物的积累。

实时荧光定量 PCR 步骤如下。

（1）变性。高温孵育用于将 dsDNA"解链"成单链,并使单链 DNA(ssDNA)的二级结构松弛。通常使用 DNA 聚合酶可以承受的最高温度为 95℃。如果模板 GC 含量高,则变性时间会延长。

（2）退火。在退火过程中,互补序列有机会进行杂交,因此根据引物的计算熔化温度(通常低于引物熔化温度 5℃)使用适当的温度。

（3）延伸。在 70~72℃ DNA 聚合酶的活性是最佳的,引物延伸发生的速率高达 100 个碱基/s。当实时 PCR 扩增片段较小时,这一步骤通常与退火步骤相结合,温度以 60℃为宜。

4.2.5　实验室检验鉴定

1. 分子生物学检查

聚合酶链式反应是一种对特定 DNA 片段在体外进行快速扩增的新方法,PCR 技术最突出的优点在于特异性强、灵敏度高、操作简单、反应迅速、DNA 扩增效率高、应用广泛。该方法主要由高温变性、低温退火和适温延伸 3 个步骤反复热循环完成的。即在高温(94℃)下,待扩增的靶 DNA 双链受热变性成为两条单链 DNA 模板;而后在低温(37~55℃)条件下,两条人工合成的寡核苷酸引物与互补的单链 DNA 模板结合,形成部分双链;在 Taq DNA 聚合酶的最适温度下(72℃),以 3′端为合成的起点,以单核苷酸为原料,沿模板以 5′向 3′的方向延伸,合成 DNA 新链。如此反复进行,每次循环所产生的 DNA 均能成为下一次循环的模板,使两引物间的 DNA 区段复制数扩增 1 倍,PCR 产物得以 2^n 的指数形式迅速扩增,经过 25~35 个循环后,理论上可使靶标基因片段扩增 10^9 倍以上。PCR 发明不到 10 年,其初创者 Kary Mullis 获得 1993 年诺贝尔化学奖。

1) 引物选择及设计

目前普通聚合酶链式反应(PCR)试验法对立克次体检测靶基因有 4 个,分别为 16S rRNA 基因、柠檬酸合成酶基因 gltA、外膜蛋白 A 基因 ompA 及 17kD 蛋白编码基因,16S rRNA 基因灵敏度较高,常用于定性,其余的 gltA、ompA 及

17kD编码基因特异性较高,常用于定种,可后续再进行基因测序获得基因序列,进而构建系统进化树,为立克次体溯源提供分子生物学证据。也可根据特定基因片段序列设计特异性探针,通过原位荧光杂交法对特定样本中立克次体进行观察。

2) DNA模板制备及保存

可对采集样本,包括病人急性期血样、媒介蜱、动物血样、动物内脏组织等,提取DNA模板,待检。

(1) DNA模板制备。

① 样品前处理。血液样本无须过多处理;媒介蜱、内脏组织等需进行研磨,离心,取上清;贴壁细胞用胰酶消化,离心收集。

② 方法。包括CTAB法、SDS法、吸附法等多种方法,现在市面上多种成熟的商品化基因组DNA模板提取试剂盒,其核心原理也各异,因此在具体操作时依据不同试剂盒进行操作。

(2) 聚合酶链式反应过程。

① 体系配置如表4.1所列。

表4.1 体系配置

体系/μL	20	50
Buffer 10x	10	25
dNTP	0.2	0.5
上游引物	0.15	0.45
下游引物	0.15	0.45
DNA聚合酶	0.2	0.5
DNA模板	1	1
ddH$_2$O	8.3	22.1

② 反应过程。

a. 变性:目的双链DNA片段在94℃或高温下解链为单链。

b. 退火:目的基因片片段的5′-3′端引物在适当温度(一般为引物T_m值±5℃提高扩增的特异性或灵敏度)下与模板上的目的基因的5′-3′端结合。

c. 延伸:72℃,在TaqDNA聚合酶的作用下和引物的引导下将PCR反应体系中的A、G、T、C结合到模板上去,完成DNA片段的复制,产生一条新的DNA

片段。

d. 循环数:以 30~40 个循环为宜。循环个数太少扩增量不足,目的片段产量少,不足以服务后续试验;循环数太多则非特异性扩增大大增加,导致目的片段占比下降。

③ 结果判读。在 1% 琼脂糖凝胶电泳上对反应体系样本进行电泳,对照 DNA 标志物判读该反应体系中是否含有扩增的目的片段。

④ 核酸测序。由于非特异性扩增的存在,对于判读为阳性的样本,应对其进行核酸测序以获取扩增目的片段核酸序列,确认是否为目的片段。

⑤ 核酸序列比对。

a. 去除测序错误的序列,同时依据引物位置去除引物以外的序列,保留待扩增靶标序列。

b. 采用美国 NCBI 网站(https://blast.ncbi.nlm.nih.gov/Blast.cgi)进行核酸比对。

c. 依据核酸比对初判结果,下载参考序列,使用软件(MEGA、CLC workingbrench)进行系统进化树构建,明确病原体的系统进化地位。

2. 常规染色镜检

目前对立克次体形态学观察的常用染色法为吉姆萨染色法及瑞氏吉姆萨染色法。

1)方法

(1)对于媒介蜱唾液腺、细胞培养物等标本,进行标本制备。

(2)滴加 Giemsa 染液 2min,再加等量蒸馏水染 15min,倒掉染液,干后镜检;或将原液做 10 倍稀释盛于染色缸内,标本经甲醇固定后置于染色缸内,染色 30min,水洗,干后,镜检。

2)结果判定

立克次体呈现紫红色,背景为蓝色。需要注意的是,目前有多种商品化吉姆萨染色试剂盒可用,具体操作时需依据不同试剂盒要求进行。

3. 立克次体体外斐氏试验

1)原理

立克次体与变形杆菌的某些株具有相同的异嗜性抗原,可以用变形杆菌某些菌株代替立克次体做血清学检验。

2）方法

（1）准备3排小试管,每排9支,并标记。

（2）用一支试管,将生理盐水2.7mL与被检血清0.3mL混合均匀,合成1∶10稀释的血清,并于每排第一管内加0.5mL。

（3）将试管中剩余的1.5mL再加生理盐水1.5mL,混成1∶20的稀释血清,并于每排第2管各加入0.5mL。

（4）如此连续2倍稀释血清至各排第8管,最后第9管只加0.5盐水作为抗原对照。

（5）将变形杆菌(主要为OX19、OX2、OXk抗原)的诊断菌液分别加入各排试管及对照管内,每管0.5mL,加入菌液后各排第1~8管的血清最后的稀释度依次为1∶20、1∶40/1∶80~1∶2560。

3）结果判断

＋＋＋＋:上清完全透明,细菌全部形成凝块。

＋＋＋:上清透明度达75%,大部分细菌形成凝块。

＋＋:上清透明度达50%,约50%细菌形成明显可见的凝集块。

＋:上清透明度达25%,仅有小部分细菌形成小凝块。

－:液体均匀浑浊,无凝块(有部分菌体因静置缘故而沉于管底,经摇后细菌呈现烟状升起,但很快消失)。

4. 免疫保护试验

在豚鼠感染一个月后,当动物发病不明显,而恢复性血清又未发现特异性抗体时,可用已知毒株卵黄囊膜悬液由腹腔攻击之,逐日测量豚鼠体温至21天,观察有无发热反应。所有对照豚鼠均有明显发热,而试验豚鼠皆不发热,即为阳性结果,说明豚鼠已经感染立克次体。

5. 毒素中和试验

1）立克次体毒素悬液的制备

取已确认感染的卵黄囊膜放在盛有玻璃珠的无菌瓶内或用组织匀浆机器,按每个卵黄囊膜加10mL脱脂牛奶制成10%悬液,1500r/min离心5min,取其中间清液,即为立克次体毒素悬液。

第 4 章 立克次体的检验分析

2)毒素的滴定

将立克次体毒素悬液从尾静脉注射小鼠,于24h内能引起50%小鼠死亡的最小剂量为一个立克次体毒素单位。用生理盐水将上述毒素悬液做2倍稀释,成1:10~1:320,每个稀释度由静脉注射3~4只小鼠,0.5mL/只,次日计算结果,以能引起半数小鼠死亡的最大稀释度的例数乘以2,即为毒素单位/mL。

3)毒素中和反应

恢复期血清中的抗毒素成分能中和立克次体悬液中的毒素,使其失去对小鼠的毒性作用。凡能中和2个毒素单位的最小血清量,即为1个抗毒素单位。将待检血清做2倍稀释,每个稀释度取1.5mL,分装于小管内,在各管内再加入1.5mL毒素悬液;另取稀释1:5、1:10、1:20的正常豚鼠血清各1.5mL分装于小管内,在各管内也加入1.5mL毒素悬液作为对照。然后将所有管中混合物置于室温作用1~2h,再由尾静脉注射小鼠,每个混合物注射4只小鼠,0.5mL/只。次日判定结果,若对照组小鼠全部死亡,而试验小鼠能使之全部存活的最高稀释度即为该份待检血清的中和效价。

4.2.6 患者血清学检验

1. 酶联免疫吸附试验

ELISA,即酶联免疫吸附试验,其基本原理是将一定浓度的抗原或者抗体通过物理吸附的方法固定于聚苯乙烯微孔板表面,加入待检标本,通过酶标物显色的深浅间接反映被检抗原或者抗体的存在与否或者量的多少。ELISA技术作为免疫标记技术(包含免疫荧光技术、免疫放射技术、免疫酶技术和免疫胶体金技术)中的一种,已广泛应用于科研和临床试验中,具有快速、定性或者定量甚至定位的特点。

ELISA可用于测定抗原,也可以测定抗体。在这种测定方法中有3种必要的试剂:①固相的抗原或抗体;②酶标记的抗原或抗体;③酶作用的底物。根据试剂的来源和标本的性状以及检测具备的条件,可设计出各种不同类型的检验方法。

1)双抗体夹心法

双抗体夹心法的基本原理是将一定量的包被抗体以物理吸附的方法固定

于聚苯乙烯微孔板表面,加入无关蛋白载体封闭未结合位点,然后加入含有抗原的待测样品,通过加入酶标记特异性抗体后用 TMB 底物显色,微孔板中颜色的深浅与待测物的浓度呈正相关。该方法适用于测定2价或2价以上的大分子抗原,不适用于测定半抗原及小分子单价抗原,因其不能形成两位点夹心。

2) 竞争法

竞争法一般分为直接竞争法和间接竞争法,这里以直接竞争法为例进行原理讲解。直接竞争法的基本原理:将合适浓度的包被抗体包被于微孔板中,加入无关蛋白载体封闭未结合位点,加入标准品(样本)和生物素标记的抗原物质进行竞争结合,经合适的温度和一定时间的孵育,洗涤后,加入 HRP 标记的链霉亲和素进行反应,TMB 显色,微孔板中颜色的深浅与待测物的浓度呈负相关。该方法一般用来检测具有较少表位的小分子物质,当然,这种方法也可以用来检测大分子抗原物质甚至是抗体。检测大分子抗原物质时,由于空间位阻的影响,使得该检测方法没有双抗体夹心法检测大分子抗原物质灵敏度高。

3) 间接法测抗体

间接法一般用来检测抗体。其基本原理:将一定量的抗原物包被于聚苯乙烯微孔板,加入无关蛋白载体封闭未结合位点后,加入待测样本,然后加入酶标二抗,经孵育和洗涤后,加底物显色。本法只要更换不同的固相抗原,可以用一种酶标抗体检测各种与抗原相应的抗体。主要用于对病原体的检测而进行传染病的诊断。

4) 双抗原夹心法测抗体

双抗原夹心法与双抗体夹心法类似。基本原理:将已知浓度的抗原固定于聚苯乙烯微孔板表面,对未结合位点用无关蛋白载体进行封闭后,加入待检样本,然后加入生物素标记的抗原和 HRP 标记的链霉亲和素,经 TMB 显色和终止反应,酶标仪读数之后即可计算待测物浓度。双抗原夹心法与间接法都可以对抗体进行检测。

5) 捕获法测抗体

由于检测样本中的 IgM 抗体含量时,其中同时含有较高浓度的 IgG 类抗体,后者会干扰 IgM 抗体的测定。因此,检测 IgM 抗体多用捕获法。其基本原理:将 IgM 抗体包被于固相微孔板,用无关蛋白载体对未结合位点进行封闭后,加入待测样本,接着加入抗原物质,然后加入针对该抗原的经生物素标记的特异性抗体和 HRP 标记的链霉亲和素,经 TMB 底物显色和终止反应后即可计算浓度。

2. 间接免疫荧光试验

目的是为测定已知病原的特异性抗体是否存在,常用于对病例进行确诊。其过程为通过使用已知抗原与未知抗体(血清)进行过孵育,产生抗原 – 抗体复合物,洗脱未产生抗原、抗体反应的抗体,再用荧光标记的抗抗体(二抗)与抗原 – 抗体复合物反应,最终形成抗原 – 抗体 – 抗体复合物,再用水洗脱未反应的二抗,进行干燥、封片后作荧光镜检。

3. 直接免疫荧光试验

用荧光抗体示踪或检查相应抗原的方法称为荧光抗体法,应用荧光标记的特异性抗体对目标样本中立克次体进行检测,如果待测样本中存在可与特异性抗体发生抗原、抗体反应的立克次体时,在激发光下可发出荧光,便于观察。

4.3 普氏立克次体检验分析

4.3.1 样品的检验程序

普氏立克次体检验程序如图4.2所示。

4.3.2 样本的处理

1. 血样处理

1)人血标本

分别采集暴露于生物战剂人体血样,对疑似暴露人群应尽可能采集 2~3 份血液样本,采样时机应把握在抗生素应用之前。同时,对于疑似暴露人群应采集血清,以备血清学检验。

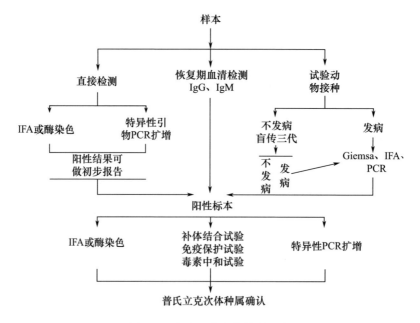

图4.2 普氏立克次体检验程序

2）血液样本的处理

（1）血清制备。使用不抗凝采血管，采集病人或动物血液样本，3000r/min 离心分离血清，备检。

（2）全血保存。对于野外环境不具备检验条件的情况下，需对采集到的血液样本进行保存。

① -4℃冷藏保存。对于要进行病原体分离培养的血液样本进行冷藏保存，该方式可在18h内维持样本中病原体存活。

② 冷冻保存。对于要远距离运输的血液样本或需长时间保存的血液样本，使用-80℃冰箱保存，但该方式对实验室条件要求较高。

③ 滤纸法保存样本核酸。可完整保存样本核酸不降解，可对其进行分子生物学检验，适于远距离运输，甚至跨国、跨境运输。

2. 媒介昆虫标本体虱的处理

1）清洗

从人体体表采集的体虱均会沾染环境中的污染物，如杂菌、灰尘、土壤、皮屑等，以上物质均会对病原体的分离培养及检测产生影响，因此采集的体虱样

第 4 章 立克次体的检验分析

本首先需进行消毒处理,常规使用 75% 的医用酒精进行浸泡,使用无菌磷酸盐缓冲液(PBS)冲洗以去除媒介体虱沾染的污染物。

2）研磨

（1）低温研磨。根据试验目的在研磨钵中放入体虱,加入适量液氮,确保全部体虱均实现低温冷冻状态,使用研磨棒进行研磨,确保全部研磨为细碎粉末状,不同体虱或组别间更换研磨钵以及研磨棒以防病原体交叉污染。该方法对病原体保存较好,研磨效果最佳,但相对耗时,且需要液氮条件支持。

（2）常温研磨。在 1.5mL EP 管中加入适量体虱,加入 2mm 氧化锆研磨珠 5~10 颗及细胞裂解液 700μL,置于振荡器中,振荡频率为 600~1000Hz,5min,确保 EP 管中无可见固体物质。该方法可同时对多个样本进行研磨处理,但在振荡研磨中会出现短暂温度升高,对病原体存在一定破坏。在无振荡仪器的试验环境下,也可以使用组织研磨管,可加入细胞裂解液后直接进行研磨。

4.3.3 样本的分离培养

大多数立克次体为专性细胞内寄生微生物,其不可利用环境中营养进行代谢,因此针对其病原体分离,常使用易感细胞、试验动物及鸡胚。针对急性期病例血清样本、媒介昆虫及野生动物样本可实施立克次体病原体分离技术,以分离培养病原体,对病原体进行深入鉴定分析。

样本来源有以下几类途径。

（1）病例急性期血清样本。

（2）体虱。

1. 细胞分离

目前常规可采用 6 种细胞用于立克次体的分离,分别是 L929、HEL、Vero、BME/CTVM23、HL60 和 IDE8 细胞系。

（1）生长液含有 10% 小牛血清的 MEM 或 Eagle 液,维持液为 5% 小牛血清;生长液 pH=6.0~7.0,维持液 pH=7.2~7.4。培养立克次体 pH 值以偏碱性为宜。在接种前一天将细胞准备好,L929、HEL 和 Vero 细胞铺在 24 孔板上,IDE8 和 BME/CTVM23 铺在细胞培养管中,均为单层细胞。

(2) 接种待分离样本时,对于 L929、HEL 和 Vero 细胞,每孔细胞接种 100μL,放到 32℃含有 5% CO_2 细胞培养箱孵育 2h,然后每孔补 1mL 培养基,置于 32℃的 CO_2 细胞培养箱培养;对于 IDE8 和 CTVM23,每管细胞接种 200μL,然后 32℃孵育 2h,再补充 1.8mL 培养基,然后置于 32℃细胞培养箱培养。

(3) 接种媒介昆虫时,先用 70% 医用酒精洗 1min,再用 PBS 洗两次。然后用玻璃研磨器将其磨成匀浆,之后接种方式同血清接种。

(4) 接种完毕后,按时换液,观察细胞状态,若有污染,及时高压灭菌处理掉。一周之后涂片染色观察病原体,必要时依靠分子生物学方法确认是否分离成功。

2. 试验动物分离

常规立克次体的分离使用豚鼠,4 周龄,雄性,通过腹腔接种注射,病人急性期血样接种量一般为 200~400μL,细胞培养混悬液或媒介体虱研磨液可适量降低接种量至 100~200μL,接种一周后开始跟感豚鼠体内感染情况,每日检测其体温,同时观察阴囊变化。若接种后小鼠出现发热反应,表明可能存在立克次体感染,此时应结合血液中立克次体分子生物学检验进行判断。因需要反复采血,则常采用眼眶取血法进行血液样本采集。也有文献表明,C3H 小鼠、Balb/c 小鼠及 SCID 小鼠也可用于立克次体的病原体分离鉴定,接种量相应进行调整,以保证试验动物存活。

3. 鸡胚分离

1) 照蛋

(1) 避开鸡胚及主动脉,找寻两血管间隙划线(最佳点)。

(2) 划线在血管之间标记蛋时不要太靠近气室处,因后面去壳时可能敲掉,导致标记不见。

2) 开孔

(1) 开孔前先用 75% 医用酒精擦一下,由下而上或由上至下一遍即可,不可反复擦。

(2) 开孔勿太大(太大不易封住,且易染菌)。

3) 注射

(1) 针头 45°斜插入孔中,至针头尾部到达蛋壳。

第 4 章　立克次体的检验分析

（2）注射后不要用力过大,抽出时不要过快。

（3）一针插入鸡胚,不要在里面搅拌。

4）密封

然后用石蜡熔化封口,置于 33～35℃孵箱培养,日照检鸡胚一次,于接种后 24h 内死亡者为非特异性死亡,应弃去。

5）监测

尿囊膜如出现血管充血等炎症反应,则怀疑接种成功,可择机对尿囊膜进行分子生物学监测以确认感染。

4.3.4　现场快速检验分析

详见 4.2.4 节内容。

4.3.5　实验室检验鉴定

1. 分子生物学检查

聚合酶链式反应是一种对特定 DNA 片段在体外进行快速扩增的新方法,PCR 技术最突出的优点在于特异性强、灵敏度高、操作简单、反应迅速、DNA 扩增效率高、应用广泛。该方法主要由高温变性、低温退火和适温延伸 3 个步骤反复热循环完成的。即在高温（94℃）下,待扩增的目的 DNA 双链受热变性成为两条单链 DNA 模板;而后在低温（37～55℃）条件下,两条人工合成的寡核苷酸引物与互补的单链 DNA 模板相结合,形成部分双链;在 Taq DNA 聚合酶的最适温度下（72℃）,以 3′端为合成的起点,以单核苷酸为原料,沿模板以 5′向 3′的方向延伸,合成 DNA 新链。如此反复进行,每次循环所产生的 DNA 均能成为下一次循环的模板,使两引物间的 DNA 区段复制数扩增 1 倍,PCR 产物得以 2^n 的指数形式迅速扩增,经过 25～35 个循环后,理论上可使靶标基因片段扩增 10^9 倍以上。

1）引物选择及设计

目前普通聚合酶链式反应（PCR）试验法对立克次体检测靶基因有 4 个,分别为 16S rRNA 基因、柠檬酸合成酶基因 gltA、外膜蛋白 A 基因 ompA 以及 17kD

蛋白编码基因。16S rRNA 基因灵敏度较高，常用于定性，gltA、ompA 及 17kD 编码基因特异性较高，常用于定种，可后续再进行基因测序获得基因序列，进而构建系统进化树，为立克次体溯源提供分子生物学证据。也可根据特定基因片段序列设计特异性探针，通过原位荧光杂交法对特定样本中的立克次体进行观察。

2）DNA 模板制备及保存

可对采集样本，包括病人急性期血样、体虱等，提取 DNA 模板，待检。

(1) DNA 模板制备。

① 样品前处理。血液样本无须过多处理；体虱、内脏组织等需进行研磨，离心，取上清；贴壁细胞用胰酶消化，离心收集。

② 方法。包括 CTAB 法、SDS 法、吸附法等多种方法，现在市面上多种成熟的商品化基因组 DNA 模板提取试剂盒，其核心原理也各异，因此在具体操作时依据不同试剂盒进行操作。

(2) 聚合酶链式反应过程。

① 体系配置如表 4.2 所列。

表 4.2 体系配置

体系/μL	20	50
Buffer 10x	10	25
dNTP	0.2	0.5
上游引物	0.15	0.45
下游引物	0.15	0.45
DNA 聚合酶	0.2	0.5
DNA 模板	1	1
ddH$_2$O	8.3	22.1

② 反应过程。

a. 变性：目的双链 DNA 片段在 94℃ 或高温下解链为单链。

b. 退火：目的基因片片段的 5′-3′ 端引物在适当温度（一般为引物 T_m 值 ±5℃ 提高扩增的特异性或灵敏度）下与模板上的目的基因的 5′-3′ 端结合。

c. 延伸：72℃，在 TaqDNA 聚合酶的作用下和引物的引导下将 PCR 反应体系中的 A、G、T、C 结合到模板上去，完成 DNA 片段的复制，产生一条新的 DNA

第 4 章　立克次体的检验分析

片段。

d. 循环数:以 30~40 为宜。循环数太少扩增量不足,目的片段产量少,不足以服务后续试验;循环数太多则非特异性扩增大大增加,导致目的片段占比下降。

③ 结果判读。在 1% 琼脂糖凝胶电泳上对反应体系样本进行电泳,对照 DNA 标志物判读该反应体系中是否含有扩增的目的片段。

④ 核酸测序。由于非特异性扩增的存在,对于判读为阳性的样本,应对其进行核酸测序以获取扩增目的片段核酸序列,确认是否为目的片段。

⑤ 核酸序列比对。

a. 去除测序错误的序列,同时依据引物位置去除引物以外的序列,保留待扩增靶标序列。

b. 采用美国 NCBI 网站(https://blast.ncbi.nlm.nih.gov/Blast.cgi)进行核酸比对。

c. 依据核酸比对初判结果,下载参考序列,使用软件(MEGA、CLC 工作台)进行系统进化树构建,明确病原体的系统进化地位。

2. 常规染色镜检

目前对立克次体形态学观察的常用染色法为吉姆萨染色法及瑞氏吉姆萨染色法。

1) 方法

(1) 对于细胞培养物、动物分离物等标本进行标本制备。

(2) 滴加 Giemsa 染液 2min,再加等量蒸馏水染 15min,倒掉染液,干后镜检;或将原液做 10 倍稀释盛于染色缸内,标本经甲醇固定后置于染色缸内,染色 30min,水洗,干后镜检。

2) 结果判定

立克次体呈现紫红色,背景为蓝色。需要注意的是,目前有多种商品化吉姆萨染色试剂盒可用,具体操作时需依据不同试剂盒要求进行。

3. 立克次体体外斐氏试验

1) 原理

立克次体与变形杆菌的某些菌株具有相同的异嗜性抗原,可以用变形杆菌某些菌株代替立克次体做血清学检验。

2）方法

（1）准备 3 排小试管，每排 9 支，并标记。

（2）用一支试管，将生理盐水 2.7mL 与被检血清 0.3mL 混合均匀，合成 1:10 稀释的血清，并在每排第 1 管内加 0.5mL。

（3）将试管中剩余的 1.5mL 再加生理盐水 1.5mL，混成 1:20 的稀释血清，并在每排第 2 管各加入 0.5mL。

（4）如此连续 2 倍稀释血清至各排第 8 管，最后第 9 管只加 0.5 盐水作为抗原对照。

（5）将变形杆菌的 X_{19}、X_2、X_k 这 3 种诊断菌液分别加入各排试管及对照管内，每管 0.5mL，加入菌液后各排第 1~8 管的血清最后的稀释度依次为 1:20、1:40、1:80、…、1:2560。

3）结果判断

++++：上清完全透明，细菌全部形成凝块。

+++：上清透明度达 75%，大部分细菌形成凝块。

++：上清透明度达 50%，约 50% 细菌形成明显可见的凝集块。

+：上清透明度达 25%，仅有小部分细菌形成小凝块。

-：液体均匀浑浊，无凝块（有部分菌体因静置缘故而沉于管底，经摇后细菌呈现烟状升起，但很快消失）。

4. 免疫保护试验

在豚鼠感染一个月后，当动物发病不明显，而恢复性血清又未发现特异性抗体时，可用已知毒株卵黄囊膜悬液由腹腔攻击之，逐日测量豚鼠体温至 21 天，观察有无发热反应。所有对照豚鼠均有明显发热，而试验豚鼠皆不发热，即为阳性结果，说明豚鼠已经感染立克次体。

5. 毒素中和试验

1）立克次体毒素悬液的制备

取已确认感染的卵黄囊膜放在盛有玻璃珠的无菌瓶内或用组织匀浆机器，按每个卵黄囊膜加 10mL 脱脂牛奶制成 10% 悬液，1500r/min 离心 5min，取其中间清液，即为立克次体毒素悬液。

第 4 章 立克次体的检验分析

2)毒素的滴定

将立克次体毒素悬液从尾静脉注射小鼠,于24h内能引起50%小鼠死亡的最小剂量为一个立克次体毒素单位。用生理盐水将上述毒素悬液做2倍稀释,成1:10~1:320,每个稀释度由静脉注射3~4只小鼠,0.5mL/只,次日计算结果,以能引起半数小鼠死亡的最大稀释度的例数乘以2,即为毒素单位/mL。

3)毒素中和反应

恢复期血清中的抗毒素成分能中和立克次体悬液中的毒素,使其失去对小鼠的毒性作用。凡能中和2个毒素单位的最小血清量,即为一个抗毒素单位。将待检血清做2倍稀释,每个稀释度取1.5mL,分装于小管内,在各管内再加入1.5mL毒素悬液;另取稀释1:5、1:10、1:20的正常豚鼠血清各1.5mL分装于小管内,在各管内也加入1.5mL毒素悬液作为对照。然后将所有管中混合物置于室温作用1~2h,再由尾静脉注射小鼠,每个混合物注射4只小鼠,0.5mL/只。次日判定结果,若对照组小鼠全部死亡,而试验小鼠能使之全部存活的最高稀释度即为该份待检血清的中和效价。

4.3.6 患者血清学试验

1. 酶联免疫吸附实验

ELISA,即酶联免疫吸附试验,其基本原理是将一定浓度的抗原或者抗体通过物理吸附的方法固定于聚苯乙烯微孔板表面,加入待检标本,通过酶标物显色的深浅间接反映被检抗原或者抗体的存在与否或者量的多少。ELISA技术作为免疫标记技术(包含免疫荧光技术、免疫放射技术、免疫酶技术和免疫胶体金技术)中的一种,已广泛应用于科研和临床试验中,具有快速、定性或者定量甚至定位的特点。ELISA可用于测定抗原,也可以测定抗体。在这种测定方法中有3种必要的试剂:①固相的抗原或抗体;②酶标记的抗原或抗体;③酶作用的底物。根据试剂来源和标本性状以及检测需具备的条件,可设计出各种不同类型的检验方法。

2. 间接免疫荧光试验

目的是为测定已知病原的特异性抗体是否存在,常用于对病例进行确诊。其过程为通过使用已知抗原与未知抗体(血清)进行孵育,产生抗原-抗体复合物,洗脱未产生抗原、抗体反应的抗体,再用荧光标记的抗抗体(二抗)与抗原-抗体复合物反应,最终形成抗原-抗体-抗体复合物,再用水洗脱未反应的二抗,进行干燥、封片后做荧光镜检。

3. 直接免疫荧光试验

用荧光抗体示踪或检查相应抗原的方法称为荧光抗体法,应用荧光标记的特异性抗体对目标样本中立克次体进行检测,如果待测样本中存在可与特异性抗体发生抗原、抗体反应的立克次体时,在激发光下可发出荧光,便于观察。

4.4 贝氏柯克斯体检验分析

4.4.1 样品的检验程序

贝氏柯克斯体检验程序如图4.3所示。

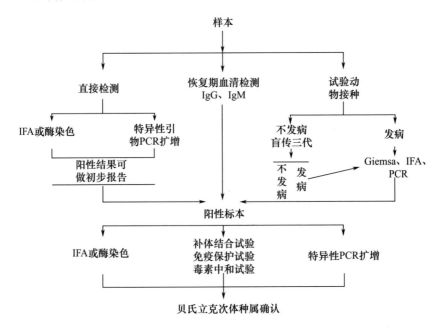

图4.3 贝氏柯克斯体检验程序

第 4 章 立克次体的检验分析

4.4.2 样本的处理

1. 血样处理

1）人血标本

分别采集暴露于生物战剂人体血样,对疑似暴露人群应尽可能采集 2~3 份血液样本,采样时机应把握在抗生素应用之前。同时,对于疑似暴露人群应采集血清,以备血清学检验。

2）动物血液样本

立克次体属人畜共患病,因此其暴露地区往往动物也会受染,最常见的为山羊等动物,也可为其他小动物。将受染地域捕获的动物分类并采集体外寄生虫后,从其心脏、眼球采集足量血液样本,备检。

2. 可疑脏器标本

取动物肝、脾等血液丰富的组织,以消毒后锋利刀片切下或剪刀剪下,备检。

3. 环境样本

因贝氏柯克斯体可经接触、气溶胶等方式传播,因此可对空气、物体表面、食物等样本进行采样。

4.4.3 样本的分离培养

样本来源有以下几条途径。

（1）病例急性期血清样本。

（2）野生动物样本。

（3）环境样本。

1. 细胞分离

目前常规用人肺成纤维细胞系。

（1）生长液含有 10% 小牛血清的 MEM 或 Eagle 液,维持液为 5% 小牛血清;生长液 pH=6.0~7.0,维持液 pH=7.2~7.4。培养立克次体 pH 值以偏碱性为宜。在接种前一天将细胞准备好,均为单层细胞。

（2）接种待分离样本时，每孔细胞接种100μL，放到32℃含有5% CO_2细胞培养箱孵育2h，然后每孔补1mL培养基，置于32℃的CO_2细胞培养箱培养。

（3）接种完毕后，按时换液，观察细胞状态，若有污染，及时高压灭菌处理掉。一周之后涂片染色观察病原体，必要时依靠分子生物学方法确认是否分离成功。

2. 试验动物分离

常规立克次体的分离使用豚鼠，4周龄，雄性，通过腹腔接种注射，病人急性期血样接种量一般为200~400μL，细胞培养混悬液或媒介蜱研磨液可适量降低接种量至100~200μL，接种一周后开始跟踪豚鼠体内感染情况。若接种后，小鼠出现发热反应，则怀疑存在立克次体感染，此时应结合血液中立克次体分子生物学检验进行判断。也有文献表明，C3H小鼠、Balb/c小鼠及SCID小鼠也可用于立克次体的病原体分离鉴定，接种量相应进行调整，以保证试验动物存活。

3. 鸡胚分离

1）照蛋

（1）避开鸡胚及主动脉，找寻两血管间隙划线（最佳点）。

（2）划线在血管之间标记蛋时不要太靠近气室处，因后面去壳时可能敲掉，导致标记不见。

2）开孔

（1）开孔前先用75%医用酒精擦一下，由下而上或由上至下一遍即可，不可反复擦。

（2）开孔勿太大（太大不易封住，且易染菌）。

3）注射

（1）针头45°斜插入孔中，至针头尾部到达蛋壳。

（2）注射后不要用力过大，抽出时不要过快。

（3）一针插入鸡胚，不要在里面搅拌。

4）密封

用石蜡熔化封口，置于33~35℃孵箱培养，日照检鸡胚一次，于接种后24h内死亡者为非特异性死亡，应弃去。

第 4 章　立克次体的检验分析

5）监测

尿囊膜如出现血管充血等炎症反应,则怀疑接种未成功,可择机对尿囊膜进行分子生物学监测以确认感染。

4. 培养基分离培养

2012 年在科学家的努力下,研发出 ACCM-2 培养基,其可支持贝氏柯克斯体的体外增殖。ACCM 培养基支持贝氏柯克斯体的大量生长。但是,生物体对培养基成分变化高度敏感,因此在培养基制备过程中必须小心。例如,贝氏柯克斯体可耐受中等水平的养分浓度,同时某些营养素(包括某些碳源)的浓度升高,很容易抑制贝氏柯克斯体的代谢活性和生长。此外,离子条件,尤其是氯离子的浓度,对代谢活性有相当大的影响。贝氏柯克斯体在 ACCM 中的生长能力甚至会受到用于制备培养基的水的影响,使用常规去离子水可以实现可重现的培养。贝氏柯克斯体对离子和营养物浓度的敏感性还意味着应使用加湿培养箱在 ACCM 中培养伯氏梭菌以防止培养基蒸发。最后,贝氏柯克斯体的嗜酸性代谢特点对细胞外 pH 值高度敏感。因此,应注意将 ACCM 调整到 pH=4.75,偏离这个值可能会影响生长。如果培养基超过 1 周,ACCM 的酸性 pH 值可能会导致培养基不稳定。后来,科学家针对 ACCM 进行了优化,对其中 1% FBS 用 1mg/mL 的合成甲基-β-环糊精(Mβ-CD)代替 Mβ-CD 在其他细菌学培养基中可能会隔离有毒的代谢产物。而后,称为 ACCM-2 的改良培养基支持改良的贝氏柯克斯体在液体培养基中和在固体培养基中作为菌落的生长基。

4.4.4　现场快速检验分析

1. 快速检验试剂盒

贝氏柯克斯体抗体检测试剂盒(胶体金法),采用胶体金免疫层析技术,在玻璃纤维纸上预包被金标记的贝氏柯克斯体重组抗原(Au-Rickettsia-Ag),在硝酸纤维膜上检测线和对照线处分别包被抗人 IgGγ 链单克隆抗体、抗人 IgMμ 链单克隆抗体和兔抗立克次体抗体。检测阳性样本时,样本中贝氏柯克斯体抗体(IgG 或 IgM)与胶体金标记贝氏柯克斯体重组抗原(Au-Rickettsia-Ag)结合形成复合物,由于层析作用复合物沿纸条向前移动,经过检测线时与预包被的抗人 IgGγ 链单克隆抗体或抗人 IgMμ 链单克隆抗体形成"Au-Rickettsia-Ag-抗

Rickettsia抗体-抗人IgGY(或抗人IgMμ)-固相材料"夹心物而凝聚显色,游离金标抗原则在对照线处与兔抗贝氏柯克斯体抗体结合而富集显色。阴性标本则仅在对照线处显色。检查中把经过适当稀释的标本加到检测卡的加样处,20min内观察结果即可。

2. 实时荧光定量PCR

聚合酶链式反应是分子生物学中最强大的技术之一。使用PCR、DNA或互补DNA模板中的特定序列可以被复制,或者通过序列特异性寡核苷酸、热稳定性DNA聚合酶和热循环被"放大"数千到数百万倍。在传统的(终点)PCR中,扩增序列的检测和定量是在上一个PCR循环之后的反应结束时进行的,包括后PCR分析,如凝胶电泳和图像分析。在实时定量PCR(简称实时PCR或定量PCR)中,每个周期都要测量PCR产物。通过监测反映在指数放大阶段的反应,用户可以很精确地确定目标的初始质量。

在实时PCR中,每个循环后,通过荧光染料测量DNA的量,荧光染料产生的荧光信号与产生的PCR产物分子(扩增子)的数量成正比。在反应的指数阶段收集的数据产生关于扩增靶的起始量的定量信息。实时PCR中使用的荧光报告分子包括双链DNA(dsDNA)结合染料,或连接到PCR引物或在扩增过程中与PCR产物杂交的探针的染料分子。通过结合热循环和荧光染料扫描能力的仪器来测量反应过程中荧光的变化。通过在循环数上绘制荧光图,实时PCR仪产生一个扩增图,代表整个PCR过程中产物的积累。

实时荧光定量PCR步骤如下。

(1)解链。变性高温孵育用于将dsDNA"熔化"成单链,并使单链DNA(ssDNA)的二级结构松弛。通常使用DNA聚合酶可以承受的最高温度为95℃。如果模板GC含量高,则变性时间会延长。

(2)退火。在退火过程中,互补序列有机会进行杂交,因此根据引物的计算熔化温度(通常低于引物熔化温度5℃)使用适当的温度。

(3)延伸。在70~72℃内DNA聚合酶的活性是最佳的,引物延伸发生的速率高达100个碱基/s。当实时PCR扩增片段较小时,这一步骤通常与退火步骤相结合,温度以60℃为宜。

第 4 章 立克次体的检验分析

4.4.5 实验室检验鉴定

1. 分子生物学检查

聚合酶链式反应是一种对特定 DNA 片段在体外进行快速扩增的新方法,PCR 技术最突出的优点在于特异性强、灵敏度高、操作简单、反应迅速、DNA 扩增效率高、应用广泛。

该方法主要由高温变性、低温退火和适温延伸 3 个步骤反复热循环完成的,即在高温(94℃)下,待扩增的靶 DNA 双链受热变性成为两条单链 DNA 模板;而后在低温(37~55℃)条件下,两条人工合成的寡核苷酸引物与互补的单链 DNA 模板结合,形成部分双链;在 Taq DNA 聚合酶的最适温度(72℃)下,以 3′端为合成的起点,以单核苷酸为原料,沿模板以 5′向 3′的方向延伸,合成 DNA 新链。如此反复进行,每次循环所产生的 DNA 均能成为下一次循环的模板,使两引物间的 DNA 区段复制数扩增 1 倍,PCR 产物得以 2^n 的指数形式迅速扩增,经过 25~35 个循环后,理论上可使靶标基因片段扩增 10^9 倍以上。PCR 发明不到 10 年,其初创者 Kary Mullis 以该技术获得 1993 年诺贝尔化学奖。

1)引物选择及设计

主要针对贝氏柯克斯体的 23S 核糖体 RNA 基因设计引物进行分子生物学检查。

2)DNA 模板制备及保存

可对采集样本,包括病人急性期血样、动物血样、动物内脏组织等提取 DNA 模板,待检。

DNA 模板制备如下。

(1)样品前处理。血液样本无须过多处理;动物样本、内脏组织等需进行研磨,离心,取上清;贴壁细胞用胰酶消化,离心收集。

(2)方法。包括 CTAB 法、SDS 法、吸附法等多种方法。现在市面上多种成熟的商品化基因组 DNA 模板提取试剂盒,其核心原理也各异,因此在具体操作时依据不同试剂盒的要求进行操作。

3)聚合酶链式反应过程

(1)体系配置。

(2) 反应过程。

① 变性:目的双链 DNA 片段在 94℃ 或高温下解链为单链。

② 退火:目的基因片片段的 5′-3′端的引物在适当温度(一般为引物 T_m 值 ±5℃ 提高扩增的特异性或灵敏度)下与模板上的目的基因的 5′-3′端结合。

③ 延伸:72℃,在 TaqDNA 聚合酶的作用下和引物的引导下将 PCR 反应体系中的 A、G、T、C 结合到模板上去,完成 DNA 片段的复制,产生一条新的 DNA 片段。

④ 循环数:以 30~40 为宜。若循环数太少则扩增量不足,目的片段产量少,不足以服务后续试验;若循环数太多则非特异性扩增大大增加,导致目的片段占比下降。

(3) 结果判读。在 1% 琼脂糖凝胶电泳上对反应体系样本进行电泳,对照 DNA 标志物判读该反应体系中是否含有扩增的目的片段。

(4) 核酸测序。由于非特异性扩增的存在,对于判读为阳性的样本,应对其进行核酸测序以获取扩增目的片段核酸序列,确认是否为目的片段。

(5) 核酸序列比对。

① 去除测序错误的序列,同时依据引物位置去除引物以外的序列,保留待扩增靶标序列。

② 采用美国 NCBI 网站(https://blast.ncbi.nlm.nih.gov/Blast.cgi)进行核酸比对。

③ 依据核酸比对初判结果,下载参考序列,使用软件(MEGA、CLC 工作台)进行系统进化树构建,明确病原体的系统进化地位。

2. 常规染色镜检

目前,对立克次体形态学观察的常用染色法为吉姆萨染色法及瑞氏吉姆萨染色法。

1) 方法

(1) 对于细胞培养物、动物分离物标本,进行标本制备。

(2) 滴加 Giemsa 染液 2min,再加等量蒸馏水染 15min,倒掉染液,干后镜检;或将原液做 10 倍稀释盛于染色缸内,标本经甲醇固定后置于染色缸内,染色 30min,水洗,干后镜检。

2）结果判定

立克次体呈现紫红色，背景为蓝色。需要注意的是，目前有多种商品化吉姆萨染色试剂盒可用，具体操作时需依据不同试剂盒的要求进行。

4.4.6 患者血清学检验

1. 酶联免疫吸附试验

酶联免疫吸附试验（ELISA）的基本原理是将一定浓度的抗原或者抗体通过物理吸附的方法固定于聚苯乙烯微孔板表面，加入待检标本，通过酶标物显色的深浅间接反映被检抗原或者抗体的存在与否或者量的多少。ELISA技术作为免疫标记技术（包含免疫荧光技术、免疫放射技术、免疫酶技术和免疫胶体金技术）中的一种，已广泛应用于科研和临床试验中，具有快速、定性或者定量甚至定位的特点。ELISA可用于测定抗原，也可以测定抗体。在这种测定方法中有3种必要的试剂：①固相的抗原或抗体；②酶标记的抗原或抗体；③酶作用的底物。根据试剂来源和标本性状以及检测需具备的条件，可设计出各种不同类型的检验方法。

2. 间接免疫荧光试验

目的是为测定已知病原的特异性抗体是否存在，常用于对病例进行确诊。其过程为通过使用已知抗原与未知抗体（血清）进行孵育，产生抗原-抗体复合物，洗脱未产生抗原、抗体反应的抗体，再用荧光标记的抗抗体（二抗）与抗原-抗体复合物反应，最终形成抗原-抗体-抗体复合物，再用水洗脱未反应的二抗，进行干燥、封片后做荧光镜检。

3. 直接免疫荧光试验

用荧光抗体示踪或检查相应抗原的方法称为荧光抗体法。该试验是应用荧光标记的特异性抗体对目标样本中立克次体进行检测，如果待测样本中存在可与特异性抗体发生抗原、抗体反应的立克次体时，在激发光下可发出荧光，便于观察。

第5章

真菌的检验分析

5.1 概述

真菌是一大类不含叶绿素、无法进行光合作用,无根、茎、叶,具有典型细胞核和完整细胞器的真核细胞型微生物。真菌的种类很多,分布广泛,绝大多数对人类有益无害,如食用真菌、用于生产抗生素或酿酒的真菌等。根据最新的分类方法,真菌界可以分为壶菌门、接合菌门、子囊菌门、担子菌门等。

5.1.1 形态与结构

真菌可分为单细胞和多细胞两类。单细胞真菌形态呈圆形或卵圆形,称为酵母菌(yeast);多细胞真菌由菌丝和孢子组成,常交织成团,故称为菌丝体(mycelium),或丝状菌(filamentous fungus)、霉菌(mold)。

1. 单细胞真菌

菌体本身即为一个真菌体,直径为 3~15μm,主要以出芽方式繁殖。单细胞真菌有酵母菌和类酵母菌两种,酵母菌不产生菌丝,如新生隐球菌;类酵母菌延长的芽体可伸进培养基内,称假菌丝(pseudohypha),连接后形成假菌丝体,如白假丝酵母菌。

2. 多细胞真菌

多细胞真菌由菌丝(hypha)和孢子(spore)组成。其菌丝和孢子的形态结构是鉴别真菌的重要标志。

第 5 章　真菌的检验分析

1）菌丝

真菌营养生长阶段的结构称为营养体。绝大多数真菌的营养体都是可分枝的丝状体,单根丝状体称为菌丝。许多菌丝在一起统称为菌丝体。菌丝体在基质上生长的形态称为菌落(colony)。菌丝在显微镜下观察时呈管状,具有细胞壁和细胞质,无色或有色。菌丝可无限生长,但直径是有限的,一般为 $2\sim30\mu m$,最大的可达 $100\mu m$。

按其功能,伸入培养基中吸取养料的菌丝称为营养菌丝;向上生长的称为气生菌丝,可产生孢子的气生菌丝称为生殖菌丝。

低等真菌的菌丝没有隔膜(septum)称为无隔菌丝,可视为一个单细胞,具有多个细胞核,如低等真菌中的根霉、毛霉、水霉等的菌丝;而高等真菌的菌丝有许多隔膜,称为有隔菌丝,菌丝有很多横隔壁,将其分隔成多个细胞,每个细胞中有 1 个、2 个或多个细胞核。绝大部分的病原性丝状真菌为有隔菌丝。

不同种类的真菌所形成的菌丝形态结构不同,有助于真菌的鉴别。

2）孢子

孢子是真菌的生殖结构,由生殖菌丝产生,也叫繁殖体,是鉴定和分类的主要依据。孢子的抵抗力不强,加热 $60\sim70$℃ 短时间即会死亡。根据繁殖方式的不同,孢子可分为无性孢子和有性孢子两类。病原性真菌大多数形成的是无性孢子。

有性孢子是通过同一菌体或不同菌体两个细胞融合再减数分裂而形成的,如接合孢子(zygospore)、子囊孢子(ascospore)和担子孢子(basidiospore)等。无性孢子则不经过细胞融合的过程,直接由真菌菌丝有丝分裂产生,所以保持了与母代相同的性状。常见的无性孢子有以下几种。

(1) 分生孢子(conidium)。产生于生殖菌丝末端或由菌丝侧面出芽形成,可顶生、侧生或串生,形状、大小多种多样,单胞(小分生孢子)或多胞(大分生孢子),无色或有色,成熟后从孢子梗上脱落。

(2) 孢囊孢子(sporangiospore)。形成于孢囊梗顶端膨大而成的孢囊内。孢囊内细胞分裂产生孢子,孢子成熟后破囊释放。

(3) 芽生孢子(blastospore)。菌丝体细胞以出芽方式形成,呈圆形或卵圆形,多见于单细胞真菌。成熟后即与母体脱离,也有不脱离而形成假菌丝的,如假丝酵母。

（4）厚膜孢子（chlamydospore）。在不利生长环境下，菌丝细胞胞质浓缩，细胞壁变厚，抵抗力增强，是真菌的休眠形式。环境变得有利后又可发芽繁殖。

（5）关节孢子（arthrospore）。培养基未能及时更换的环境中真菌菌丝细胞分化形成长方形的节段。

5.1.2 真菌的繁殖与培养

1. 繁殖和生长

大多数多细胞真菌既可通过形成有性孢子繁殖，又可通过形成无性孢子繁殖。病原性真菌大多形成无性孢子。孢子可主动或被动地从母体释放。在风、水等外力作用下与母体脱离的方式属于被动释放；孢子与母体连接部分变脆弱从而断裂脱离的方式是主动释放。孢子可传播至较远的地方，对不利环境的抵抗能力稍强于菌丝体，但明显弱于细菌芽孢。孢子在合适的环境中以萌管的方式进行生长，大致可分为3个阶段，即孢子肿胀、萌发管形成和菌丝生长。孢子肿胀是孢子在适宜条件下通过吸水、物质代谢等方式使其体积增大。肿胀期后孢子继续吸收营养物质并合成新的细胞壁物质在萌发孔处形成萌发管。萌发管不断生长最后形成菌丝，菌丝的生长是在菌丝的顶端完成的。菌丝不断生长，到一定阶段后又可以产生孢子从而开始新一轮的生长繁殖。

2. 真菌的培养

真菌对营养的要求不高，一般培养基、pH=4.0~6.0均可生长，浅部感染的真菌生长的最适温度是22~28℃，而深部感染真菌的最适温度是37℃左右。

实验室常用于真菌培养的是沙氏培养基（sabouraud），主要成分为蛋白胨、葡萄糖、琼脂等，并添加氯霉素和放线菌酮，可抑制细菌生长而有利于真菌的生长。有些病原性真菌，如白假丝酵母菌、组织胞浆菌、新生隐球菌等在含有放线菌酮的培养基上不能生长，需先用无抗生素的血琼脂平板培养，见有生长后移种于沙氏培养基，并同时做玻片小培养，以观察自然状态下的形态结构。

真菌的培养还需要较高的湿度与氧气。虽然真菌的繁殖能力强，但其生长速度缓慢，需要1~4周才能形成菌落。在沙氏培养基上，真菌常表现出3种形态。

第 5 章 真菌的检验分析

1）酵母型菌落

多数单细胞真菌的菌落形式都是酵母型菌落,类似细菌菌落,光滑湿润,柔软而致密,菌落体积较大。显微镜下可见单细胞性的芽生孢子,无菌丝。新生隐球菌的菌落就是这种类型。

2）类酵母型菌落

又称酵母样菌落,也是单细胞真菌的菌落形式。外观上与酵母型菌落很相似,但在显微镜下可看到有菌丝伸入培养基中,如白假丝酵母菌就是这种类型。

3）丝状型菌落

这是多细胞真菌的菌落形式,由很多疏松的菌丝体形成。菌落较大,呈绒毛状、棉絮状和粉末状等。菌落的中心与边缘及其正面和背面可呈现不同颜色,在培养基上人工传代或培养时间过长,其形态、培养特性和毒力都可发生变化。丝状菌落的形态、结构和颜色在鉴定真菌时有重要的参考价值。

5.1.3 真菌的抵抗力

真菌的菌丝和孢子均不耐热,一般 60℃ 1h 即可杀灭。对干燥、阳光、紫外线及一般消毒剂有较强的抵抗力,但对 1%~3% 苯酚、2.5% 碘酒、2% 结晶紫及 10% 甲醛溶液比较敏感。用甲醛液熏蒸被真菌污染的物品可达到消毒的目的。真菌对常用的抗生素如青霉素、链霉素及磺胺类药物不敏感,但制霉菌素 B、两性霉素 B、氟康唑和酮康唑等抗真菌药通常能抑制真菌。

5.1.4 真菌感染

相较于细菌和病毒,真菌的致病力比较弱,但也能通过多种途径和机制使机体患病。真菌感染具有侵袭力强、易产生耐药性的特点,所以真菌感染很难得到根治。

1. 条件致病性真菌感染

条件致病性真菌是由内源性真菌感染引起的,如白假丝酵母菌、新生隐球菌、曲霉、毛霉等,这些真菌致病性不强,多发生于机体免疫力降低时,如长期使用广谱抗生素、皮质激素以及有糖尿病、艾滋病等。

2. 致病性真菌感染

主要是外源性真菌侵袭机体而致病,包括皮肤、皮下组织真菌感染和全身或深部真菌感染。这些真菌一般存在于自然界,正常人体内不携带,常经呼吸道或接触方式侵入人体引起感染。浅部真菌如皮肤癣菌等有嗜角质性,与皮肤接触后附着其上,产生角蛋白酶和脂酶分解角蛋白和细胞脂质,并在局部大量繁殖。

3. 真菌性中毒

某些真菌的代谢产物(真菌毒素)能引起人或动物中毒,称为真菌性中毒。由于真菌毒素的靶组织(器官)不同,真菌性中毒所表现出来的症状也不相同。例如,杂色曲霉毒素主要引起肝损伤,赫曲霉毒素主要表现为肾功能损伤,展青霉素主要针对神经系统,引起抽搐、昏迷等症状。

真菌中毒与一般细菌性或病毒性中毒的主要区别在于其不具有传染性,不会引起流行,因而受环境条件及饮食习惯的影响,发病有明显的地区性和季节性。

4. 真菌超敏反应

由于真菌的孢子能通过空气进行播散,敏感患者吸入时容易产生各种类型的超敏反应,如过敏性皮炎、荨麻疹、湿疹、鼻炎、哮喘、胃炎、肠炎等。

5. 致癌作用

目前已确证能引起人类肿瘤的真菌毒素是黄曲霉毒素。黄曲霉毒素是一类含有二呋喃环和氧杂萘邻酮的化合物的总称,以黄曲霉毒素 B1 毒性最大。还有一些真菌毒素也已在动物试验中确证其毒性。例如,赭曲霉产生的黄褐毒素可致小鼠肾癌,镰刀菌的 T-2 毒素可诱发大鼠胃肠腺癌、胰腺癌、垂体和脑部肿瘤,展青霉素经皮下注射可引起大鼠肉瘤等。

5.1.5 真菌免疫

机体抗真菌感染免疫与抗其他致病微生物感染一样,也包括天然免疫与特异性免疫。但真菌感染一般不能形成持久的免疫力。

1. 天然免疫

构成机体抗真菌感染的天然免疫主要包括以下途径。

1) 皮肤黏膜屏障

完整的皮肤黏膜能有效阻挡真菌及其孢子的侵入。皮脂腺分泌的不饱和脂肪酸具有抗真菌作用。正常菌群的相互拮抗作用可以使得真菌不能大量繁殖而致病,只有在如滥用广谱抗生素破坏菌群之间平衡的情况下,内源性真菌才能大量生长。

2) 吞噬作用

中性粒细胞和巨噬细胞可以吞噬和杀灭真菌。人体可分泌一种促癣吞噬肽,可结合到中性粒细胞外膜上,以提高其吞噬和杀菌活性。中性粒细胞杀灭真菌的机制主要是吞噬过程触发呼吸爆发,形成 H_2O_2、次氯酸等,以及释放颗粒中的防御素。

2. 特异性免疫

真菌感染可触发机体产生细胞免疫和体液免疫,其中又以细胞免疫为主。特异性细胞免疫中 CD4 + T 细胞产生的 IFN – γ、IL – 2 等激活巨噬细胞,上调呼吸爆发作用,增强其对真菌的杀灭。特异性抗体能阻止真菌与宿主细胞或组织的黏附,并调理吞噬作用。

5.2 厌酷球孢子菌检验分析

厌酷球孢子菌是一种能引起全身性感染的深部真菌,它的主要临床表现是伴有皮肤和骨骼病变的肺炎和胸膜炎。1892 年 Posada 报告了本真菌的第一名感染者,患者为一名阿根廷士兵。厌酷球孢子菌属于双相型真菌:在土壤或培养基上表现为霉菌型,形成菌丝及圆筒状关节孢子,成熟的关节孢子具有很强的感染性;在感染的组织细胞中形成双层厚壁的小球体(spherule),成熟的小球体破裂释放出其中的内生孢子,每个内生孢子可再次发育形成新的小球体。小球体可随痰液或其他分泌物排出体外,在合适的条件下发芽形成菌丝。

本真菌为专性需氧,适应性强,在 pH = 3.5 ~ 9.0 范围内均可生长,对营养需求不高,在普通培养基上即能生长,培养基中只需含有醋酸铵即能满足碳、氮及能量需要。在沙氏培养基上,20℃下培养 3 ~ 5 天即出现湿润的薄膜样菌落,以后逐渐形成棉花样的菌丝体,最初为白色,逐渐变成棕色,这种培养基上的菌丝体生成许多关节孢子,打开培养皿即有大量关节孢子逸出,可引起工作人员感染,在操作时应注意做好自身防护。

本真菌感染后可获得稳定的免疫力,所以接种疫苗可以有效预防本病。

5.2.1 样品的检验程序

厌酷球孢子菌的检验程序如图5.1所示。

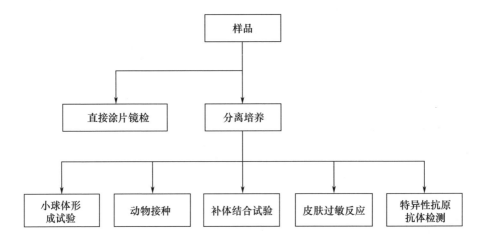

图5.1 厌酷球孢子菌的检验程序

5.2.2 样品的处理

污染固体样本可加10倍生理盐水充分浸泡,振荡10~15min,静置10min,取上层悬液再进行分离。污水样品3000r/min离心30min,取沉淀物做增菌、分离培养和动物接种。

5.2.3 样品的分离培养

为了抑制杂菌生长可用偏酸的培养基,如pH=5.5的沙氏培养基或加抗生素的培养基。初次分离培养应同时作双份培养:一份用沙氏培养基置20℃条件下培养;另一份用脑心浸液琼脂(BHl)或葡萄糖血琼脂置35℃孵箱中培养。接

第 5 章 真菌的检验分析

种方法为:用弯头接种针取少量待检测样品接种至中间一点,接种时应倒置培养基朝上掀起后用接种针向上接种。接种后封闭培养基只留几个小孔通气,培养期间不再开盖。阳性结果 3～5 天即可在沙氏培养基上长出灰色的菌膜,再过几天就能形成气生菌丝;在脑心浸液琼脂培养基上能形成小球体。阴性结果需要连续观察 14 天后方能出具报告。

5.2.4 实验室检验鉴定

1. 显微镜直接检查

痰、脓、洗胃液或分泌物等分别涂 3 张玻片:第 1 张滴加待检查物与 10% KOH 溶液各一滴,混合后加盖玻片镜检;第 2 张滴加待检查物与盐水各一滴混合后加盖玻片,周围用凡士林封闭,室温下放置 24h 后,检查有无菌丝形成;第 3 张进行六甲胺硝酸银特殊染色。小的小球体常在巨噬细胞中见到,大的成熟的小球体则常游离于细胞外,在肺空洞中菌丝和小球体常同时存在。在痰、分泌物或组织切片中发现小球体对本病具有诊断意义。

2. 小球体形成试验

将含有疑似关节孢子的材料接种在脑心浸液培养基中,40℃培养 2～5 天,如获得带内孢子的小球体,即为阳性。在大玻璃瓶中放置点燃的蜡烛或往培养箱中供气以提高 CO_2 含量,对形成小球体更为有利。

3. 动物接种

对于可疑的培养物必须用动物接种来验证结果。取可疑培养物 0.5mL 接种于小鼠腹腔,雄性豚鼠则接种 0.5～1mL 于睾丸内。每次至少同时注射 3 只动物,分别在 1、2、3 周后活杀检查以尽早确定其致病性。

4. 皮肤过敏反应

利用小球体培养滤液制备的抗原——小球体素(spherulin)比利用菌丝体肉汤培养液制备的抗原——球孢子菌素(coccidioidin)更敏感、可靠。皮内注射 0.1mL 24h 及 48h 各观察一次,红斑硬结大于 5mm 为阳性。Hooper(1980)报告显示不观察 24h 结果,阳性率丢失 47%,不观察 48h 结果,阳性率丢失 7.5%,所以必须同时观察 24h 及 48h 两次结果。患者感染后第 1 周的阳性率为 80%,第 2 周为 90%,第 3 周为 100%。皮肤过敏反应具有一定的诊断意义,但更重要的应用是流行病学调查。一旦感染过本真菌,皮肤试验几乎终生呈现阳性反应。外来人员首次进入流行区,15%~50%的人在最初12个月内皮肤试验转为阳性,5年内阳性率可达80%。

5. 检测特异性抗原

将初步分离出的疑似厌酷球孢子菌接种在肉汤中,25℃振荡培养3~6天,取上清液与已知厌酷球孢子菌抗血清做凝胶双扩散试验。产生沉淀线则为阳性。本试验的阳性率与分离培养及动物试验的符合率几乎完全一致,而且比培养方法快速、安全。

5.2.5 患者的血清学诊断

1. 补体结合试验

用于抗体检测最普遍的方法,特异性强,能帮助判断疾病的预后,凡是病情严重的抗体滴度都呈现出升高的趋势。一般来说,抗体滴度超过1∶16或1∶32预示着疾病有向肺外扩散的风险;反之,如抗体滴度下降预后趋向良好。脑膜炎患者的脑脊液补体结合试验常为阳性,具有诊断意义。血清中补体结合的抗体一般晚于沉淀反应的抗体出现,但可持续数年。

2. 检查特异性抗体

根据Aguilar Torres的报告,抗体可以用对流免疫电泳法进行检测,方法简便,灵敏度高,出结果快,而且可以定量检测,其结果与补体结合试验符合率很高。作者对34名活动性球孢子菌病人的96份标本作对流免疫电泳,阳性率高达96.88%,而其余5名皮试阳性者、5名皮试阴性者和6名其他真菌感染者均为阴性。因而对流免疫电泳法可以在不能作补体结合试验时作为替代检查。

5.3 荚膜组织胞浆菌检验分析

荚膜组织胞浆菌是一种以侵犯网状内皮系统为主的深部真菌。临床表现多种多样,主要特征是:不规则发热、肝、脾和淋巴结肿大,皮肤和黏膜病变以及白细胞减少。本菌经呼吸道感染为主,原发性病变在肺部。荚膜组织胞浆菌属于不完全菌纲、丛梗孢目、丛梗孢科的一种双相型真菌。在宿主的网状内皮细胞和外周白细胞中为酵母菌型,直径为 1～5μm。在沙氏培养基上室温培养为霉菌型,菌丝顶端和侧枝上长出许多孢子。本菌酵母型菌体及分生孢子都能致病,但主要由孢子引起。本菌孢子在一定条件下能在土壤中繁殖,孢子对外界环境及消毒剂和爆炸分散有较强的抵抗力,在地面能造成长期污染。人群对本菌易感性高,在自然界和实验室经常由于吸入本菌气溶胶而感染。

5.3.1 样品的检验程序

荚膜组织胞浆菌的检验程序如图 5.2 所示。

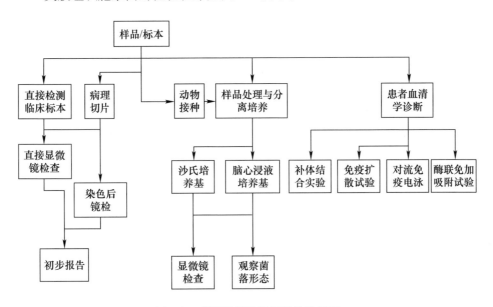

图 5.2 荚膜组织胞浆菌的检验程序

5.3.2 样品的处理

病人的血液、骨髓、洗胃液和痰等可直接做分离培养;污染固体样本可加 10 倍生理盐水充分浸泡,振荡 10～15min,静置 10min,取上层悬液再进行分离。污水样品 3000r/min 离心 30min,取沉淀物作增菌和分离培养。

5.3.3 样品的分离培养

用病人的血液、骨髓、洗胃液和痰等做分离培养,至少应该接种两种培养基,即沙氏培养基和脑心浸液葡萄糖血液培养基,每毫升培养基加入放线菌酮 0.5mg、氯霉素 0.05mg。沙氏培养基 22℃培养,后者 37℃培养。至少观察 3~6 周方能认为阴性。样品中病原菌的数量若是不多可先接种于小白鼠腹腔,少数病原体即可使小白鼠发病或死亡。取感染小白鼠的肝、脾或骨髓再作分离培养,可获得较高的阳性率。

5.3.4 实验室检验鉴定

病理切片检查对本菌的检出有较大的指导意义。鼻腔、口腔、咽喉、皮肤或黏膜溃疡渗出液,肿大的淋巴结的切片或骨髓穿刺液涂片,用铬酸六甲四胺银染色可获良好的结果。酵母型菌体的多糖呈黑色,菌体一般呈灰色,边缘清楚,背景无色。

5.3.5 患者的血清学诊断

1. 补体结合试验

用酵母型菌体作为抗原,其反应程度与临床经过趋于一致。一般 1:8 以上滴度有诊断意义,病情越重,滴度越高。慢性进行性组织胞浆菌病和播散性病变,则滴度不增高。根据 Goodman(1975 年)的报告,补体结合反应滴度与痰培养阳性率呈正相关,滴度 1:8 时阳性率为 8%,1:16 时为 21%,1:32 时为 42%,1:64 时为 57%。

2. 免疫扩散试验与对流免疫电泳

免疫扩散试验出现 M 和 H 带时被认为有诊断意义,其中 H 带的出现与疾病的活动性有关。对流免疫电泳具有准确、快速的特点,90min 即能获得结果。根据 Kleger(1973 年)的报告,取确诊为组织胞浆菌病的病人血清 52 份,对流免疫电泳同时或单独出现 H 或 M 带者 42 份(阳性率 81%);免疫扩散试验阳性者 43 份(阳性率 82%)。另 28 份其他病人的血清对照全部为阴性。因此,作者建议把对流免疫电泳法作为本病的常规诊断方法。

3. 酶联免疫吸附试验

据 Boyer(1983)报告,以酵母型菌体抗原作酶联免疫吸附试验(ELISA)检查抗体比上述方法更加敏感。25 名各型病人用 EL1SA 法检查均为阳性,而补体结合试验阳性率仅为 17/25(68%),免疫扩散试验则为 9/11(82%)。

第6章
病毒的检验分析

6.1 概述

病毒的概念随着新型病毒的发现可以简单分为狭义和广义上的概念。狭义上的病毒(virus),也就是通常所说的病毒是指由一个核酸分子(DNA或RNA)与蛋白质构成的非细胞形态,结构简单,必须在活细胞内寄生,以复制的方式进行增殖,如在全球形成大规模疫情的新型冠状病毒、能引起人类流感爆发的多种类型的流感病毒等;广义上的病毒结构种类更加多变,如仅由裸露的RNA或DNA所组成、包裹在病毒体内的拟病毒、由环状闭合的单链RNA分子组成的类病毒、仅由小分子无免疫性疏水蛋白质组成的朊病毒等。根据本章内容结构,为了便于理解,本章所指病毒均为大家所理解的狭义上的病毒。

与其他生物相比,病毒有以下特点:①体积微小,可通过滤菌器,必须借助电子显微镜才能观察到;②结构简单,它没有与其他生物类似的完整细胞结构;③必须在活细胞内寄生;④遗传物质单一,每种病毒只含有一种核酸(DNA或RNA);⑤以复制方式增殖,由前体成分装配构成子代,不能自身生长繁殖;⑥对抗生素不敏感,对干扰素敏感。

在自然界中病毒是广泛存在的,与人类疾病密切相关。在引起人类疾病的病原体中,病毒占75%以上,并且病毒容易变异,从而不断出现变异病毒和新病毒,给人类医疗带来很大挑战,因此防止病毒感染以及保护生物安全成为全球近年来关注的重点课题。此外,在农业、工业、生物工程等很多学科领域,病毒也都是研究的热点内容。

6.1.1 病毒大小与形态

1. 病毒大小

病毒个体微小,目前通常用纳米(nanometer,nm)作为测量病毒大小的单位,极少数大型病毒直径可达微米(micrometer,μm),目前被称为三大超大型病毒的潘多拉病毒、拟菌病毒和西伯利亚阔口罐病毒尺寸均可达 μm 量级。不同病毒大小相差很大,一般介于 20~300nm 之间。小型病毒如脊髓灰质炎病毒仅有 20~30nm,中型病毒如流感病毒约 100nm,大型病毒如牛痘病毒为 200~300nm。病毒需用电子显微镜进行观察,研究病毒大小时需用高分辨率电子显微镜几万到几十万倍数进行观察;也可通过超速离心法,利用病毒的大小、形状与沉降速度之间的关系推算其大小;或用分级过滤法,依据病毒可通过的超滤膜孔径估计其大小。

2. 病毒形态

不同病毒形状各异,多数呈球形或近似球形,也有少数病毒为子弹形、砖块形等。噬菌体呈蝌蚪形,植物病毒多数为杆状。

6.1.2 病毒的结构与化学组成

1. 病毒的结构

病毒的主要结构是由核心(core)和衣壳(capsid)构成的核衣壳(nucleocapsid),有些病毒核衣壳外部还有包膜(envelope)等结构。

病毒核心的主要成分为核酸,构成病毒基因组,一般只含有一种核酸(DNA 或 RNA),还包含少量非结构、功能性蛋白。

包围在核酸外面的蛋白质外壳称为衣壳,它是由一定数量的衣壳粒(由一种或几种多肽链折叠而成的蛋白质亚单位)按一定的排列组合构成的病毒外壳。由于衣壳粒的不同排列组合,使病毒有 3 种对称性构型,即复合对称型(头部为立体对称,尾部为螺旋对称,如 T 系噬菌体)、螺旋对称型(衣壳粒螺旋排列而成,核酸在螺旋状沟中,如烟草花叶病毒)、立体对称型(外观呈球形,实际为 20 面体,呈立体多面体,如腺病毒)。这些蛋白质衣壳的主要作用是保护核酸不被破坏以及介导病毒核酸进入宿主细胞。衣壳具有抗原性,是病毒的主要抗原成分。核心和衣壳共同组成核衣壳。无包膜病毒的核衣壳就是病毒体。

包膜是病毒成熟过程中以出芽形式穿过宿主细胞,向外释放时所获得的,是宿主细胞膜或核膜的成分。有包膜围绕的病毒体称为包膜病毒,仅有核衣壳而无包膜的病毒体称为裸露病毒。

2. 病毒的化学组成

1)核酸

核酸处于病毒中央,是病毒的遗传物质,携带病毒的全部遗传基因,是病毒感染和遗传的物质基础,一种病毒只含有一种核酸,为 DNA 或 RNA,它们的存在形式为单链、双链或环状多核苷酸形式。

2)蛋白质

病毒的主要成分是蛋白质,分为非结构蛋白和结构蛋白。非结构蛋白是病毒基因编码的、在病毒复制或基因表达中有一定功能、不结合于病毒颗粒的蛋白质;结构蛋白是构成病毒颗粒有形成分的蛋白质,包括包膜蛋白、基质蛋白和衣壳蛋白等。

3)脂质和糖类

病毒包膜内存在脂类化合物,如脂肪酸、胆固醇、磷脂和甘油三醇等。这些脂类几乎都是病毒在细胞内释放时,直接从宿主细胞膜或核膜上得到的。

6.1.3 病毒的增殖

病毒是非细胞型生物,没有细胞器和酶系统,不能独立完成代谢活动,必须寄生在活细胞内以复制的方式进行增殖。病毒进入宿主细胞后,其核酸会使宿主细胞以病毒核酸为模板,在核酸多聚酶等的作用下,复制出病毒子代核酸,并以病毒核酸为模板转录、翻译出子代病毒蛋白质,再装配成子代病毒,释放到细胞外,同时宿主细胞会停止合成细胞自身的蛋白质和核酸。从病毒进入细胞到子代病毒体生成并释放这一过程,称为病毒的复制周期。主要包括以下几个步骤。

第6章 病毒的检验分析

1. 吸附与穿入

病毒感染宿主细胞的第一步是吸附,是指病毒体依靠其表面结构与细胞膜上的特定受体结合并黏附在细胞膜表面的过程。这一过程可分为两个阶段:一是病毒体与细胞接触,进行静电结合,这一结合是可逆的非特异性结合;二是病毒体表面结构与宿主细胞膜上相应受体结合,需要一定温度条件,是特异性的、不可逆的,决定了病毒的感染特性。

病毒吸附于宿主细胞后,可通过融合或吞饮的方式进入细胞。

① 融合指有包膜的病毒通过包膜与宿主细胞膜融合后进入细胞,然后将核衣壳释放入细胞质内。

② 吞饮指病毒与细胞表面结合后内陷入细胞,细胞膜内陷形成类似吞噬泡,病毒完整地进入细胞。无包膜病毒多以此形式进入细胞。

2. 脱壳

病毒进入宿主细胞后脱去蛋白质外壳的过程称为脱壳。病毒脱壳后才能将其核酸释放出来发挥作用。多数病毒在穿入宿主细胞过程中,宿主细胞溶酶体会发挥作用,使病毒衣壳蛋白质水解,从而脱去衣壳并将基因组核酸释放至细胞质。少数病毒脱壳过程较为复杂,在脱壳前病毒基因组已经开始进行转录。不管以何种方式,病毒的脱壳过程主要还是依靠宿主细胞内酶的作用。

3. 生物合成

病毒基因组释放后,就进入生物合成阶段。宿主细胞的核酸和蛋白质合成停止,转而按照病毒基因的指令进行病毒蛋白质合成和核酸的复制。此期间还未形成完成的病毒体,用血清学和电镜进行观察,在细胞内找不到完整的病毒颗粒,所以也称为"隐蔽期"。

病毒的生物合成主要包括蛋白质的合成和核酸的复制。病毒蛋白质的合成原料由宿主细胞提供,多在宿主细胞的核糖体上进行。病毒合成的蛋白质分为早期蛋白和晚期蛋白:在病毒核酸复制之前合成的是早期蛋白,主要是复制病毒核酸所需要的各种酶,多为功能性蛋白;在复制完成病毒核酸后,以子代病毒核酸为模板翻译出来的是晚期蛋白,主要为结构蛋白。核酸的复制由宿主细胞提供原材料,在多种酶的作用下以病毒核酸为模板进行大量复制。

4. 组装、成熟与释放

新合成的子代病毒核酸和蛋白质在宿主细胞内组合成新的病毒颗粒的过程称为组装。在宿主细胞内不同部位组装的病毒也不同,可分别在细胞质膜、核膜、细胞质、细胞核上进行。除痘病毒外,DNA病毒均在细胞核内组装;RNA病毒与痘病毒在细胞质内组装。无包膜病毒装配成的核衣壳即为成熟的病毒体,有包膜病毒装配成核衣壳后以出芽方式释放时再包上核膜或细胞膜形成成熟病毒体。

装配好的成熟病毒向细胞外释放的方式有所不同,无包膜病毒在细胞内累积到一定数量后,细胞裂解释放病毒;有包膜病毒多以出芽形式释放;有的病毒则很少释放到细胞外,而是通过细胞间桥或细胞融合方式在细胞间传播。

6.1.4 病毒的分类

国际病毒分类委员会(international committee on taxonomy of viruses,ICTV)依照目、科、属、种对病毒进行分类和命名。例如,2019年爆发的新型冠状病毒,按照此类方法归类为套式病毒目、冠状病毒科、冠状病毒属、SARS-CoV-2。随着病毒学研究的不断深入,尤其是病毒基因和基因组学研究的不断完善,病毒的分类和命名也将不断向前发展。

根据人们的生产实践和医疗研究,常见的病毒分类依据有以下几种:①病毒粒子大小、形态;②抗原性;③衣壳对称性和壳粒数目;④对理化因素的敏感性;⑤核酸的性质与结构,如DNA、RNA、单链或双链、碱基数量、基因数等;⑥生物学特性,如繁殖方式、宿主范围、传播途径;⑦有无包膜等。

生活中常见的病毒依据其宿主不同,可将病毒分为植物病毒、昆虫病毒、动物病毒、放线菌病毒、细菌病毒(噬菌体)等;临床上也可根据病毒致病性将其分为出血热病毒、消化道病毒、呼吸道病毒、肝炎病毒等。

6.1.5 病毒的鉴定

病毒作为危害人类健康的常见病原体类型,在医院临床中非常常见。如何

第 6 章　病毒的检验分析

有效地预防病毒对人类健康的危害一直是研究者们关注的重点,其中的首要关键环节是对病原体的检验鉴定。病毒引起的感染在临床上比较常见,因此及时正确地分离、鉴定病毒,并采取针对性的治疗手段尤为重要。

病毒的检验鉴定可以分为样品采集及样品鉴定。

样本采集是病毒鉴定的基础,应根据不同病毒感染、不同病程,采取不同部位的标本,如病毒血症者应采集血液、肠道感染采集粪便、呼吸道感染采集鼻咽分泌物或痰液等。病毒在室温环境下容易被灭活,标本采集后应尽快送实验室检查,如需远距离运输的,应低温保存送检,需分离培养时,应将其存放在 $-70℃$ 低温冰箱或液氮罐内保存。

1. 病毒的初步鉴定

采集到的病毒一般采用动物接种或鸡胚接种等手段对其进行分离培养,以便后续试验鉴定。病毒的初步鉴定可采用以下方法。

1) 细胞形态学改变

细胞形态学变化可通过显微镜进行观察,不同的病毒感染细胞后,可呈现出不同的细胞形态学变化,可依据某些病毒的特征性感染特征进行初步判断。①细胞病变效应(cytopathic effect,CPE)指溶细胞性病毒在敏感细胞内增殖后,引起细胞发生的病理改变。常见的如细胞坏死、圆缩、拉丝、聚集、细胞堆积呈葡萄状等;②多核巨细胞,多见于有包膜病毒,由感染细胞膜融合而成;③包涵体,指某些病毒在感染细胞内增殖后,用普通光学显微镜可看到与正常细胞结构和着色不同的圆形或者椭圆形斑块,称为包涵体,如巨细胞病毒感染后在细胞核内形成周围有轮晕状且与核膜分离的"猫头鹰眼"样大型嗜碱性包涵体。

2) 红细胞吸附

流感或副流感病毒等感染细胞后,由于细胞膜上出现了血凝素(haemagglutinin,HA),具有吸附脊椎动物红细胞的能力,这一现象称为红细胞吸附,这一试验常用来测定具有 HA 的病毒增殖。若有相应的抗血清,则能中和细胞膜上的HA,红细胞不再发生吸附效应,这一现象称为红细胞吸附抑制。

3) 干扰现象

一种病毒感染细胞后可以干扰另一种病毒在该细胞中的增殖,这种现象称为干扰现象。

4）细胞培养液 pH 值的改变

病毒感染细胞后，由于细胞的代谢发生变化，使得细胞培养液 pH 值随之发生变化，这也能够作为病毒增殖的一个指标。

2. 病毒血清学检测

若想对病毒做进一步的检验分析，可通过血清学诊断的方法。病毒血清学检测（viral serological detection）是指采用血清学方法辅助诊断病毒性疾病的方法，其基本原理是利用已知的病毒抗原来检测患者血清中有无相应抗体。可通过以下几种方法进行血清学鉴定。

1）病毒中和试验

病毒在活体内或细胞培养中被特异性抗体中和而失去感染性的试验称为中和试验。主要用来检查人工免疫后或患病后机体血清中抗体的增长情况，也可用来鉴定病毒、研究病毒的抗原结构等。中和试验可在细胞培养、鸡胚上进行，一般将抗体做稀释，与一定量的病毒混合，然后检测其在细胞培养、鸡胚上的感染性，最终以病毒复制（鸡胚）或抑制细胞病变（细胞培养）的抗体最高稀释度来表示。中和试验适用于人群免疫情况调查，常用此法进行流行病学研究。

2）红细胞凝集试验

部分病毒表面有血凝素，如流感病毒等，在一定条件下，能与鸡、豚鼠等红细胞表面的糖蛋白受体结合而发生凝集现象。血凝抑制现象是指血清中出现特异性抗体与病毒结合后，使病毒失去凝集红细胞的能力，从而抑制血凝现象的出现。利用血凝抑制试验可以检测和鉴定具有血凝特性的病毒，如流感病毒、乙脑病毒的辅助诊断和流行病学调查。

3）补体结合试验

该试验是用免疫溶血机制做指示系统，来检测另一反应系统有无抗原或抗体的试验。在试验中，如果反应系统中存在待测的抗体（或抗原），则抗原、抗体发生反应后可结合补体，再加入指示系统时，由于反应液中已没有游离的补体而不出现溶血，可知为补体结合试验阳性。如果反应系统中不存在待检的抗体（或抗原），则在液体中仍有游离的补体存在，当加入指示系统时会出现溶血，可知为补体结合试验阴性。

4) 病毒蛋白检测

病毒自身结构蛋白与非结构蛋白会在侵入宿主细胞后合成,并且宿主细胞的蛋白表达也会因为与病毒发生相互作用而被下调或上调,除直接检测病毒外,也可检测与病毒发生作用的蛋白。临床常用免疫印迹技术、ELISA 技术等进行病毒蛋白的检测。

6.2 天花病毒检验分析

6.2.1 样品的检验程序

根据样品理化性质、生物学特征、感染者临床表现、流行病学特征及相关情报确定天花病毒的检验分析程序,依据对样品性质的了解程度对检验程序进行优化。天花病毒的检验流程如图 6.1 所示。

6.2.2 样品的处理

病灶皮肤处的取样是检验天花病毒最理想的样品。要依据天花病不同病期,采集相应的样品。潜伏期可用 10mL 抗凝管采集静脉血。丘疹期可以轻轻刮取皮疹上盖置于玻片制作涂抹样品,如果皮疹上盖无法分离或者皮疹基底部呈湿性,可直接用玻片按压制作涂片样品。水疱或者脓疱期可用 1mL 注射器吸取 0.1mL 磷酸盐缓冲液(PBS)刺破水疱或脓疱,将 PBS 与组织液充分混匀后吸取置于试管中,过于黏稠的脓疱液可用棉拭子擦取涂片(图 6.2)。痂皮期可用无菌镊子或者手术刀采集,置于清洁瓶中封口。样品完成采集后通常需要经过青霉素、链霉素除菌,以降低标本污染率。疱疹液可用 PBS 制备病毒悬液直接用于病毒分离,而痂皮可用 PBS 研磨后制备病毒悬液,样本处理后可提高病毒分离率。

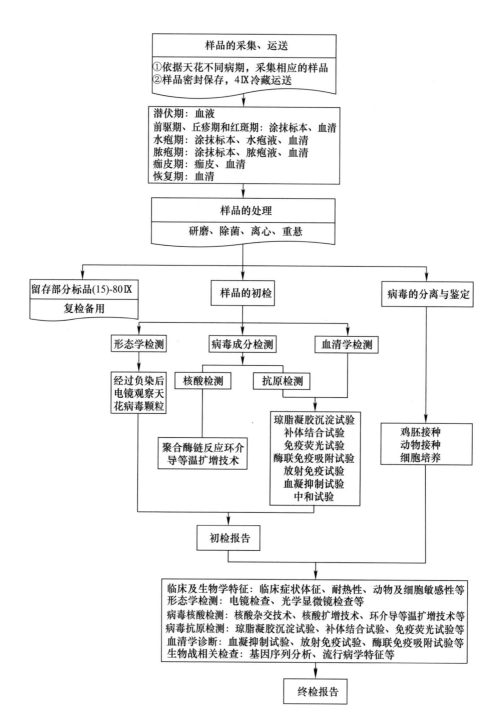

图 6.1 天花病毒检验流程

第 6 章　病毒的检验分析

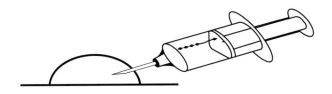

图 6.2　天花病水疱液或脓疱液的采集方法

6.2.3　鸡胚与动物接种

1. 鸡胚接种

天花病毒分离适用于鸡胚绒毛尿囊膜(CAM)接种法。一般选取 38~39°C 孵育 11~13 日龄较大的受精鸡胚,在鸡胚面卵壳上画出一个边长为 10mm 的等边三角形,2.5% 碘酒消毒后,在不损伤壳膜的情况下,用蛋钻在气室中央开出三角形卵窗,期间不要损伤壳膜。为增加透明度,可在卵窗处滴加灭菌生理盐水,然后用注射器针头顺着壳膜纹理的方向刺破,并抽气形成气室负压,盐水流入绒毛尿囊膜,使膜下陷形成人工气室。接种 0.05~0.1mL 病毒悬液,卵窗周边涂抹半凝石蜡,立即用无菌胶条封闭孵育,培养过程中鸡胚始终保持人工气室向上。

2. 动物接种

兔和小鼠均属于痘病毒的易感试验动物,极易引起死亡,因此试验动物通常不用于天花病毒的常规分离,仅限于鉴别诊断和毒力检测。

6.2.4　病毒的分离培养

1. 鸡胚

将病毒悬液接种鸡胚后置于 35°C 孵育 72h。在培养过程中观察并记录鸡胚上脓疱出现的时间、大小、形态及病灶颜色。收获时,首先对卵窗封闭胶条及周边进行消毒,去除胶条,无菌条件下扩张卵窗,注意避免碎片落至绒毛尿囊膜上。用灭菌眼科镊轻轻夹起绒毛尿囊膜,沿人工气室边缘剪开,放入培养皿中,观察病灶斑形状并计数。天花病毒会在绒毛尿囊膜上形成一个直径为 1mm,呈乳白色或灰白色的光滑圆盖状痘斑,无出血。放大 10 倍观察后,可见在不透明中心周围有一晕圈围绕,呈现荷包蛋状。用50%甘油保存明显的病灶斑备用。

2. 细胞培养

天花病毒可在多种人源和灵长类动物细胞系中培养。最为常用的细胞系包括人胚肾原代细胞、Hela细胞、非洲绿猴肾细胞等。经过天花病毒感染后,细胞通常在1~3天内融合脱落,形成1~3mm的脱落空斑。此外,天花病毒在单层细胞上产生细胞病变。

6.2.5 实验室检验鉴定

1. 形态学检测

天花病毒最可靠、最快速的诊断方法是电子显微镜检查。将制备好的天花病毒悬液滴入载网并用磷钨酸负染后用电子显微镜观察天花病毒颗粒。虽然用电子显微镜无法鉴别天花病毒与猴痘、牛痘等其他痘类病毒,但是可以对天花病毒等痘类病毒与水痘病毒等疱疹病毒感染进行鉴别。用光学显微镜检查吉姆萨染色后的病损基底部,可以对天花病毒做出快速诊断。另外,可以通过天花病毒悬液感染Hela细胞做诊断性培养,用光学显微镜观察细胞变性效果。天花病毒发疹期病损部位聚集大量病毒,可进行准确诊断,但在潜伏期则较难检出病毒。

2. 病毒抗原检测

天花病毒抗原检测技术主要包括补体结合试验、免疫荧光试验及琼脂凝胶沉淀试验等。但是这类免疫学检测得到的结果可靠性不及电镜检查。另外,还有一些非常规采用的检测技术,包括放射免疫试验和酶联免疫吸附试验等。

3. 病毒核酸检测

天花病毒核酸检测主要采用聚合酶链反应(PCR)。在PCR反应体系中,天花病毒模板通常为人工构建质粒VARV。特异性引物依据天花病毒基因组进行优化设计并进一步完善反应条件和参数。与常规PCR相比较,实时荧光定量PCR以及环介导等温扩增(LAMP)技术测定样品DNA复制数具有更高的特异性、敏感性和更好的重复性,而且操作简便、快速高效,在天花病毒核酸检测中已经得到深入的应用。

6.2.6 患者血清学诊断

感染天花病毒的患者发病后 6~8 天开始出现抗体,并在 2~3 周后出现抗体的第二次增高,血凝抑制试验和中和试验等有助于天花病毒的血清学诊断。天花病毒为正痘病毒属能,产生血凝素,可使 50% 鸡红细胞呈现阳性反应。而正痘病毒属间存在着交叉抗原,因此单独采用血凝抑制试验难以做出精确的诊断,还需要结合临床表现、流行病学特征进一步明确诊断。天花病毒血凝抑制抗体的效价一般大于 1∶80,少数情况下可大于 1∶1000。另外,天花病毒的中和试验可在 CAM 以及培养细胞中进行。

6.3 汉坦病毒检验分析

汉坦病毒属布尼亚病毒科(Bunyaviridae)汉坦病毒属(Hanta virus,HV),是有包膜分节段的单股负链 RNA 病毒,基因组包括 L、M、S 这 3 个片段,分别编码聚合酶蛋白 L、糖蛋白 G1 和 G2、核蛋白 NP,根据分子结构的不同,HV 属至少可分为 10 个血清型/基因型,属于自然疫源性病毒性急性传染病,鼠类是自然宿主。汉坦病毒是肾综合征出血热(HFRS)和汉坦病毒肺综合征(HPS)等传染病的病原体,在我国主要引起肾综合征出血热(HFRS),是《中华人民共和国传染病防治法》规定的乙类传染病。

形态结构。汉坦病毒一般呈圆形或卵圆形,大小为 90~110nm,有包膜,包膜上有血凝素 G2 和受体蛋白 G1。HFRS 病毒的核酸为 ssRNA,分为 LRNA、MRNA、SRNA,分子量分别为 2.7×10^6 道尔顿、1.4×10^6 道尔顿和 0.6×10^6 道尔顿,具有同样的 3′末端"3′AUCAUCAUCUG",不同于布尼亚病毒科的其他属病毒。HFRS 病毒由 N、G1、G2 和 L 这 4 种蛋白构成,即编码 NP 核蛋白,NP 是主要结构蛋白,有较强的免疫原性。SRNA 在病毒的分类、诊断和疫苗的研制上都有重要意义。MRNA 编码 G1 和 G2 包膜糖蛋白,G1 是血凝活位点,G2 是受体吸附、中和抗原位点,两种位点会有部分重叠。LRNA 编码为 RNA 聚合酶,是病毒复制的关键酶。

汉坦病毒存在自然重组现象,即在自然状态下,同一宿主细胞感染两种或两种以上的病毒,病毒在成熟过程中遗传物质发生互换,这对解释新病毒的产生和烈性传染病的爆发有一定的意义。

培养特性。对非洲绿猴肾细胞(VeroE6)、人肺癌传代细胞(A549)敏感。细胞病变不常见,免疫学检测可证实。黑线姬鼠、长爪沙鼠、小白鼠、大白鼠等啮齿类易感,小白鼠、乳鼠感染后可发病致死。病毒增殖时,会在感染细胞内产生大量的形态不一的包涵体。

病毒型别。汉坦病毒可分为两种:一种会引起汉坦病毒肺综合征(HPS),主要流行于美国,在阿根廷、巴西、巴拉圭、玻利维亚及德国也发现了病例;另一种会引起汉坦病毒肾综合征出血热(HFRS)。

血清学方法以及 RT－PCR 技术和酶切分析。将 HFRS 病毒分为汉坦病毒(Ⅰ型,又称野鼠型)、汉坦病毒(Ⅱ型,又称家鼠型)、普马拉病毒(Ⅲ型,又称棕背鼠型)、希望山病毒(Ⅳ型,又称草原田鼠型)、泰国病毒(Ⅴ型)、Dobrava 病毒(Ⅵ型)、Thottapalaym 病毒(Ⅶ型)以及 1993 年在美国西南部暴发的汉坦病毒肺综合征的病原。

目前认为,引起汉坦病毒肺综合征(HPS)的病原至少有六型汉坦病毒属相关病毒,包括辛诺柏病毒(Sin Nombre virus,SNV)、纽约病毒(New York virus,NYV)、纽约1型病毒(NYV-1)、长沼病毒(Bayou virus,BAYV)、黑港渠病毒(black creek canal virus,BCCV)以及安第斯病毒(Andes Virus)等。

抵抗力。病毒抵抗力强,对有机溶剂丙酮、氯仿、乙醚和 pH=3 的酸敏感。一般消毒剂如来苏尔、新洁尔灭等也能灭活病毒。病毒对热的抵抗力较弱,5～60°C、30min 可灭活病毒。紫外线照射(50cm、30min)也可灭活病毒。

6.3.1　样品的检验程序

汉坦病毒检验流程框图如图 6.3 所示。

样本处理后进行免疫学检测或分子生物学检测。

直接检测:特异性引物 PCR 扩增,重复 3 次,阳性样本为感染者。

免疫学检测:血清抗 HFRSV IgM 测定可作为早期诊断的依据,ELISA 法中检出特异性 IgM 抗体也可作为诊断依据。

第6章 病毒的检验分析

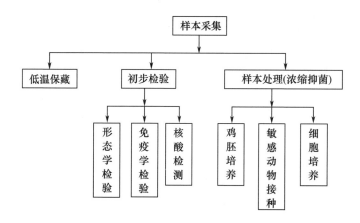

图 6.3 汉坦病毒检验流程框图

6.3.2 样品的处理

1. 血液及血清

取发病5天内血标本,接种动物或细胞,或实验室分离血清,进行病毒分离及血清学诊断。两周后静脉采血 5~10mL,检查白细胞内抗原。

2. 尸检标本

尸检标本 6h 内采集肺、肾、淋巴结、胸、腹水等,95% 乙醇 4°C 固定。

3. 动物标本

肺、肾、淋巴结、心肌等。

4. 昆虫及动物体外寄生虫

采集病毒污染的昆虫或寄生虫,以备病毒分离使用。

5. 昆虫及动物体外寄生虫

采集供分离病毒用。

6.3.3 鸡胚与动物接种

HFRS 的敏感动物有家兔、大鼠、小鼠、黑线姬鼠、绒猴及长爪沙鼠等,成年动物感染几乎都无症状,但接种病毒后会有病毒血症,产生抗 HFRSV 抗体,抗原、抗体免疫荧光法可证实。1~3 日龄乳鼠 IC + IP 接种可分离 HFRS 病毒。

黑线姬鼠对 HFRS 敏感性很高,但黑线姬鼠为野生品种,分离病毒时要避免造成实验室人员感染,必须选择非疫区抗 HFRS 抗体阴性者,另外,必须注意感染病毒的野生鼠及其污染物的处置问题。

HV 鸡胚接种的方法多用卵黄囊、羊膜腔或尿囊,也有用绒毛膜接种的途径分离病毒。

6.3.4 病毒的分离培养

在三级生物安全实验室进行。

1. 动物分离病毒

新生 1 日乳小鼠最为敏感,常用于病毒分离。小鼠脑内接种标本传 3~8 代,6~7 天后有明显症状:竖毛、生长停滞、过度兴奋、震颤、全身痉挛、弓背、后肢麻痹、死亡。免疫学检测在心、肝、脾、肺、肾等组织中均检出抗原,尤其是脑组织中最高,作毒种保存。乳小鼠对气溶胶脑病毒滴度可达 $10^{11} LD_{50}$。

肺内 + 皮下联合接种分离病毒法阳性率较高,但易造成试验人员感染;常采用脑内 + 腹腔联合接种,也需注意排泄物可能造成的环境污染。

2. 细胞培养分离病毒

原代鼠肺细胞、Vero E6 及 A549 等是常用细胞株。

生长良好的单层细胞上接种分离病毒标本,37°C 温箱,吸附 1~2h 后加维持液。若细胞毒性反应强,将标本稀释,或吸附后去除液体,加维持液。2~3 天换一次细胞维持液或调 pH = 7.6。培养 15~20 天,细胞带毒传代。传 3~6 代免疫荧光染色确定阳性细胞。

分离病毒的鉴定包括:形态学鉴定,即生物学性状、理化性状、电镜观察;免疫学鉴定,即血清学交叉染色、阻断试验、免疫血清、单克隆抗体及出血热病人双份血清染色。分子生物学方法可对毒株做进一步的鉴定,如分子杂交、序列分析等方法。

6.3.5 现场快速检验分析

1. 免疫荧光抗体检测

(1) 血清抗 HFRSV IgG 测定。抗 HFRSV IgG 在体内可保持数十年,加之隐性感染很普遍,因此,单份血清抗 HFRSV 阳性很难作为诊断依据。

(2) 血清抗 HFRSV IgM 测定。出血热特异性 IgM 抗体出现在病人早期血清中,可维持 3~6 个月,因此可作为早期诊断依据。

2. 快速血清学诊断

做乳胶微粒凝集试验,PUU 病毒重组核蛋白与乳胶连接,特异性为 90%,敏感性为 94%。

6.3.6 实验室检验鉴定

汉坦病毒试验诊断方面的研究,主要集中于重组抗原的应用和试验诊断方法的快速、敏感和特异。HV 其发病机制主要是病毒的直接致病作用,肾脏是早期原发性损伤器官,病毒是肾损伤的直接因素。多项报告对 HFRS 和 HPS 的后遗症进行了调查,研究表明两种疾病的恢复病人与健康人比较,分别存在肾脏或肺功能的异常。M. Howard 等对患有 HPS 的孕妇进行了调查,结果表明患有 HPS 的孕妇预后与其他 HPS 患者相同,患有 HPS 孕妇的胎儿与其他患有成人呼吸窘迫综合征的孕妇的胎儿差异不大,研究中没有发现 SN 病毒在人类垂直传播的现象。

1. 单克隆抗体的识别位点

T. M. Welzel 等和白雪帆等采用基因片段噬菌体表面呈现技术,研究了汉坦病毒单克隆抗体识别位点。E. Mackow 等制备了针对杆状病毒表达的 SN 病毒核蛋白的单克隆抗体,用于 HPS 相关病毒的血清学分型研究,并通过 NY-1 病毒核蛋白突变研究了单克隆抗体的识别位点。

2. 免疫学方法

汉坦病毒 G1、G2 聚合物在高尔基体的定位由 G1 蛋白引导,G2 蛋白稳定分子定位,G1 蛋白氨基酸的变化可能改变 G1 结构,进而影响聚合物的形成。J. W. Hooper 等用含有汉坦病毒反基因组的质粒 DNA 转染 Vero-E6 细胞后,可以用免疫沉淀的方法检出所表达的 NP 和 G1、G2 糖蛋白,但不能用生化和功能分析检出聚合酶蛋白,也不能检出感染性病毒。

3. 病理学

HFRS 病理包括血组胺、缓激肽、类脂过氧化物、血管加压素、溶酶体、红细胞膜腺苷三磷酸酶等改变。

4. 定量 PCR

Karen L. Hutchinson 等研究了 BCC 病毒在刺毛棉鼠体内的感染,感染后前几周,定量 PCR 在除血液外的各组织中检出病毒 cRNA,以后病毒 cRNA 减少,感染 5 个月后只在脑内检出;感染后 1 周血液中存在感染性病毒,2 周时达高峰,3 周时显著减少;感染后 5 个月在肾上腺、肝、肾、睾丸仍可低水平检出感染性病毒;感染 70 天后内尿中可分离到病毒;感染 14 天后可检出 BCC 抗体。

5. 热休克蛋白

杨守敬等的研究表明,HFRS 的休克和出血引起的局部缺血可以导致热休克反应,在病人组织中表达 72KD 和 73KD 的热休克蛋白,保护组织细胞免于损伤。他们的另一项研究,通过增生细胞核抗原以及细胞分裂中波形蛋白抗体的检测表明,在 HFRS 组织损伤过程中,存在细胞的再生和 DNA 的修复,修复程度与损伤的严重程度有关。

6.3.7 患者的血清学诊断

1. 免疫荧光法

(1) 血清抗 HFRSV IgG 测定。抗 HFRSV IgG 在体内可保持数十年,加之隐性感染很普遍,因此,单份血清抗 HFRSV 阳性很难作为诊断依据。

(2) 血清抗 HFRSV IgM 测定。出血热特异性 IgM 抗体出现在病人早期血清中,可维持 3~6 个月,因此可作为早期诊断依据。

2. ELISA 法

应用 ELISA 法从病人早期血清中检出特异性 IgM 抗体也可作为诊断依据。首先,将抗人 IgM 抗体包被聚乙烯塑料板,用 IgM 捕获法加病人血清、抗原、抗出血热病毒免疫血清,最后加酶标抗体、底物,测定结果。阳性率约 98%。

3. RT – PCR 法

RT – PCR 法能检出急性期患者血清、血浆和单个核细胞中的病毒 RNA。恢复期患者一般血液中 RNA 不能再检出。但也有报告,病程 23 天仍在患者血液中检出病毒 RNA 者。

第6章 病毒的检验分析

4. 固相酶免疫试验

用主要病原 Andes 病毒重组的核壳蛋白作抗原快速、准确诊断 HPS,采用固相酶免疫试验(中心就是让抗体与酶复合物结合,然后通过显色来检测)。检测特异性 IgG 和 IgA,应用捕捉 ELISA 法检测 IgM,HPS 的早期均有很强的特异性 IgM、IgG 和 IgA 反应,IgM 最早出现在发生症状后第 1 天,IgG 在第 7 天,IgA 在第 1 天。IgM 和 IgG 的特性及敏感性均为 100%。急性 HPS 病人的唾液中特异性 IgA 抗体也可检出。

5. 凝血功能检查

可以出现活性部分凝血酶时间和凝血酶原时间延长。少数患者纤维蛋白降解物升高,但纤维蛋白正常。

6.4 黄热病毒检验分析

6.4.1 样品的检验程序

黄热病毒检验分析流程是:依据黄热病毒的病原学特征、流行病学特征、患者临床表现及情报部门提供的信息确定检验、鉴定程序制订的,其检验流程如图 6.4 所示。

6.4.2 样品的处理

血液样品:离心取上层血清后可直接做病毒分离鉴定。

脑脊液:脑脊液可直接做细胞培养。

组织样品:组织样品加 PBS 研磨,离心后取上清液,过滤加青霉素、链霉素除菌,重悬后进行细胞培养或接种乳鼠做病毒分离鉴定,可 -80℃ 保留部分组织复检备用。

媒介样品:用灭菌注射用水反复清洗媒介样品,加 PBS 研磨,离心取上清液,加入青霉素、链霉素除菌,重悬后做病毒分离鉴定。由于媒介样品处理后病毒浓度迅速降低,应尽快完成病毒分离鉴定。

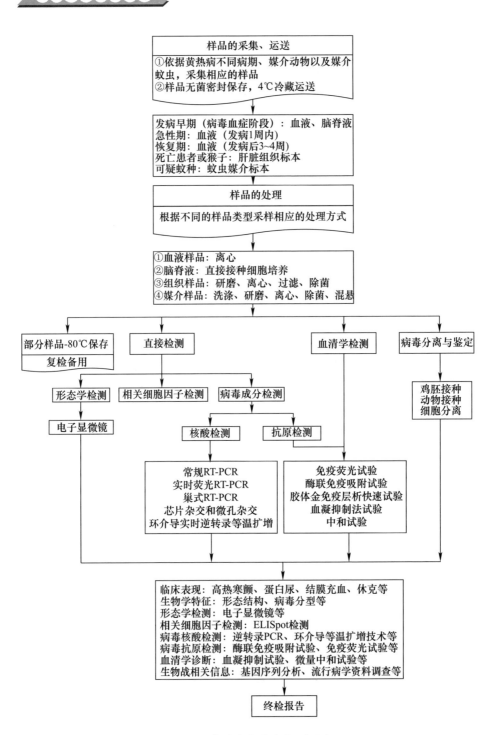

图6.4 黄热病毒检验流程框图

6.4.3 鸡胚与动物接种

1. 鸡胚接种

黄热病毒适用于卵黄囊接种法。选取6~8日龄鸡胚,检卵灯照视后划出气室和胚胎位置,用碘酊和酒精消毒气室部位,用无菌钢锥在气室中央的卵壳上钻小孔,切勿触及壳膜,用注射器沿气室端小孔垂直刺入约3cm,注入0.1~0.5mL病毒悬液,随后用熔化的石蜡封孔,进行孵育。24h内死亡按照非特异性死亡废弃。收获时用碘酒和酒精消毒气室并除去气室上的卵壳,将鸡胚垂直于卵座,用无菌镊子拨开绒毛尿囊膜和羊膜,将胚胎取出置于培养皿中,解剖出胚体保存备用。

2. 动物接种

黄热病适用于乳鼠脑内接种法。操作台铺垫布,左手固定乳鼠头部使其侧卧,注意不要重压。对眼、耳连线中点处进行消毒,右手持稳注射器并将针芯固定,垂直进针,深度大约2mm,乳鼠脑内注射量通常为0.01mL,在确保乳鼠头部固定的情况下,用食指推注射器至注射量。拔出针头,消毒注射部位并轻轻按压,以防接种物溢出。

6.4.4 病毒的分离培养

黄热病病毒是属于黄热病科黄热病属的单股正链RNA病毒,颗粒直径约35nm,核衣壳直径约30nm。鉴定黄热病毒感染最可靠的方法是进行病毒分离,而且黄热病毒是一种虫媒病毒,其标本采集时间对病毒分离率具有较大的影响。虽然病毒分离是确诊病原的金标准,但是其周期较长,通常为1周左右,因此不宜作为早期诊断黄热病毒感染的方法。

黄热病毒的宿主细胞非常范围广,利用细胞分离获取病毒株是实现病毒学检验的基础。通常采用的细胞株包括猴肾细胞(MA-104、Vero、LLC-MK2)、兔肾细胞(MA-111)、鼠肾细胞(BHK)、人组织细胞(Hela、KB)及蚊细胞(AP61、TRA-284、C6/36)等。同鸡胚和动物接种相比,细胞分离简便快速、成本低廉、分离率高。应采集患者疾病早期血液或者提取死亡病例肝组织进行病毒分离,接种适宜细胞,然后进行中和试验完成病毒鉴定。

6.4.5 实验室检验鉴定

1. 形态学检测

成熟的黄热病病毒颗粒聚集于细胞内质网中,并通过病毒胞浆与宿主细胞质膜融合释放或由宿主细胞溶解释放,用电子显微镜观察感染后的乳鼠脑组织切片,可于脑组织星状细胞内质网以及神经胶质处检测到黄热病毒。

2. 病毒抗原检测

感染者外周血中可以检测出黄热病病毒抗原,特别是感染早期的血液样品病毒滴度较高,目前应用最广泛的检测方法有 ELISA 和免疫荧光法。

1)ELISA 试验

ELISA 检测法特异性、敏感性高,可在短时间内获得结果,对黄热病病毒感染的早期诊断和疫情防控具有重要意义。但需要注意的是,黄热病毒抗体存在广泛的交叉反应,且 IgM 抗体持续存在的时间也有明显的个体差异,如 17 - D 株疫苗免疫的人其 IgM 中和抗体可持续存在 18 个月。因此,检测一份可疑的黄热病毒感染样品,需要结合临床表现、流行病学资料及其他方法检测结果才能做出准确的诊断。

2)免疫荧光法试验

将黄热病毒血清型特异单克隆抗体与乳鼠脑组织、鸡胚卵黄囊、猴肾细胞、人组织细胞及蚊虫等标本中的待检测病毒结合,然后添加荧光素标记的抗 IgG 抗体,并通过荧光显微镜观察。如果采用直接免疫荧光法检测黄热病毒抗原,其特异性较高,操作便捷,但敏感性差。

3. 病毒核酸检测

常用核酸检测方法为常规逆转录 PCR(RT - PCR)、实时荧光 RT - PCR、巢式 RT - PCR 等核酸扩增技术直接检测黄热病毒的 RNA,这些检测方法的敏感性、特异性均高于病毒抗原检测,因此可用于早期诊断。

1)常规 RT - PCR

根据黄热病毒属基因的保守性,设计并合成属内通用引物及种间特异性引物。首先提取样品中的 RNA,采用一步法 RT - PCR 试剂盒对 RNA 进行通用引

第 6 章　病毒的检验分析

物扩增,并通过琼脂糖凝胶电泳判断扩增结果,若待测样品的通用引物扩增为阳性,则用以黄热病毒 NS1 基因作为靶标的种间特异性引物进一步鉴定。另外,还可利用 GenBank 数据库对已测定序列进行病毒同源性分析并鉴定未知序列。

2) 实时荧光 RT-PCR

实时荧光 RT-PCR 是一种定量 PCR,用于动态监测核酸在一段时间内的增量。首先提取样品中的 RNA,通过反转录获得 cDNA 模板,设计引物并进行扩增。其标记方法有两种:一种是 SYBR Green 法,即在双链 DNA 中掺入 SYBR 荧光染料,发射荧光信号;另一种是 TaqMan 探针法,即在 PCR 扩增时 Taq 酶将探针酶切降解,报告荧光基团与淬灭荧光基团分离,从而发射荧光信号。目前,已有的检测方式包括商品化的黄病毒核酸实时荧光 PCR 检测试剂盒以及实验室自行合成的黄热病毒特异性引物和 FAM、VIC 等荧光标记的探针,这些方式均可对待检样品提取的 RNA 进行检测。

3) 巢式 RT-PCR

巢式 RT-PCR 是以反转录 PCR 为基础发展起来的,通过反转录获取 cDNA,对目的基因进行巢式 PCR 扩增。采用内外两套引物进行两轮 PCR 扩增,首先将反转录产物作为模板进行第一轮扩增,然后以第一轮中少量反应物为模板进行第二轮扩增得到目的产物,第一轮中的外引物与普通 PCR 类似,而第二轮中的内引物与第一轮反应产物的序列互补。巢式 PCR 扩增具有较高的特异性和灵敏度,因此可用于临床样品的检测。利用特异性引物建立巢式RT-PCR 进行连续多轮扩增可以快速检测黄热病毒。

4. 病毒相关细胞因子检测

通过固相酶联免疫斑点技术(ELISpot)检测发现初次免疫接种健康人群,15 天后分泌细胞因子 IFN-γ 和 IL-4 的细胞数均显著增加,这提示机体针对黄热病病毒的免疫应答过程中细胞因子发挥了重要的作用。

6.4.6　血清学诊断

黄热病毒血清学诊断方法主要包括血凝抑制试验(HI)、酶联免疫吸附试验(ELISA)、中和试验、间接免疫荧光试验(IFA)和胶体金免疫层析试验(ICT)等。

黄热病毒虽然只有一个血清型,但黄热病毒之间存在交叉抗原,因此在血清学试验时应建立相应的对照,且对试验结果要慎重解释。需采集患者的两份血液样品作为诊断,且第一份越早越好。血凝抑制剂抗体、IgM 抗体及中和抗体出现于发病后的 5~7 天内,补体结合抗体出现于发病后的 7~14 天内。采集急性期和恢复期双份血清样品进行血凝抑制试验及中和试验,只有恢复期抗体效价较急性期抗体效价升高 4 倍或者以上才具有诊断意义。

1. 血凝抑制试验(HI)

血凝素可以从黄热病毒感染乳鼠脑组织中提取。病毒的浓度可以通过血凝试验进行检测,血凝抑制抗体同中和抗体呈现正比线性关系。相关研究显示,接种黄热病毒疫苗的人群,其血凝抑制抗体普遍高于未接种人群。然而未接种人群也可检出血凝抑制抗体,这可能是由于感染过其他病毒产生了交叉反应,这说明血凝抑制试验特异性不高,有存在假阳性的可能。

2. 中和试验

采集感染患者急性期与恢复期双份血清,通过中和试验检测标本抗体效价比,可以确定黄热病毒的存在。此方法敏感性和特异性均较高,不仅具有较大的诊断意义,还适用于流行病学回顾性分析。

3. 间接免疫荧光试验(IFA)

间接免疫荧光试验(IFA)可检测抗原和抗体,且具有较高的特异性和敏感性。通过间接免疫荧光快速灵敏的检测黄热病毒 IgG 抗体,对诊断黄热病毒感染具有参考价值。IFA 作为一种高效、便捷且经济的试验方法,适用于黄热病毒爆发流行病学的调查。

4. 胶体金免疫层析试验(ICT)

ICT 试验近些年来被开发应用于黄热病毒感染的检测中。ICT 技术是基于 ELISA 改良而来的一种便捷的检测方法。该试验方法无须使用其他特殊仪器,完成一份样品检测仅仅需要 10min 左右,非常适用于基层部队、床旁检测及流行病学调查的现场快速分析。有研究显示,通过胶体金免疫层析试验原理制备的黄热病毒快速诊断试纸,其检测结果与 ELISA 法无显著性差异。

6.5 埃博拉病毒检验分析

埃博拉病毒(Ebola virus),又称伊波拉病毒,1976年在非洲中部出现,是一种能引起人类和灵长类动物产生埃博拉出血热的烈性传染病病毒。死亡率在50%~90%之间。世界上6种最致命病毒,埃博拉病毒位列第一。埃博拉病毒能感染人、猴、豚鼠等多种哺乳类动物。

(1) 形状结构。类丝状病毒科,多形性,病毒粒子可能出现"U"形、"6"字形、缠绕、环状或分枝形,病毒粒子一般直径约80nm,但长度可达1400nm。单股负链RNA病毒,直径约80nm,有囊膜,表面有8~10nm长的纤突。螺旋形核糖核壳复合体(RNP)构成核衣壳,遗传物质是负链RNA,3个结构蛋白NP、VP35、VP30与多聚酶L蛋白。NP是衣壳蛋,包被RNA。多聚酶L蛋白介导转录和复制,VP30为其辅助因子。薄膜蛋白由病毒糖蛋白(GP)三聚体组成。VP40、VP24可能定位于膜内层。VP40具有基质蛋白功能,而VP24的功能不详。

(2) 传播途径。人类埃博拉病例的传染源主要是病人,其中人与人接触传播起着重要作用,病人因腹泻、呕吐和出血所排出的体液都含有大量病毒,与病人的血液、分泌物、排泄物及其污染用具等接触都可感染。此外,有少数病例是通过空气传播,如人与人谈话的唾液飞沫。

(3) 症状。潜伏期为2天左右,起初症状如流感,感染者均是突发高烧、头痛、咽喉疼、身体虚弱和肌肉疼痛等症状,然后再出现呕吐、腹痛、腹泻的情况。发病后的两个星期内,病毒外溢,导致人体内外出血、血液凝固,坏死的血液很快传及全身的各个器官,体内的心、肝脏内部器官开始糜烂成半液体的块状,最后患者眼睛、嘴、鼻子、牙龈和肛门大量出血,全身皮肤毛孔浸满污血,患者可在24h内因严重失血和休克而死亡。

(4) 抵抗力。Ebola病毒在室温下稳定,60°C、1h病毒滴度从$10^{6.3}$TCID$_{50}$下降到$10^{1.7}$TCID$_{50}$以下。紫外线、0.1%甲醛、次氯酸、酚类消毒剂和脂类溶剂均可灭活病毒。

6.5.1 样品的检验程序

埃博拉病毒是高度危险的病原体,必须在四级生物安全内进行病毒的检验与分析鉴定。主要通过检测埃博拉病毒的特异性 IgM 和 IgG 抗体以及检查病毒抗原或核酸等进行分析。其检测流程框图如图 6.5 所示。

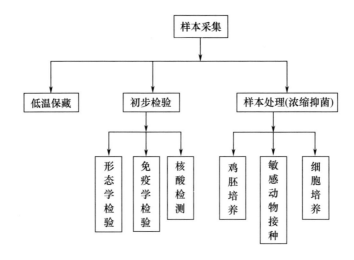

图 6.5　埃博拉病毒检测流程框图

1. 病毒特异性抗体的检验分析

病人血液中的病毒特异性 IgM 抗体在发病后 2～9 天出现,持续存在到发病后 1～6 个月;IgG 抗体在发病后 6～18 天出现,持续存在到发病后 2 年以上。用基因工程方法制备出的病毒核心蛋白羧基端多肽为抗原,建立的检测埃博拉病毒 IgG 抗体的 ELISA 方法,特异性和敏感性均较高。但对于部分急性期血清中特异性抗体滴度很低的患者,应同时进行病毒抗原或核酸的检测。

2. 病毒特异性抗原和核酸的检验分析

已经证实检测埃博拉病毒抗原与检测病毒核酸的一致性几乎达到 100%,敏感度很高。并且用射线照射标本并灭活病毒后,再检测病毒抗原或 RNA 时,试验安全性增高,且试验结果也不受显著影响。

6.5.2　样本处理

至少采集患者 4mL 全血,经非肝素方案抗凝处理,用于埃博拉病毒检测。禁止使用玻璃管,建议使用塑料管采集样本,并移交给 CDC。样本应在 4℃或冷冻环境下保存。除血液外,其他样本需与 CDC 紧急行动中心联系后移

第6章 病毒的检验分析

交。每项样本必须有对应编号。相关检测需要提出申请,并取得CDC委托书。

埃博拉病毒诊断试验应在CDC开展诊断埃博拉病毒需要多项诊断性试验。实时PCR在埃博拉急性感染中检出率高,也可以尝试病毒分离。对于疑似样本,应进一步开展IgM和IgG抗体血清学检测,同时监控埃博拉感染确诊患者中免疫应答情况。

在早期症状上,需要鉴别诊断拉沙热——西非地区特有的地方性疾病。在埃博拉感染阴性患者中,需开展实时PCR、抗原检测、IgM血清学检测等诊断性检测,以排除拉沙热。

样本应置于坚实耐用、防漏密闭、双层防护的设备中运输。为了降低运输中破损或泄漏的风险,禁止使用气动导管传输系统(pneumatic tube system)运输疑似埃博拉感染患者样本。样本采集后应立即包装、运输,期间禁止开启。包装原则应遵循三层包裹系统原则,包括初级容器为外裹可吸收性材料的密闭样本袋、次级为防水密闭容器、最外层为运输包装。

6.5.3 鸡胚与动物接种

1. 基本原理

鸡胚培养法是用来培养某些对鸡胚敏感的动物病毒的一种培养方法,此方法可用以进行多种病毒的分离、培养、毒力的滴定、中和试验以及抗原和疫苗的制备等。

鸡胚培养的技术比组织培养容易成功,也比接种动物的动物来源容易,无饲养管理及隔离等的特殊要求,且鸡胚一般无病毒隐性感染,同时它的敏感范围很广,多种病毒均能适应,因此,是一种常用的培养动物病毒的方法。

2. 器材

埃博拉病毒液;白壳受精卵(自产出后不超过10天,以5天以内的卵为最好);孵卵器,检卵灯,齿钻,磨壳器,钢针,蛋座木架,注射器,2.5%碘酒,70%酒精,镊子,剪刀,封蜡(固体石蜡加1/4凡士林,熔化),灭菌培养皿,灭菌盖玻片等。

3. 操作步骤

1）准备蛋胚

孵育前的鸡卵先用清水以布洗净,再用干布擦干,放入孵卵器内进行孵育（37°C,相对湿度45%～60%）,孵育3日后,鸡卵每日翻动1～2次。孵至第4日,用检卵灯观察鸡胚发育情况,未受精卵,只见模糊的卵黄黑影,不见鸡胚的形迹,这种鸡卵应淘汰。活胚可看到清晰的血管和鸡胚的暗影,比较大一些的可以看见胚动,随后每日观察一次,将胚动呆滞或没有运动的、血管昏暗模糊者,即可能是已死或将死的鸡胚,要随时加以淘汰。生长良好的蛋胚一直孵育到接种前,具体胚龄视所拟培养的病毒种类和接种途径而定。

2）接种

（1）绒毛尿囊膜接种。

① 将孵育10～12天的蛋胚放在检卵灯上,用铅笔勾出气室与胚胎略近气室端的绒毛尿囊膜发育得好的地方。

② 用碘酒消毒气室顶端与绒毛尿囊膜记号处,并用磨壳器或齿钻在记号处的卵壳上磨开一三角形或正方形（每边为5～6mm）的小窗,不可弄破下面的壳膜。在气室顶端钻一小孔。

③ 用小镊子轻轻揭去所开小窗处的卵壳,露出壳下的壳膜,在壳膜上滴一滴生理盐水,用针尖小心地划破壳膜,但注意切勿伤及紧贴在下面的绒毛尿囊膜,此时生理盐水自破口处流至绒毛尿囊膜,以使两膜分离。

④ 用针尖刺破气室小孔处的壳膜,再用橡皮乳头吸出气室内的空气,使绒毛尿囊膜下陷而形成人工气室。

⑤ 用注射器通过窗口的壳膜窗孔滴0.05～0.1mL牛痘病毒液于绒毛尿囊膜上。

⑥ 在卵壳的窗口周围涂上半凝固的石蜡,作成堤状,立即盖上消毒盖玻片。也可用揭下的卵壳封口,则将卵壳盖上,接缝处涂以石蜡,但石蜡不能过热,以免流入卵内。将鸡卵始终保持人工气室在上方的位置进行37°C培养,48～96h观察结果。

（2）尿囊腔接种。

用孵育10～12天的蛋胚,因这时尿囊液积存得最多。

① 将蛋胚在检卵灯上照视,用铅笔画出气室与胚胎位置,并在绒毛尿囊膜

血管较少的地方做记号。

② 将蛋胚竖放在蛋座木架上,钝端向上。用碘酒消毒气室蛋壳,并用钢针在记号处钻一小孔。

③ 用带 18mm 长针头的 1mL 注射器吸取鸡新城疫病毒液,针头刺入孔内,经绒毛尿囊膜注入尿囊腔,注入 0.1mL 病毒液。

④ 用石蜡封孔后于 37°C 孵卵器孵育 72h。

(3) 羊膜腔接种。

① 将孵育 10~11 天的蛋胚照视,画出气室范围,并在胚胎最靠近卵壳的一侧做记号。

② 用碘酒消毒气室部位的蛋壳。用齿钻在气室顶端磨一三角形,每边长约 1cm 的裂痕。注意勿划破壳膜。

③ 用灭菌镊子揭去蛋壳和壳膜,并滴加灭菌液体石蜡一滴于下层壳膜上,使其透明,以便观察,若将蛋胚放在检卵灯上,则看得更清楚。

④ 用灭菌尖头镊子,两端并拢,刺穿下层壳膜和绒毛尿囊膜没有血管的地方,并夹住羊膜从刚才穿孔处拉出来。

⑤ 左手用另一把无齿镊子夹住拉出的羊膜,右手持带有 26 号针头的注射器,刺入羊膜腔内,注入鸡新城疫病毒液 0.1mL。针头最好用无斜削尖端的钝头,以免刺伤胚胎。

⑥ 用绒毛尿囊膜接种法的封闭方法将卵壳的小窗封住,于 37°C 孵卵器内孵育 48~72h,保持蛋胚的钝端朝上。

3) 结果

(1) 绒毛尿囊膜。

① 用碘酒消毒人工气室上的卵壳,去除窗孔上的盖子。

② 将灭菌剪子插入窗内,沿人工气室的界限剪去壳膜,露出绒毛尿囊膜,再用灭菌眼科镊子将膜正中夹起,用剪刀沿人工气室边缘将膜剪下,放入加有灭菌生理盐水的培养皿内,观察病灶形状。然后或用于传代,或用 50% 甘油保存。

(2) 尿囊腔接种法收获尿囊液。

① 将蛋胚放在冰箱内冷冻半日或一夜,使血管收缩,以便得到无胎血的纯尿囊液。

②用碘酒消毒气室处的卵壳,并用灭菌剪刀除去气室的卵壳。切开壳膜及其下面的绒毛尿囊膜,翻开到卵壳边上。

③将鸡卵倾向一侧,用灭菌吸管吸出尿囊液。一个蛋胚可收获6mL左右尿囊液。若操作时损伤了血管,则病毒会吸附在红细胞上,尿囊液成为无用。收获的尿囊液经无菌试验后可在4℃以下保存。

④观察鸡胚,看有无典型的症状。

（3）羊膜腔接种法收获羊水。

①按收获尿囊液的方法消毒、去壳,翻开壳膜和尿囊膜。

②吸出尿囊液。

③用镊子夹出羊膜,以尖头毛细吸管插入羊膜腔,吸出羊水,放入灭菌试管内,每个蛋胚可吸0.5~1.0mL。经无菌试验后,保存于低温中。

④观察鸡胚的症状。埃博拉病毒接种鸡胚培养后,观察鸡胚所出现的变化。

6.5.4 病毒分离培养

病毒分离是诊断EVD的一个简单和灵敏的方法。EBOV在MA-104、Vero E6、Vero 76、HeLa-229、SW-13和DBS-FRhL-2等多种细胞株中都生长良好,使用最多的是Vero E6细胞。用细胞培养分离鉴定EBOV,通常需要3~10天。取急性期患者的血液、尿液或尸检组织悬液直接接种敏感细胞进行培养,分离培养的病毒可以通过直接观察细胞病变,或是用多克隆抗体或病毒型特异或株特异的单克隆抗体,通过间接免疫荧光试验(indirect immunofluorescence assay,IFA)或其他特异性免疫检测手段进行鉴定。也可以结合其他方法,如RT-PCR方法进行检测,或通过电子显微镜进行形态学检测辅助确认。病毒分离诊断结果准确,但费时较长,试验过程中需要严格的环境,对试验条件和试验操作人员要求也很高。由于EBOV的分离培养须在BSL-4实验室中进行,而从疫情发生地区到BSL-4实验室通常距离较远,在适合的条件下(冷链)运输用于病毒分离的样本是非常困难的。这些都限制了病毒分离方法在EBOV检测中的应用。

6.5.5 现场快速检验分析

分子生物学的发展为病原体的检测和特性分析提供了快速、可靠的技术手段。由于病毒核酸从症状出现后的第 3~16 天可在血液中检测到,因此通过逆转录 PCR 技术及实时荧光定量 RT-PCR 技术检测病毒核酸,可用于 EBOV 感染的早期诊断。

1. 普通 RT-PCR 与巢式 PCR

在 EBOV 核酸检测时,一般选择高度保守的编码聚合酶的 L 基因、糖蛋白(GP)或核蛋白(NP)编码基因作为扩增靶标。目前已有多个实验室分别根据这些基因设计了特异性引物或核酸探针,其敏感性和特异性与血清学抗原检测法相当或更高,且简便快速,已在多次 EVD 暴发或流行中得到应用。在检测 1995 年刚果民主共和国和 1996 年菲律宾等地暴发的 EVD 的人类和非人灵长类动物样本中的 EBOV 时,Sanchez 等根据病毒 L 基因、GP 及 NP 编码基因分别设计了用于扩增所有丝状病毒科病毒的通用引物 FILO-A 和 FILO-B、用于扩增 EBOV 所有亚型的通用引物 EBO-GP1 和 EBO-GP2 以及用于扩增扎伊尔型 EBOV 的特异引物 ZAI-NP1 和 ZAI-NP2、用于扩增莱斯顿型 EBOV 的特异引物 RES-NP1 和 RES-NP2。处理 2000—2001 年期间在乌干达爆发的 EVD 疫情时,Towner 等根据 NP 编码基因序列设计一套巢式 RT-PCR 引物,可同时检测扎伊尔型和苏丹型 EBOV。

2. 实时荧光定量 RT-PCR

实时荧光定量 RT-PCR 技术相对于普通 RT-PCR 方法更为快速、灵敏、污染小、可实时定量并易于标准化和高通量,近年来也广泛应用于爆发 EVD 疫情时的 EBOV 检测。Drosten 等建立的一步法实时荧光定量 RT-PCR 是在 Sanchez 等设计的丝状病毒通用引物 FILO-A 和 FILO-B 的基础上,加入 DNA 荧光染料 SYBR green I,用于扩增 EBOV 所有亚型的 L 基因。此外,刘阳等根据 GenBank 中公布的 EBOVNP 基因序列,通过设计引物和优化反应条件,建立了一种 EBOV 的 SYBR green I 荧光定量 RT-PCR 检测方法,可检测 5 种亚型的 EBOV。染料法荧光定量 PCR 法在引物设计上相对简便,但特异性相对较差。在 EBOV 实时荧光定量 RT-PCR 中使用更多的是 TaqMan 探针法。Gibb 等在

Sanchez 设计的用于扩增 EBOV 所有亚型的通用引物 EBO-GP1 和 EBO-GP2 基础上,设计了 FAM 和 VIC 两条不同标记的荧光探针,两种荧光信号通过发射光谱的不同加以区分,建立了在一个管中同时检测扎伊尔型和苏丹型 EBOV 的反应体系。Towner 等建立了扩增苏丹型 EBOV Gulu 毒株 NP 基因上的两步法:TaqMan 探针法和荧光定量 RT-PCR 方法,与巢式 RT-PCR 方法结合使用来检测 EVD 疫情处理中 EBOV 的检测。Huang 等也针对 NP 编码基因的保守区域,设计了引物和探针,建立了用于扩增扎伊尔型 EBOV 的 TaqMan 探针法荧光定量 RT-PCR 检测方法。盖微微等根据不同国家和地区分离的苏丹型和扎伊尔型 EBOV GP 编码基因的保守区序列,设计了一对通用引物及苏丹型和扎伊尔型的特异性 TaqMan 探针,建立了 EBOV 荧光定量 RT-PCR 检测与分型方法。探针法扩增的靶基因片段比染料法更短,进一步缩短了 PCR 反应的时间。刘阳等根据 GenBank 中公布的 EBOV NP 编码基因序列,设计引物和 MGB 探针,通过优化反应条件,建立了一种检测扎伊尔亚型和苏丹亚型的 EBOV 一步法 MGB 荧光定量 RT-PCR 方法。TaqMan-MGB 探针标记技术,与普通的 TaqMan 探针相比,MGB 探针的 3′端淬灭基团可以降低本底的信号强度,提高分辨率,同时探针上还连接有 MGB 修饰基团,不增加探针碱基数就可以将探针的 T_m 值提高 10℃ 左右,进而提高扩增产物的特异性。最近非洲爆发 EVD 疫情后,中国的多家机构,如上海之江生物科技股份有限公司、军事医学科学院、中国疾病与预防控制中心、中国科学院武汉病毒研究所等,分别报道研制成功了埃博拉病毒核酸检测试剂盒。

3. 简并 RT-PCR

EBOV 基因组为单负链 RNA,变异较大,存在许多不同的基因型和亚型,而这些 RT-PCR 检测方法往往是针对 EBOV 某一个或几个亚型设计的,相对特异,不能用于所有 EBOV 所有亚型的检测,尤其是对潜在的新亚型的检测。为了解决这个问题,Zhai 等根据已知的 L 基因序列信息,设计了用于扩增所有丝状病毒的简并引物,建立了一步法 RT-PCR 检测体系,并用所有已知的丝状病毒,包括一株 L 基因序列信息还未公布的 CIEBOV,验证了该体系。Ogawa 等比较了所有已知的丝状病毒的核苷酸序列,设计了针对 NP 编码基因高度保守区域的一套简并引物。

第 6 章 病毒的检验分析

4. 环介导等温扩增 RT – PCR

RT – PCR 和实时荧光定量 RT – PCR 方法需要精密的温控设备和分析仪器,限制了其在 EVD 疫情爆发时现场检测中的应用,为解决这一问题,Kurosaki 等建立了一种特异检测扎伊尔亚型 EBOV 的环介导等温扩增(loop – mediated isothermalamplification,LAMP) RT – PCR 方法,对体外转录的 RNA 和病毒感染的细胞培养物中的 RNA 检出限分别为 20 复制和 10 – 3FFU 与实时荧光定量 RT – PCR 方法的灵敏度相当,且操作简单,不需要热循环、对仪器设备要求低,肉眼即可判定结果,适合于现场、野外或条件较差的实验室进行 EBOV 的快速检测。

5. 检测设备

2014 年 12 月 12 日意大利国家传染病研究所发表声明称,已研发出快速检测埃博拉病毒的便携设备,可在 75min 内检测出血液样本中是否存在埃博拉病毒。这种设备由该研究所与意大利生物技术企业 Clonit、法国企业意法半导体有限公司合作研发,采用分子生物学技术即时聚合酶链式反应。这种设备灵敏度极高,即便是微量的人类血液经过多次稀释也能检测出所含病毒,而且能够早期甄别病毒,显著减少传染风险。

6.5.6 实验室检验鉴定

现有的埃博拉病毒病的实验室检测方法与常规病毒病检测方法相同,为常规检查、血清学检查和病原学检查 3 种方法。常规检查包括血、二便常规、生化功能等检查项目。主要表现为白细胞、淋巴细胞减少;蛋白尿或血尿;凝血活酶时间延长;AST、ALT 升高等。此类检查项目不具有特异性,西非热带地区传染病常见高发,易与如马尔堡病毒、黄热病毒等烈性传染病相混淆。

血清学检查与常规血清学检测方法相同,主要针对血清中特异抗体,包括血清特异抗体 IgM 和 IgG,一般采用 ELISA 法。由于抗体产生于病程中晚期,不能作为早期诊断方法。

(1) 病原学检查。由于病患血液或体液中含有高滴度病毒,可以进行活病毒分离、核酸检测及抗原检测。

(2) 活病毒分离。采集急性发热期病人(发病后 7 天内)的血清,用 Vero/

HeLa 细胞进行病毒分离培养,可得到埃博拉病毒;该方法耗时长,病人血液病毒含量低时不能使用,不适宜作为早期诊断方法。

(3) 病毒抗原检测。当血液中的病毒载量到达一定水平(一般在病人发病 2~3 周),可在病人血样中检测到病毒抗原,常采用 ELISA 等方法检测血清中病毒抗原。此方法在病毒含量较低时容易漏检,且不适宜在病程早期使用。

(4) 核酸检测。1988 年 de Franchis 等就已经开始用 PCR 扩增方法检测埃博拉病毒;目前也有多种基于不同埃博拉编码基因建立的荧光定量 RT - PCR 技术检测埃博拉病毒的方法。

1. 抗原检测试验

由于人体感染 EBOV 以后,发病急,死亡快,很难在患者体内产生抗体,而体内的病毒抗原会急剧增加。通常在人体遭到 EBOV 入侵的第 3 天,在病人的血液中就可以检测出病毒抗原的存在,所以抗原检测方法成为早期快速特异检测 EBOV 的有效方法。抗原捕获 ELISA 方法,借助 EBOV 特异抗体直接捕获血液、感染组织匀浆或病毒培养液中的病毒抗原,具有很高的敏感性和特异性,适合早期患者血清标本的检测,已被广泛用于 EVD 疫情中的 EBOV 抗原检测。检测病毒抗原首先需要获得特异性的多克隆或单克隆抗体。在早期的抗原捕获 ELISA 方法建立中,主要以 EBOV 的灭活病毒株为抗原制备单克隆抗体。Lucht 等在试验中分别利用 EBOV 糖蛋白(GP)的单克隆抗体以及 EBOV 基质蛋白(VP40)的单克隆抗体对病毒进行检测,均很灵敏地检测出了 EBOV 的存在。由于 EBOV 传染性高、危险性大,需要在高等级的生物安全实验室中进行操作,而重组蛋白操作简单、易于大量培养且更加安全,于是研究者开始探索以各种 EBOV 的重组蛋白 NP、GP、VP40 和 VP35 为免疫原制备单克隆抗体。Saijo 等重组表达了 EBOV 的核蛋白(NP)His - ENP,并分别以 His - ENP 作为抗原制备单克隆抗体,建立了高灵敏度和特异性的抗原捕获 ELISA。Ikegami 和 Niikura 等也利用重组的病毒 NP 蛋白制备了单克隆抗体,用于 EBOV 抗原捕获 ELISA 方法的建立。王晓杜等利用制备的 EBOVNP 蛋白的单克隆抗体实现了对不同型别的 EBOV 特异性抗原的快速检测。除了利用完整的抗原外,抗原结构中一些特殊区域也可以用于病毒的检测中。在 EBOV NP 蛋白中,由于其 C

端结构域对于相应的抗体有强烈的亲和性,因此该结构域可以作为 EBOV 抗原试验的一个靶点。除了用 ELISA 方法检测 EBOV 抗原外,死者皮肤标本或活检皮肤标本经甲醛固定后,可用多克隆或单克隆抗体进行免疫组织化学检查(IHC)病毒抗原。此法不需冷藏保存标本,操作安全,可用于感染的诊断和监测。

2. 抗体酶联免疫吸附试验

抗体检测试验主要采用抗体捕获 ELISA 和间接免疫荧光试验(IFA)。人感染 EBOV 后,最早可从发病后 2 天的患者血清中检出特异性 IgM 抗体,IgM 抗体可维持数月。发病后 6~18 天可检出 IgG 抗体,IgG 抗体可维持数年。多数患者抗体出现于发病后 10~14 天,也有重症病人始终未能检出抗体。抗体捕获 ELISA 检测方法多是基于重组表达的蛋白质建立的。Prehaud 等首次用大肠杆菌表达的扎伊尔型 EBOV 的 Gabon 94 毒株 NP 和 GP 蛋白建立了检测 IgG 和 IgM 抗体的 ELISA 方法。随后,Saijo 等利用昆虫 - 杆状病毒系统表达的扎伊尔型 EBOV NP 建立起间接法 ELISA,显示了高的灵敏度和特异性,不仅能检测到扎伊尔型 EBOV 抗体,而且与其他莱斯顿型和苏丹型等亚型的抗体均有反应。Saijo 还在大肠杆菌中表达了部分截短的扎伊尔型 EBOV NP,截短后的 NP 蛋白仍保留了很强的抗原性。用同样的方法,Ikegami 等利用大肠杆菌表达的截短的莱斯顿型 EBOV NP 建立了 IgG – ELISA 检测体系。Groen 等建立了基于扎伊尔亚型 EBOV VP35 和 NP 的 IgG 抗体检测 ELISA。基于 NP 的 IgG 抗体检测 ELI-SA 方法与之前的检测方法一致,除了检测扎伊尔型 EBOV 抗体外,与 EBOV 其他亚型的抗体均有反应,而基于 VP35 的 IgG 抗体检测 ELISA,只对扎伊尔型 EBOV 抗体有反应。由此可见,基于 EBOV NP 的 IgG 抗体检测 ELISA 方法比基于 VP35 的 IgG 抗体检测 ELISA 更灵敏。盖微微等通过基因工程方法表达的重组 VP40 蛋白作为包被抗原,初步建立了具有应用价值的间接 ELISA 方法,为开发检测 EBOV 的间接 ELISA 试剂盒打下了基础。IFA 是将病毒感染或表达重组抗原的细胞经固定,与待检测的血清标本结合后,再用荧光标记的抗人抗体与之作用,在荧光显微镜下观察结果,该技术对操作者的经验要求较高。抗体 IFA 检测方法多是基于重组表达的 NP 建立的。基于 Saijo 等用昆虫 - 杆状病毒系统在 HeLa 细胞中表达的扎伊尔型 EBOV NP 以及 Ikegami 等用真核表达载体 pKS336 在 HeLa 细胞表达的截短的莱斯顿型 EBOV NP 建立的 IFA 检测方法,可以灵敏、特异地检测 EBOV 抗体。

3. 血清中和试验

中和试验是在体外适当条件下孵育病毒与特异性抗体的混合物,使病毒与抗体反应一段时间后,将混合物接种到病毒敏感的细胞或动物体内,然后测定残存的病毒感染力。当 EBOV 侵入人体以后,人体在抵抗 EBOV 感染的过程中会产生高水平的中和抗体,而且中和抗体在体内存续时间长,因而血清中和试验可以用来检测 EBOV 的感染。在 EBOV 感染过程中,准确评价病毒感染后体内中和抗体反应不但对确诊具有重要价值,而且对研究免疫保护相关性也是非常有价值和必要的。EBOV GP 是病毒表面唯一的跨膜蛋白。由于 GP 通过与宿主细胞受体的结合引导病毒进入宿主细胞,GP 是诱导产生中和抗体的最关键蛋白。试验证明,来自 EVD 恢复病人的单克隆抗体对分泌型 GP(sGP)和 GP 有不同程度的中和作用。中和试验是一种灵敏度和特异性都较高的血清学试验方法,但需要在高等级的生物安全实验室中操作活病毒,因而限制了血清中和试验在 EBOV 感染诊断中的应用。

6.5.7　患者的血清学鉴定

患者血清检查可见外周血 WBC 和淋巴细胞减少以及非典型淋巴细胞、血清 AST 和 ALT 升高,凝血酶原时间和活化部分凝血活酶时间延长。在出现弥漫性血管内凝血患者中可见纤维蛋白降解产物,重症患者可见 CRE、BUN 及 ALP 显著升高。Lyon 等报道两例 EVD 患者在利比里亚感染 EBOV 后血清生化学的改变:由于条件限制,这两例分别在起病后第 10 天和第 14 天接受血常规和生化学检查,均表现为 WBC 升高,PLT 下降,血红蛋白保持稳定,伴电解质紊乱(低钠、低钾及低钙血症),ALP、AST 和 ALT 均升高;经治疗好转后,患者各项指标逐步恢复正常;AST 及 ALT 升高幅度小于急性病毒性肝炎,胆红素升高不常见。一项对 2000 年乌干达爆发的 123 例苏丹型 EVD 患者的研究发现,死亡组 AST 升高幅度明显高于存活组,与存活组相比较,死亡组 AST 平均水平升高 7~12 倍,ALT 平均水平升高 2~4 倍。ALP 可表现为正常或略有升高。肾功能在病程早期可表现为正常,但在发病 1 周后,血清 CRE 和 BUN 可出现升高,也可出现血尿和蛋白尿。Hunt 等的一项研究表明,急性肾损伤发生率为 50%(52/104)。EVD 的确诊须依靠病原学检查。

埃博拉病毒目前医学上无有效治疗措施,一旦发病只能支持治疗。发现可疑病人立即严格隔离,像对天花病人一样处理。发现病猴,立即全部捕杀。患者的血液及咽部分泌物等可排病毒 3 周以上,对患者、接触者以及直接有关的自然环境进行彻底消毒,包括焚烧有关被污染物品。医护人员及实验室工作者,必须注意严密的安全防护,如穿戴防护服、面具、手套和防护靴等;在采取患者血、尿本或处理污物时,避免同上述材料的直接接触等。美国已研制出用于猴的埃博拉疫苗,针对人类的还在研制中。

6.6 新冠病毒检验分析

由新型冠状病毒感染引起的新型冠状病毒肺炎(corona virus disease 2019,COVID-19)在世界上的各个国家和地区陆续爆发并快速传播,严重影响了人们的身体健康,并且造成了很大程度的经济损失。该疾病是由严重急性呼吸综合征冠状病毒 2 型(severe acute respiratory syndrome coronavirus 2,SARS-CoV-2)感染引起的以肺部病变为主的急性呼吸道传染性疾病,患者初期临床表现为发热、干咳、乏力等,鼻塞、流涕等上呼吸道症状少见,会出现缺氧低氧状态。约半数患者多在一周后出现呼吸困难,严重者可引起包括急性呼吸窘迫综合征、急性心肌损伤、难以纠正的代谢性酸中毒和出现凝血功能障碍及多器官功能衰竭等在内的严重并发症,甚至导致死亡。新型冠状病毒主要通过呼吸道飞沫传播和接触传播,其高传染性和具有一定潜伏期使得疾病的预防和阻断面临一定困难,这使得新型冠状病毒的检验变得尤为重要。国内外多个实验室及生物公司针对 SARS-CoV-2 病毒开发了一系列检测方法,总结起来主要分为病原学检测、分子生物学检测和血清学检测 3 类,新冠病毒检测技术的不断完善和发展,为疾病的诊断和防控提供了有力支持。

病原学检测试验条件苛刻、操作难度大,较难普及;分子生物学检测技术是当下病毒检测的首选方法,包括基因测序、实时荧光定量 PCR(RT-PCR)、环介导恒温扩增技术等,现在普遍采用的新冠病毒检测技术就是 RT-PCR,检测简便快速、灵敏度高;血清学检测法是对血液中针对病毒的特异性抗体或病毒的蛋白质进行的检测,与分子生物学检测具有较好的互补性。

6.6.1 样品检测程序

新型冠状病毒检测程序如图 6.6 所示。

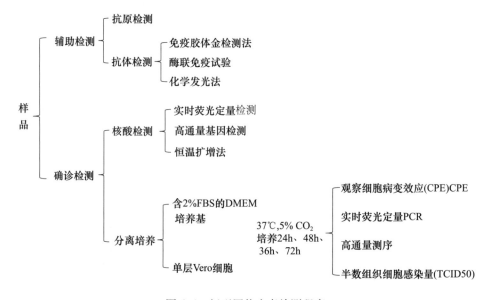

图 6.6 新型冠状病毒检测程序

6.6.2 样品的处理

1. 样本采集

新型冠状病毒的样本采集,需要由专业人员在防护状态下完成,避免病毒进一步扩散或交叉感染。采集对象包括新型冠状病毒感染的肺炎疑似病例、疑似聚集性病例患者,其他需要进行新型冠状病毒感染诊断或鉴别诊断者,或其他需要进一步筛查检测的环境或生物材料。从事新型冠状病毒检测标本采集的技术人员应经过生物安全培训(培训合格)和具备相应的试验技能。采样人员专业防护装备(personal protective equipment,PPE)要求:N95 口罩、护目镜、防护服、乳胶手套、防水靴套;如果接触患者血液、体液、分泌物或排泄物时,戴双

第6章 病毒的检验分析

层乳胶手套。

样本采集种类依实际情况可有所不同。新冠病毒肺炎病例必须采集急性期呼吸道标本和急性期血液标本;重症病例优先采集下呼吸道标本(如支气管或肺泡灌洗液等),可根据临床表现与采样时间间隔进行采集。其他样本材料可根据设计需求采集。标本种类可分为上呼吸道标本(咽拭子、鼻拭子、鼻咽抽取物等)、下呼吸道样本(深咳痰液、呼吸道抽取物、支气管灌洗液、肺泡灌洗液、肺组织活检标本等)、血液样本、血清样本。临床标本应尽量采集病例发病早期的呼吸道标本(尤其是下呼吸道标本)和发病7天内急性期血清以及发病后第3~4周的恢复期血清。表6.1列出了常见的几种样本采集方法。

表6.1 新冠病毒肺炎样本采集方法

样本种类	采集方法
咽拭子	被采集人员先用生理盐水漱口,采样员将拭子放入无菌生理盐水中湿润,被采集人员头部微仰,嘴张大,并发"啊"音,露出两侧咽扁桃体,将拭子越过舌根,在被采集者两侧咽扁桃体稍微用力来回擦拭至少3次,然后再在咽后壁上下擦拭至少3次,将拭子头浸入含2~3mL病毒保存液(也可使用等渗盐溶液、组织培养液或磷酸盐缓冲液)的管中,尾部弃去,旋紧管盖
鼻拭子	采样员轻扶被采集人员的头部,一手执拭子贴鼻孔进入,沿下鼻道的底部向后缓缓深入,不可用力过猛,以免发生外伤出血。待拭子顶端到达鼻咽腔后壁时,轻轻旋转一周(如遇反射性咳嗽,应停留片刻),然后缓缓取出拭子,将拭子头浸入含2~3mL病毒保存液的管中
鼻咽抽取物或呼吸道抽取物	用与负压泵相连的收集器从鼻咽部抽取黏液或从气管抽取呼吸道分泌物。将收集器头部插入鼻腔或气管,接通负压,旋转收集器头部并缓慢退出,收集抽取的黏液,并用3mL采样液冲洗收集器1次
血液标本	建议使用含有抗凝剂的真空采血管采集血液标本5mL,室温静置30min,1500~2000r/min离心10min,分别收集血浆和血液中细胞于无菌螺口塑料管中
血清标本	用真空负压采血管采集血液标本5mL,室温静置30min,1500~2000r/min离心10min,收集血清于无菌螺口塑料管中
其他样本	根据设计需求规范采集

2. 样本处理

根据新型冠状病毒(简称新冠病毒)的传播特性、致病性和临床资料,新冠病毒按照第二类病原微生物进行管理。新冠病毒核酸检测应当在生物安全二级实验室进行,同时采用生物安全三级实验室的个人防护。

1）标本包装及送检

新型冠状病毒样本采集后在生物安全二级实验室安全柜内分装,所有标本应放在大小适合的带螺旋盖内有垫圈、耐冷冻的样本采集管里,拧紧。容器外注明样本编号、种类、姓名及采样日期等信息,将密闭后的标本放入大小合适的塑料袋内密封,每袋装一份标本。标本采集后室温放置不超过4h,应在2~4h内送往实验室,如果需要长途运输标本,建议采用干冰等制冷方式进行保藏。

2）标本保存

存储和检测暂按二类高致病性病原微生物管理,按照《病原微生物实验室生物安全管理条例》及《可感染人类的高致病性病原微生物菌(毒)种或样本运输管理规定》(卫生部令第45号)及其他相关要求执行。用于病毒分离和核酸检测的标本应尽快进行检测,能在24h内检测的标本可置于4℃保存;24h内无法检测的标本则应置于-70℃或以下保存(如无-70℃保存条件,则于-20℃冰箱暂存)。血清可在4℃存放3天,应设立专库或专柜单独保存标本,标本运送期间应避免反复冻融。新冠样本保藏要求可参照中华预防医学会团体标准《新型冠状病毒样本保藏要求》(T/CPMA 019—2020)执行。

6.6.3 分离培养

将咽拭子标本取出,加入1倍体积的无菌PBS进行稀释,轻轻混匀后1500r/min离心5min,取上清,用0.22μm的针头过滤器对上清液进行过滤,并将过滤后的标本接种于单层Vero细胞,每瓶细胞接种标本0.5mL,每份标本接种3瓶细胞,然后将细胞放入37℃、5% CO_2 培养箱中孵育1.5h,同时每隔15min摇匀一次,弃上清液,加入含2% FBS的DMEM维持液5mL,放入37℃、5% CO_2 培养箱中进行培养,分别在Vero细胞接种咽拭子标本后的24h、48h、72h、96h和120h观察CPE,同时设置正常细胞对照。将分离到的病毒毒株放入56℃金属浴中,进行灭活处理,时长为30min,然后将灭活后的病毒转运至BSL-2实验室,提取病毒核酸,同时进行qPCR检测和二代测序鉴定。

6.6.4 现场快速检验分析

新冠病毒的快速检测技术主要是免疫胶体金快速检测技术。

新冠病毒的免疫胶体金快速检测技术主要是检测血清中的 IgG 和 IgM 抗体。以检测血清中的 IgG 为例，经 1∶50 比例稀释的血清样本 100μL 滴加到免疫胶体金检测卡的样品垫上。检测时间 15min，结果判定如下。

① 阳性结果：试剂样品在显示窗口"C"（质控线）和"T"处（检测线）出现 2 条红色沉淀线为阳性。

② 阴性结果：试剂样品在显示窗口"C"处出现 1 条红色沉淀线为阴性。

③ 试纸带失效：试剂样品在显示窗口"C"处未出现红色沉淀线，此时，无论"T"处是否出现沉淀线，均判为试纸带失效，应另取有效试纸带重新检测。

6.6.5　实验室检验鉴定

自 COVID-19 爆发以来，各个国家和地区的科研机构在不断研究和完善新冠病毒检测技术，力求快速、准确、尽早地发现可疑病例，最大限度地抑制病毒的扩散和传播，逐渐开发了一系列的检测方法，概括起来主要可分为病原学检测、分子生物学检测和血清学检测 3 类。

1. 病原学检测方法

病毒分离培养是诊断流感病毒感染的传统方法之一，在新冠病毒的诊断和类型鉴定方面也发挥着重要作用。病原学检测方法是针对病原体自身的检测，包括病毒的分离培养与鉴定，以及电镜观察等步骤，能够在传染病爆发早期检测出人体内是否含有病毒，判别其类型，从而为病毒感染诊断提供最直接的证据。

Liu 等首次使用冷冻电子显微镜观察到新冠病毒经灭活后的真实形态，并观察到病毒粒子大致为球形或中度多形性，刺突向外呈钉子状，病毒体嵌入包膜内；同时，该结果捕捉到病毒即将与细胞发生融合的重要中间状态，为新冠病毒的识别、鉴定和临床相关研究提供了重要的超微影像基础。2021 年 1 月 21 日，由清华大学生命科学学院李赛实验室和奥地利 Nanographics 公司、沙特阿拉伯阿卜杜拉国王科学技术大学伊万·维奥拉团队合作研发的新冠病毒高清科普影像问世。最新三维影像展示了新冠病毒入侵人体细胞之初的瞬间：在接触细胞的刹那，新冠病毒与受体结合，并与细胞膜发生了膜融合，对新冠病毒结构的解析，让人们对其有了更为深入和准确的了解，也让疫苗和中和抗体研发更加"有的放矢"。图 6.7 所示为李赛团队绘制的新冠病毒三维影像图。

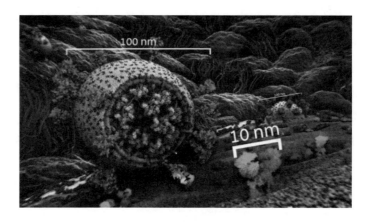

图6.7 新冠病毒三维影像图

与其他检测方法相比,病原学检测方法中病毒的分离鉴定所需的试验环境苛刻,操作较烦琐、耗时较长,必须在符合条件的实验室中进行,因此难以满足疫情大规模爆发下的病毒检测需求。

2. 分子生物学检测方法

新冠病毒为单链RNA病毒,其感染机体后会复制产生大量的病毒RNA,这些RNA是最先能被检测到的标志物,相比之下,由人体免疫系统产生的抗体(IgM、IgG)会稍滞后于病毒核酸,因此基于核酸的分子生物学检测方法是目前最主要的诊断方法。SARS-CoV-2的核酸检测主要包括测序和靶标序列识别,由于SARS-CoV-2的ORF1ab基因、N基因、E基因相对保守,因此被广泛用作核酸检测的靶基因。通过裂解样本中含有的细胞和病毒、提取RNA、洗脱等一系列样本处理后,得到基因组RNA,再进行后续的检测。目前主要有以下几种检测手段。

1)基因测序技术

目前使用最为广泛的一种基因测序技术为高通量测序(high-throughput sequencing,HTS),也称新一代测序(next generation sequencing,NGS),这种测序技术能够从复杂样品中捕获到待测病原体,并能够详细解析出其基因组的完整信息,有利于未知病原体的发现。基于高通量测序技术在新冠病毒的检测和研究中可展开的技术路线或方法有3种,即宏基因组测序、探针捕获测序和多重PCR扩增子测序。其中,基于宏基因组新一代测序技术(metagenomics next generation sequencing,mNGS)是目前临床上针对病原最常用的基因测序方法,不依赖于传统的微生物培养,可直接对临床样本中的核酸进行高通量测序,能够快速、客观地检测临床样本中的多种病原微生物(包括病毒、细菌、真菌、寄生虫)。mNGS 技术首先需要将病毒 RNA 制备成测序仪可以识别和分析的 DNA 文库,然后使用测序仪同时对数以百万计的核酸序列进行检测,检测结果经生物信息学软件处理,最终展现出病毒相关序列信息。图 6.8 所示为新冠病毒高通量测序流程图。

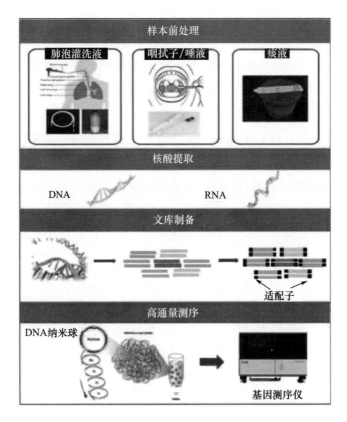

图 6.8　新冠病毒高通量测序流程图

针对在新冠疫情中 RT - PCR 核酸检测阴性,但临床表型高度疑似的患者,可利用高通量测序技术作进一步确认,为新冠病毒肺炎的诊断提供有力支撑,同时可以检测包括新冠病毒在内的所有可能感染的病原微生物基因序列,为多重感染或继发感染的相关病原信息提供参考依据。基因测序技术准确性高、敏感性强,可以全面反映病原体的遗传信息,但是该技术需要借助昂贵的仪器设备进行基因组检测和分析,且测序结果依赖于专业人员分析解读,由于这些限制,使得该技术目前较难运用于大规模临床检测。

2) 实时荧光定量 PCR

实时荧光定量 PCR 又写作"实时荧光 RT-PCR",即实时荧光反转录聚合酶链式反应,是在 PCR 反应体系中加入荧光基团,利用荧光信号累积实现了实时监测整个 PCR 进程,并对起始模板进行定量分析的方法。用该方法对病毒进行检测时,首先将提取的病毒基因组 RNA 通过反转录变成互补 DNA(cDNA);然后再用病原体特异性的引物,以 cDNA 作为模板扩增病原体核酸序列,扩增的过程中荧光染料能同步整合在产物上,通过对反应过程中 PCR 产物的标记跟踪,实时监测产物量的增长;最后根据扩增曲线计算得出起始模板量。

(1) 引物及探针序列设计。针对 SARS-CoV-2 的实验室检测,中国疾病预防控制中心发布了《SARS-CoV-2 的荧光 PCR 检测引物和探针的实验室检测技术指南》,推荐选用针对 SARS-CoV-2 的开放阅读框 1 ab(ORF1 ab)、核壳蛋白(N)基因区域的引物和探针,如表6.2所列。核酸提取和实时荧光 RT-PCR 反应体系及反应条件参考相关厂家试剂盒说明。

表6.2 实时荧光 PCR 检测 SARS-CoV-2 的引物与探针序列

基因区域	核苷酸序列
ORF1 ab	正向引物(F):CCC TGT GGG TTT ACT ACT TAA
	反向引物(R):ACG ATT GTG CAT CAG CTG A
	荧光探针(P):5′-FAM-CCG TCT GCG GTA TGT GGA AAG GTT ATG G-BHQ1-3′
N	正向引物(F):GGG GAA CTT CTC CTG CTA GAA T
	反向引物(R):CAG ACA TTT TGC TCT CAA GCT G
	荧光探针(P):5′-FAM-TTG CTG CTG CTT GAC AGATT-TAMRA-3′

(2) 新冠病毒核酸检测方法。严格按照《医疗机构临床基因扩增检验实验室管理办法》(卫办医政发〔2010〕194号)、《关于印发新型冠状病毒实验室生物安全指南(第二版)的通知》(国卫办科教函〔2020〕70号)及《新型冠状病毒感染的肺炎实验室检测技术指南(第二版)》相关文件进行试验操作和生物安全防护。

① RNA 提取。使用重庆中元生物技术有限公司全自动核酸提取仪(磁珠法),按照说明书要求提取核酸样本。

② 核酸扩增。使用 ABI7500 核酸扩增仪,根据试剂厂家说明书设置反应程序、配制反应试剂、加样上机扩增检测,并对检测结果进行阴性、阳性的判定。

③ 结果报告。《SARS-CoV-2 的荧光 PCR 检测引物和探针的实验室检测技术指南》规定的结果判断标准如下:阴性,无 C_t 值或 $C_t \geqslant 40$;阳性,$C_t < 37$,可报告为阳性;灰度区,$C_t = 37 \sim 40$,建议重复试验,若重复试验结果 $C_t < 40$,扩增曲线有明显起峰,则该标本判断为阳性;否则为阴性。如果用的是商品化试剂盒,则以厂家提供的说明书为准。

④ 质量控制。每批试验均带阴性和阳性对照,阴性和阳性对照检测结果在控,则该批次试验有效;反之无效。

(3) 新冠病毒核酸检测要求。

① 基本要求。标本灭活及检测应当在生物安全二级实验室进行,同时采用生物安全三级实验室的个人防护。开展新冠病毒核酸检测的实验室应当制定实验室生物安全相关程序文件及实验室生物安全操作失误或意外的处理操作程序,并建立实验室环境消毒处理记录。

② 试验前安全要求。应使用 0.2% 含氯消毒剂或 75% 医用酒精进行桌面、台面及地面消毒。消毒液需每天新鲜配制,使用前不超过 24h。转运至实验室的标本转运盒应在生物安全柜内开启。转运盒开启后,使用 0.2% 含氯消毒剂或 75% 医用酒精对转运桶内壁和标本采集密封袋进行喷洒消毒。取出标本采集管后应首先检查标本管外壁是否有破损、管口是否泄漏或有管壁残留物。一旦发现渗漏,应立即用吸水纸覆盖,并喷洒有效氯含量为 0.55% 的含氯消毒剂进行消毒处理,不得对标本继续检测操作,做好标本不合格记录后需立即进行密封打包,压力蒸汽灭菌处理后销毁。

③ 核酸提取和检测安全要求。标本进行核酸提取和检测时应尽可能在生物安全柜内进行操作。若为打开标本管盖或其他有可能产生气溶胶的操作,则必须在生物安全柜内进行。

④ 试验结束后安全要求。需对实验室环境进行清洁消毒。

a. 实验室空气消毒。实验室每次检测完毕后应进行房间紫外消毒 30min

或紫外消毒机照射消毒 1h。必要时可采用核酸清除剂等试剂清除实验室残留核酸。

b. 工作台面消毒。每天试验后,使用 0.2% 含氯消毒剂或 75% 医用酒精进行台面、地面消毒。

c. 生物安全柜消毒。试验使用后的耗材废弃物放入医疗废物垃圾袋中,包扎后使用 0.2% 含有效氯消毒液或 75% 医用酒精喷洒消毒其外表面。手消毒后将垃圾袋带出生物安全柜放入实验室废弃物转运袋中。试管架、试验台面、移液器等使用 75% 医用酒精进行擦拭。随后关闭生物安全柜,紫外灯消毒 30min。

d. 转运容器消毒。转运及存放标本的容器使用前后需使用 0.2% 含氯消毒剂或 75% 医用酒精进行擦拭或喷洒消毒。

⑤ 塑料或有机玻璃材质物品消毒。使用 0.2% 含氯消毒剂或过氧乙酸或过氧化氢擦拭或喷洒消毒。

(4) 实验室污染的处理。

① 标本污染生物安全柜的操作台造成局限污染时,立即用吸水纸覆盖,并使用 0.55% 含氯消毒剂进行喷洒消毒。消毒液需要现用现配,24h 内使用。

② 标本倾覆造成实验室污染时,保持实验室空间密闭,避免污染物扩散。立即使用润湿有 0.55% 含氯消毒剂的毛巾覆盖污染区。必要时(如大量溢撒时)可用过氧乙酸加热熏蒸实验室,剂量为 $2g/m^3$,熏蒸过夜;或 20g/L 过氧乙酸消毒液用气溶胶喷雾器喷雾,用量 $8mL/m^3$,作用 1~2h;必要时或用高锰酸钾-甲醛熏蒸:高锰酸钾 $8g/m^3$,放入耐热耐腐蚀容器(陶罐或玻璃容器),后加入 40% 甲醛 $10mL/m^3$,熏蒸 4h 以上。熏蒸时室内相对湿度为 60%~80%。

③ 清理污染物时严格遵循活病毒生物安全操作要求,采用压力蒸汽灭菌处理,并进行实验室换气等,防止次生危害。

(5) 新冠病毒核酸检测"假阳性、假阴性"问题。实时荧光定量 PCR 技术具有灵敏度高、特异性强、快速简便等特点,被大多数机构认为是冠状病毒检测的金标准,也是目前新冠病毒检测最常用的手段。《新型冠状病毒肺炎诊疗方案(试行第九版)》中指出采用 RT-PCR 或/和 NGS 对疑似病例的样本进行检测。一般使用核酸检测试剂盒,需要依赖专业操作人员和 RT-PCR 等精密仪器;以及不同试剂盒中检测性能限制,可能影响检测本身的灵敏度和特异性,导致出现"假阳性"和"假阴性"结果。所谓新冠病毒检测"假阳性",指的是体内没有病毒,却检测出了新冠病毒 RNA;新冠病毒检测"假阴性",指的是新冠肺炎患者应该被确诊为阳性,却未检测到新型冠状病毒 RNA。

样本和操作流程不当,均可造成错误的结果,若患者被检测为"假阴性"而未采取相应的隔离和治疗手段,将会造成较为严重的后果。一般产生假阴性的原因包括:①患者采样时,采样部位选择不当,使得该部位不含病毒或病毒含量较低,无法确切反映患者疾病情况;②样本处理中提取核酸质量差或提出率低,使得样本中病毒核酸有损失,超出仪器检测下限;③试剂检测阈值(下限)较高,或试剂性能、仪器设备稳定性差,使得痕量检测无法得出正确结果;④病毒变异,检测时引物和探针不能识别病毒变异后的核酸序列;⑤检测人员试验操作不当,影响检测结果。

为避免假阴性的错误结果,可以着手从以下做出改进:①采集足量的病毒 RNA,要求采样部位含有病毒并且病毒含量可达检测下限,一般对疑似病人进行多个部位同时采样或同一部位反复检测来提高病毒检出率;②诊断时辅助 CT 影像:在仪器设备允许情况下,对疑似患者辅助 CT 检测,该过程用时较短,方便快捷,但新冠肺炎是病毒性肺炎的一种,其 CT 影像学表现与其他病毒性肺炎表现较类似,不能作为单一的判断标准,但可作为辅助手段检测新冠病毒,在一定程度上避免假阴性。

3)环介导等温扩增法

环介导等温扩增法(loop - mediated isothermal amplification, LAMP)是一种新型的核酸扩增方法,其特点是针对靶基因的 6 个区域设计 4 种特异引物,以链置换 DNA 聚合酶(Bst DNA polymerase)为催化酶,在 60~65℃ 条件下恒温扩增,15~60min 可实现 10^9~10^{10} 倍的核酸扩增,具有操作简单、产物易检测、特异性强等特点。与荧光定量 PCR 相比,该方法无须精密仪器、检测结果肉眼可见,有助于 COVID - 19 的快速、可靠的临床诊断。

沈阳化工大学应用生物学研究所所长尹秀山团队开发了一种基于逆转录环介导等温扩增技术的新冠病毒检测方法 iLACO,可在 15~40min 内快速检测新冠病毒。其设计的 6 种引物可特异性鉴定 ORF1ab 基因靶标的 8 个不同区域,并成功扩增新冠病毒基因。当新冠病毒 RNA 与反应混合物中的 pH 指示剂耦合时,可以通过观察颜色的变化获得检测结果。阳性反应可导致反应混合物的 pH 降低,pH 指示剂从粉红色变为黄色,阴性反应仍保持粉红色[2]。

与传统 PCR 相比,等温扩增技术设备简单、扩增时间缩短,同时保持了较高灵敏性及特异性,适合快速检测,已经在病原检测中广泛应用。该技术扩大了新型冠状病毒的检测手段,但等温扩增技术引物设计要求高、扩增目的片段较短、易产生假阳性等局限性,等温扩增在新型冠状病毒的检测中能否克服上述缺陷,达到快速、精准检测的目的,仍有待进一步的发展改进。

4）微流控芯片技术

微流控芯片(microfluidic chip)技术最初起源于分析化学领域,是一种能在微米级别孔道中操控微液滴流动的技术,该技术把化学、生物、医学分析过程中经常应用的样品制备、反应、分离、检测等基本操作单元集成到一块微米尺度的芯片上,基于计算机分析自动完成检测过程,力求简化操作流程、快速得到结果。

清华大学医学院程京院士团队曾于 2003 年构建了一套以基因芯片为基础的 SARS 冠状病毒基因分析检测系统,经过样本处理后通过巢式 RT-PCR 对分离的病毒核酸进行扩增,后让固定在基因芯片上的 DNA 探针与扩增产物进行杂交以检验扩增产物的序列匹配性,达到早期确认患者的目的。在新冠病毒肺炎爆发后,基于微流控芯片技术,该团队与四川大学华西医院、博奥生物集团有限公司共同设计开发"六项呼吸道病毒核酸检测试剂盒(恒温扩增芯片法)",通过国家药监局应急医疗器械审批。据报道,该芯片通过患者的口咽拭子等采集到的样本,在 1.5h 内可一次性检测包括新型冠状病毒在内的 6 种呼吸道常见病毒,成为全球首个能在短时间(1.5h)内检测包括新冠病毒在内的 6 项呼吸道病毒核酸检测芯片试剂盒,获得多项授权专利。

微流控芯片技术有多种应用,如可将此技术与 ELISA 技术相结合,通过控制流体往复流动,实现抗原与抗体的多次往复接触,大大缩短免疫结合时间,提高检测效率。例如,中山大学生物医学工程学院周建华团队与中山大学附属第五医院分子影像中心陈守登团队合作,提出了一种利用液体往复流动的微流控技术实现新冠肺炎患者血清中的特异性病毒 N 蛋白(SARS-CoV-2 病毒核衣壳蛋白,Nucleocapsid protein)抗体的超快速免疫检测,可在 5min 内得出检测结果。

6.6.6 血清学诊断

病毒血清学检测方法是基于抗原与抗体的特异性反应对病毒及血清中的抗体进行检测的技术。《新型冠状病毒肺炎诊疗方案(第九版)》增加了血清学检测方法,指出新冠病毒特异性 IgM 抗体多在 3~5 天后开始出现阳性,同时将血清新型冠状病毒特异性 IgM 抗体和 IgG 抗体阳性作为确诊证据之一。新冠病毒血清学检测可通过以下几种方法进行。

1. 酶联免疫吸附测定

酶联免疫吸附测定(enzyme - linked immunosorbent assay, ELISA)是酶免疫测定技术中应用最广的检测方法之一,这种检测方法的可行性基于酶分子与抗原/抗体共价结合后,既不改变抗体的免疫学特性,又不影响酶的生物学活性。基本方法是将已知的抗原/抗体吸附在固相载体表面,使得酶标记抗体可与吸附在固相载体上的抗原/抗体发生特异性结合,通过底物的颜色反应来判断有无免疫反应发生,颜色的深浅可通过仪器分析后得到标本中抗原/抗体的定量数据,这种检测方法由于抗原/抗体的特异性结合而显得异常灵敏。

冠状病毒有 4 种主要结构蛋白,即 S 蛋白、M 蛋白、E 蛋白和 N 蛋白,并且研究发现 N 蛋白是引起"非典"患者产生抗体的主要免疫原,因此用 ELISA 方法检测 SARS 病毒 N 蛋白和血清 IgG 抗体,是"非典"时期各大医院常用的一种检测手段。在新冠病毒肺炎爆发后,研究发现新冠病毒与 SARS - CoV 的 N 蛋白有高度序列相似性,推测可利用 N 蛋白作为抗原用 ELISA 法对新冠病毒进行分子生物学检测。Zhang 等在 *Emerging Microbes & Infections* 上发表的研究文章中提到,他们研究团队利用一种交叉反应核蛋白(NP)开发了血清中 IgM、IgG 抗体的 ELISA 检测方法,并且指出与其他检测方法相比,血清学检测能够提高检测阳性率。

ELISA 检测法是利用了抗原/抗体的特异性结合,具有其独特的优点:样本采集容易,检测危险性降低,因为患者血清中一般不含有冠状病毒或者含量很低;有较高的灵敏度和特异性。另外,分子生物学检测依赖于人体的免疫反应应答,感染者血清中的 IgG、IgM 抗体一般会在感染 7~14 天后才会出现,因此这种方法不能在感染早期达到快速诊断的目的，不能很好地满足疫情早期预防和控制的要求。这种方法可以和核酸检测等方法联合使用，降低其他检测手段的错误率，为新冠病毒肺炎确诊提供直接证据，同时也为疫苗的研究提供了有力的试验手段和科学基础。

2. 化学发光免疫分析

化学发光免疫分析（chemiluminescence immunoassay，CLIA）技术是20世纪70年代中期提出的，将高特异性的免疫结合反应和高灵敏度的化学发光测定技术相结合，经过多年发展，至今已经成为一种成熟的、先进的超微量物质检测技术，可用于各种抗原、抗体、激素、酶、药物等的检测分析。

CLIA包含免疫反应和化学发光分析两个部分，它不同于荧光免疫分析，该技术无须外加光源，通过化学反应产生的能量促使能级跃迁，从而发光，背景干扰小。磁微粒化学发光免疫分析是将磁性分离技术、化学发光技术、免疫分析技术三者结合起来的另一种新兴分析方法，是化学发光免疫分析的另一应用实例。例如，磁微粒化学发光免疫分析中，用化学发光剂（如吖啶酯）直接标记抗体（抗原），与待测样本中相应的抗原（抗体）和磁颗粒性抗体（抗原）发生特异性免疫反应，通过磁场把沉淀部分结合物收集起来，再加入氧化剂（如双氧水），化学发光剂可在无须催化剂状态下分解、发光，利用发光信号测量仪器测量光量子产额，可做到定性和定量分析。

化学发光法通过对光子进行收集并读取发光值进行结果判定，灵敏度高，检测系统独立封闭，可避免样本遭受污染，确保结果的相对准确性；检测系统自动化程度高，减轻操作人员的工作量，可适用于大量的样本检测。

3. 侧流免疫层析法

侧流免疫层析法（lateral flow immunochromatography assay，LFIA）是一种基于抗原/抗体特异性结合或核酸探针/靶向核酸杂交反应原理来检测目标物质的经典床旁检测技术（point of care testing，POCT），广泛用于药物、激素、病原体等的快速检测。免疫胶体金技术就是LFIA的一个应用实例，目前有几种利用胶体金技术制备的新冠病毒核酸检测试剂盒获得国家药监局审批（如广州万孚生物技术股份有限公司等），已投入使用。

利用胶体金法开发的新冠病毒抗体检测试剂盒是利用抗原/抗体的特异性

结合原理,配合标记物显色筛查,能够实现快速、便捷的定性检测。一般 IgM 检测采用捕获法,总抗体检测采用双抗原夹心法,形成胶体金复合物,可用肉眼判读检测结果。IgM 抗体在病毒感染早期便开始产生,但是含量较低,持续时间较短,一段时期后血清中含量便开始下降,IgG 抗体出现时间稍晚,但含量较高,并且持续时间较长,若只检测其中一种抗体,可能会在灵敏度和准确性上存在一些瑕疵。Li 等研发了基于胶体金技术的 IgM-IgG 联合抗体快速检测方法,能够在 15min 内检测到血液中的 IgM 和 IgG,这种快速 IgM-IgG 联合抗体检测试剂盒使大规模筛查无症状感染者成为可能。

以免疫胶体金技术制备的新冠病毒检测试剂盒,操作简单迅速,与其他免疫法相比无须任何精密仪器设备,并且试剂盒可常温储存,无须冷链运输,在使用和运输存储方面体现出很多优势,但是无法进行定量分析。

在以上 3 种新冠病毒检测技术中,介绍了几种常用的检测手段,除此之外,仍有很多其他检测手段,如微滴式数字 PCR、基于 CRISPR(clustered regularly interspaced short panlindromic repeats)的检测技术、蛋白质芯片技术等。可根据不同的检测环境、人群特点、样本要求等选择适宜的检测方法。随着生物技术的不断发展,今后的检测技术会向着高通量、高灵敏度、自动化、便携易操作等方向不断发展,在疫情防控、疫苗研发、疾病治疗方面发挥重要作用。

第7章
生物毒素的检验分析

现已发现的生物毒素有2000多种。生物毒素具有较高的生物毒性,对人类健康会造成极大危害。另外,肉毒毒素等还具备发展成潜在生物武器的可能。对食品、环境等样本中生物毒素的检验分析已得到各国的重点关注。质谱技术和新型生物传感技术逐渐取代了传统的理化分析、常规免疫法和动物法,极大提高了生物毒素检验分析的灵敏度、特异性和准确度。

7.1 概述

7.1.1 毒素的基本类型

生物毒素是指生物来源并不可自我复制的有毒化学物质,包括动物、植物、微生物在其生长繁殖过程中或一定条件下产生的,对其他生物物种有毒害作用的各种化学物质。生物毒素按其来源可分为动物毒素、植物毒素、微生物毒素、海洋生物毒素;按照其化学成分的性质可以分为蛋白质毒素、生物碱类毒素、生物胺、萜烯、甾体配糖体类等。

1. 动物毒素

动物毒素指来源于动物的生物毒素,包括蛇毒、蛙毒、蜘蛛毒、蝎毒、蜂毒等,其化学结构多种多样,包括碳氢化合物、杂环化合物、生物碱、生物胺、萜烯、甾体配糖体、多肽和蛋白质等。许多动物毒素具有抗病毒、抗细菌、抗炎症、抗肿瘤及抗凝血的作用。

2. 植物毒素

植物毒素主要包括五大类,即非蛋白质氨基酸(刀豆氨酸、β-氰基丙氨酸等)、生物碱、蛋白质毒素(相思子毒素、蓖麻毒素、蛋白酶抑制剂和植物凝集素)、不含氮毒素(萜类化合物、银杏酸等)和生氰糖苷类毒素(生氰单糖苷、生氰二糖苷等)。

植物毒素在农业科学中的应用有:生产植物源杀虫剂、杀草剂、天然植物激素等。蓖麻毒素(ricin toxin,RT)和相思子毒素(abrin toxin,AT)是生物武器核查清单中的两种植物蛋白毒素。

3. 微生物毒素

微生物毒素是危害性较大的生物毒素,主要包括小分子类的霉菌毒素、蛋白质类毒素、脂多糖内毒素等。

霉菌毒素是由霉菌产生的一类具有致癌、致畸、致突变性的毒性极强的次级代谢产物。目前产生霉菌毒素的霉菌有150多种,霉菌毒素有200余种。常见的霉菌毒素种类有黄曲霉毒素(aflatoxins,AFT)、杂色曲霉菌(sterigmatocystin,ST)、赭曲霉毒素(ochratoxin,OTA)、玉米烯酮(zearalenone,ZEN)、展青霉素(patulin)、单端孢霉烯族毒素(trichothecenes)、伏马菌素(fumonisin,FB)、串珠镰刀菌素(moniliformin)。黄曲霉毒素有 B1、B2、M1、M2、G1、G2 等几种,其中黄曲霉素 B1 的毒性最强。赭曲霉素有 A、B、C、D 等 4 种,毒性最大的是赭曲霉素 A。单端孢霉烯族毒素主要包括 T-2 毒素和 HT-2 毒素。

细菌外毒素是细菌分泌到菌体外的毒素,主要是蛋白质,大部分是革兰氏阳性菌外毒素,如白喉毒素、破伤风毒素、肉毒素、金黄色葡萄球菌肠毒素、产气荚膜梭菌神经毒素等。少数是革兰氏阴性菌毒素,如痢疾志贺氏菌神经毒素、霍乱弧菌肠毒素、鼠疫耶尔森氏菌鼠疫毒素、百日咳博德特氏菌百日咳毒素等。细菌内毒素是革兰氏阴性菌细胞壁上的脂多糖。

4. 海洋生物毒素

海洋生物毒素在陆生动物中极为罕见,绝大部分仅为海洋生物所特有,大部分属于非蛋白质类的低分子化合物,结构特征、物理性质和作用机理均有很大的不同,也有部分肽类毒素。通常根据中毒症状不同,把海洋毒素分为麻痹性贝毒、腹泻性贝毒、神经性贝毒、记忆缺失性贝毒等。也有根据最初分离的来源进行分类的,如河豚毒素、西加毒素、水母毒素、芋螺毒素等。

麻痹性贝毒(paralytic shellfish poisoning,PSP)是由海洋有毒甲藻代谢产生

的一类拥有胍基的三环氨基甲酸酯类的化合物及其衍生物,主要由石房蛤毒素(saxitoxin,STX)及其天然衍生物,如膝沟藻毒素(gonyantoxins,GTXs)、新石房蛤毒素(neo-saxitoxin,neoSTX)组成,目前该类化合物约有 28 种。腹泻性贝毒(diarrhetic shellfish poisoning,DSP)是一类多环聚醚类或大环内酯类化合物。根据碳骨架结构,一般分为 3 类:酸性成分类,如大田软海绵酸(okadaic acid,OA)及其天然衍生物鳍藻毒素(dinophysistoxins,DTX1~4);中性成分类,聚醚内酯类蛤毒素(pectenotoxins,PTXs),包括 PTX1~7、PTX-2SA、7-epi-PTX-2SA;其他类,如虾夷扇贝毒素(yessotoxins,YTXs)及 45-羟基扇贝毒素、原多甲藻酸贝类毒素(azaspir acid,AZA),含有螺环的含氮聚醚,包括 AZA1、AZA2 和 AZA3。记忆丧失性贝毒(amnesic shellfish poisoning,ASP)主要含有软骨藻酸(domoic acid,DA)以其天然衍生物。DA 是一种氨基酸。神经性贝毒(neurotoxic shellfish poisoning,NSP)为脂溶性不含氮的多醚化合物,主要为短裸甲藻毒素(brevetoxins,BTXs),包括短裸甲藻毒 A、短裸甲藻毒素 B 和半短裸甲藻毒素 B。

河豚毒素(tetrodotoxin,TTX)是一种复杂的笼形原酸酯类生物碱,目前推测河豚毒素最初合成于含毒生物体内共生的微生物。西加毒素,又称雪卡毒素,是一组对热稳定、亲脂性的高度氧化的梯状聚醚,目前已知的 3 种毒素为西加毒素(ciguatoxin,CTX)、刺尾鱼毒素(maitotoxin,MTX)和鹦咀鱼毒素(scaritoxin,STX)。芋螺毒素一般是由 7~46 个氨基酸残基组成的小肽,富含两对或 3 对二硫键。水母毒素主要为肽类。

7.1.2 常用检验程序与方法

生物毒素的检验鉴定程序见图 7.1。

迄今为止,人们已经掌握了多种分析方法对生物毒素进行检测,主要有薄层色谱法、质谱联用、高效液相色谱、免疫分析法、电化学法、生物传感器等,这些方法都各具优缺点。表 7.1 中列出用于生物毒素检验的主要免疫分析方法。

第 7 章 生物毒素的检验分析

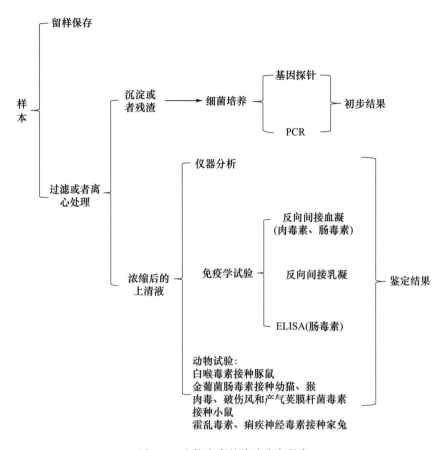

图 7.1 生物毒素的检验鉴定程序

表 7.1 生物毒素的免疫分析方法

分析方法	毒素类型	检出限	线性范围
转换发光免疫层析试纸条	黄曲霉毒素 M1	0.1μg/kg(奶粉) 0.3μg/kg(牛奶)	0.3~0.7μg/kg
免疫传感-循环伏安法和交流阻抗法	黄曲霉毒素 B1	3.43×10^{-7}μg/L	9.9×10^{-7} ~ 9.9×10^{-5}μg/L
免疫磁珠浓缩免疫层析试纸条	黄曲霉毒素 M1	0.1μg/L(原料乳)	—
压阻式微悬壁梁免疫传感器	相思子毒素	8μg/L	—
免疫捕获检测法	相思子毒素	2.5ng/mL	2.5~60ng/mL
电化学发光免疫传感检测	相思子毒素	0.005μg/L	0.005~100μg/L
时间分辨荧光免疫分析	伏马毒素 B1	0.05ng/mL	1.0~1000ng/mL

续表

分析方法	毒素类型	检出限	线性范围
均相电化学免疫分析	短裸甲藻毒素B	6pg/mL	0.01~3.5ng/mL
直接竞争差分脉冲伏安法电流型免疫传感器	微囊藻毒素LR	0.38μg/L	0.79~12.9μg/L
直接竞争电化学发光法	微囊藻毒素LR	0.007μg/L	0.100~100μg/L
无标记型电化学免疫传感器	微囊藻毒素LR	0.017μg/L	0.05~1000μg/L
电化学免疫传感器	微囊藻毒素LR	0.300μg/L	0.50~12.0μg/L
平面波导免疫芯片	微囊藻毒素LR	0.100μg/L	0.2~4.0μg/L
自组装电化学免疫传感器	金黄色葡萄球菌肠毒素B	0.667ng/mL	2~10ng/mL、10~100ng/mL

建立检测时间短、操作步骤少、人为因素影响小、灵敏度高、重现性好、稳定性和安全性强的毒素检验分析方法,对生物检验人员来说至关重要。本章主要对蛇毒、肉毒毒素、金黄色葡萄球菌肠毒素、蓖麻毒素、T-2毒素5种典型生物毒素的传统和新型检验方法分别进行阐述,并对各类毒素检测方法的发展趋势进行展望。

7.2 β-银环蛇毒素检验分析

蛇毒是毒蛇腺分泌的一种复杂混合物,其中大部分是蛋白质和多肽,具有广泛的药理学及生物学活性。神经毒素和肌肉毒素分别是蛇毒中致死率和致残率最高的组分,它们不仅破坏动物正常生理过程及生化活动,严重时还可导致死亡。1963年Chang和Lee在银环蛇(Bungarus multicinctus)粗毒中发现一种能抑制神经传导的神经毒素,即β-银环蛇毒素(β-bungarotoxin,β-Butx或β-BGT),这是有关蛇毒神经毒素研究的首次报道。β-银环蛇蛇毒是一种突触前多肽神经毒,表现出Ca^{2+}依赖性磷脂酶A2(Phospholipase A2,PLA2)活性,分子质量为20.5kD,由两个亚基通过二硫键共价连接成二聚体,分子量较大的A亚单位(分子质量13.5kD)上存在PLA2活性中心,分子量较小的B亚单位(分子量7kD)与蛋白激酶抑制物有一些序列同源性。当亚基间二硫键断裂时,或PLA2活性中心被共价修饰时,都可导致β-BuTx的神经毒性和PLA2活性丧失。β-BuTx 主要作用于神经系统，在外周神经系统中它能不可逆地阻断神经肌肉的兴奋传递；在中枢神经系统中它能特异地抑制某些神经元突触前膜递质的释放。

在过去几十年中，建立了许多检验蛇毒的方法，包括生物检测法（bioassay）、免疫扩散法（immunodiffusion）、免疫电泳法（immunoelectrophoresis）、放射免疫测定法（radioimmuno-assay，RIA）、凝集测定法（agglutination assay）、荧光免疫测定法（fluorescence immunoassay）、酶联免疫吸附测定法（enzyme-linked immunosorbent assay，ELISA）等。

蛇毒中的毒素蛋白质进入伤者体内后会迅速被体液稀释，并扩散至全身多个组织，与伤者的内源物质混存，这一方面导致体内毒素蛋白质的浓度极低，另一方面也导致体内蛇毒的检验鉴定极易被内源物质干扰。因此，检验方法的灵敏度和抗干扰能力至关重要。经各国学者研究，一些新技术在体内蛇毒鉴定方面表现出了优异的性能，其检测灵敏度和排除生物样品中内源物质干扰的能力非常突出，已经可以尝试应用于临床蛇伤的鉴定；但是，也有一些方法经研究发现其检测灵敏度和抗干扰能力不足，暂时还只能用于纯蛇毒的鉴定。

7.2.1 样品的处理

β-银环蛇毒素的样品包括受染土壤、食物、水、血清等。水样可以直接取混合液测定；土壤样品经浓度为 0.01mol/L 的 PBS 缓冲液（pH=7.4）或生理盐水溶解后，以 5000g 离心 20min，食物样品和血清样品以 10000g 分别离心 15min 和 10min，取上清液测定 β-银环蛇毒素浓度。

7.2.2 现场快速检验分析

1. 免疫胶体金检测技术

测定 β-银环蛇毒素有多种方法，但由于不能适应各种不同检测环境而受到很大限制。传统的酶联免疫吸附法需要酶联仪等设备，在野外运用受到很大限制。将纯化后的 β-银环蛇毒素 IgG 抗体利用纳米金颗粒标记后固定在硝酸纤维薄膜上，利用双抗夹心法原理，可以实现在 5~10min 内对 β-银环蛇毒素进行快速检测。

2. 生物素－亲和素光免疫分析技术

Le Van Dong 等利用生物素－亲和素光免疫分析法（AB－OIA）测定 β－银环蛇毒素。他们将 AB－OIA 法与双抗体夹心原理相结合,将一定浓度的亲和纯化的兔抗 β－BuTx 包被在具有光学活性的硅表面形成捕获抗体。当加入含有银环蛇毒素抗原时,包被抗体将其捕获、结合;加入的生物素化的特异性单克隆抗体与其一个位点特异结合,使光学表面上薄膜层的厚度增加;再加入亲和素－辣根过氧化物酶（HRP）及其底物四甲基联苯胺（TMB）,使薄膜层厚度进一步增加。薄膜层使反射光的波长发生了改变,使其由本底的黄色变为蓝色或紫色,根据颜色变化,测定毒素含量。具体标准操作过程是：40μL 样品点到包被切片中心,室温温育 30min,冲洗、吹干;再加入 40μL 生物素化单克隆抗体,室温温育 30min,冲洗、吹干;加入 40μL Avidin－HRP 结合物,温育 5min,生成 4 层夹心复合物,冲洗、吹干;再加入 25μ LTMB－H_2O_2 底物,温育 15min,冲洗吹干。根据颜色变化,对照颜色加强图的分值记分 1～27 级,从而得到毒素浓度。优化的试验条件为 2μg/mL 的蛋白 A 纯化的兔抗 β－BuTx 包被 30min 制作切片为最佳,1% 的蛋白阻断试剂封闭,生物素化的单抗和 HRP 的稀释度均为 1：1000。分别以对照样品的 OD 值加两个标准差,分数值大于 5 定义检测定 β－银环蛇毒素的灵敏度,测得 AB－OIA 法和传统 ELISA 的灵敏度分别为 0.016ng/mL、0.125ng/mL。以 ELISA 的 OD 值对 AB－OIA 的分数值表示二者的相关性,二者在 PBS、血液、血浆和尿中的相关系数分别为 0.9579、0.9771、0.9700 和 0.8402。可以看出,AB－OIA 法操作简便、快速、特异性高,与传统的 ELISA 有很好的相关性,且有更高的灵敏度。该法能够满足各种介质包括血液、血浆、缓冲液和匀浆液中的 β－银环蛇毒素含量测定,而且能用于蛇咬致死者所中毒素种类鉴定。

7.2.3 实验室检验分析

1. ELISA

β－银环蛇毒素 ELISA 检测方法的基本原理是利用酶分子与毒素抗体或抗抗体分子共价结合形成酶标抗体,酶标抗体可与吸附在固相载体上的抗原或抗体发生特异性结合,滴加底物溶液后,底物可在酶作用下出现颜色反应,可以通过颜色反应是否出现来判定有无相应的免疫反应,而颜色的深浅则与标本中相应抗体或抗原的量成正比。

1977 年 Theakston 等第一次利用 ELISA 法检测蛇毒及其抗体,灵敏度可达 1~5ng/mL 蛇毒。在过去的 40 多年中,ELISA 得到了广泛的应用,虽然它们在原理上和 Theakston 方法相同,但在灵敏度、专一性、快速性和方便性方面已有很大提高。1995 年,闫祖康等用自制活化长碳臂生物素标记马抗银环蛇毒抗体进行夹心 ABC - ELISA 测试,毒素的最小检出量为 0.25ng/mL;标准曲线最适检测范围为 0.25~250ng/mL;批内变异小于 8%,批间变异小于 16%,不同浓度回收率为 78%~89%;与同科眼镜蛇毒无交叉反应。2005 年,张幼芳等建立的 ELISA 检测 β - 银环蛇毒素的方法,从样本采集到检出时间约 1h 40min,检测灵敏度约 3.9ng/mL,特异性增强,与其他蛇毒无交叉反应。此方法还可直接采用中毒动物的血液进行检测,无须分离蛇毒。试验表明,该方法对半致死量中毒家兔的血液蛇毒检测在中毒后 48h 内有效,中毒死亡家兔的血液蛇毒检测在死后 72h 内有效。

2. 适配子技术

适配子(aptamer)又称适配分子或适配体,是运用指数富集的配体系统进化(systematic evolution of ligand by exponential enrichment,SELEX)技术,从人工合成的随机寡核苷酶序列库中反复筛选得到的、能以极高的亲和力和特异性与靶分子结合的一段寡核苷酸序列。适配子可以是 RNA、修饰 RNA、ssDNA 或 dsDNA。适配子的功能类似于抗体,具有靶分子范围广、与配体作用亲和力高、特异性强、高度稳定性、安全经济、制备方法简单等优点。适配子技术已广泛应用于分子识别、试验诊断、疾病治疗和药物研究。由于适配子通过化学方法合成,因此容易控制其质量和前后的一致性。适配子的稳定性要比抗体高,能够经受住样品预处理过程中条件的改变(如用去垢剂处理),使其成为临床检测中抗体重要的代替品。同时,适配子能够高度特异地结合靶标,因此样品基质的干扰可以降至最低水平,从而提高检测灵敏度。适配子技术为检测许多小分子物质和蛋白质类毒素提供重要平台。

刘志伟等研制了压阻式微悬臂梁适配子传感器检测 β - 银环蛇毒素,他们分别以β-银环蛇毒素适配子及多抗作为分子识别物质,基于生物素-亲和素放大系统构建了两种检测β-银环蛇毒素的压阻式微悬臂梁传感器。其中,构建的压阻式微悬臂梁适配子传感器对β-银环蛇毒素的检测限为4μg/L($S/N \geq 3$),检测的线性范围为4~400μg/L,线性回归方程为$\Delta U_e = 0.254C + 4.542$($n = 4$, $R = 0.998$, $p < 0.001$);构建的压阻式微悬臂梁免疫传感器对β-银环蛇毒素的检测限为30μg/L($S/N \geq 3$),检测的线性范围为30~200μg/L,线性A归方程为$\Delta U_e = 0.265C + 0.451$($n = 4$, $R = 0.999$, $p < 0.001$)与压阻式微悬臂梁免疫传感器相比,压阻式微悬臂梁适配子传感器对β-银环蛇毒素的检测更加灵敏、快速,其检测限较免疫传感器降低7.5倍,检测时间减少80%以上。

3. 基于酶标噬菌体抗体检测分析法

穆晞惠等将磁性微粒偶联多抗作为毒素捕获探针,酶标噬菌体抗体作为特异信号检测探针,采用"磁性微粒偶联多抗-毒素-酶标噬菌体抗体"的检测模式,建立了基于酶标噬菌体抗体的磁分离酶免疫分析法,以β-银环蛇毒素为检测目标物,实现了微量β-银环蛇毒素的检测,其线性范围为0.016~62.5μg/L,线性回归方程为$Y = 0.641X + 1.355$($R^2 = 0.985$, $n = 13$, $P < 0.0001$),检测限为0.016μg/L。利用噬菌体表面含有多复制的衣壳蛋白与其相应的酶标二抗特异结合特性,酶标噬菌体抗体作为信号检测探针比传统用单克隆抗体或多克隆抗体的酶标二抗作为信号检测探针相比,一个噬菌体抗体分子能结合更多的酶标二抗分子,从而产生针对检测靶分子的特异信号放大效应,与传统ELISA法检测β-银环蛇毒素的检测限为0.125μg/L相比,该法检测灵敏度提高了近10倍。该法将酶标噬菌体抗体产生的信号放大效应与磁性微粒的快速分离效应相结合,检测灵敏度高、特异性强,适用于水样、土样、食品及血液等复杂生物样品检测,具有较好特异性与重现性。

7.3 A型肉毒毒素检验分析

肉毒毒素(BX)是肉毒梭状芽孢杆菌分泌的外毒素,根据其抗原属性(产生毒素的抗原性),分为A-G共7个亚型。人类肉毒中毒主要由A、B、E型引起,偶尔由F型引起,C型和D型主要引起禽畜和动物中毒。其中A型肉毒毒素是世界上已知毒性最强的外毒素,人体的半数致死剂量(LD50)仅为 0.1~1ng/kg。BX 中毒通常表现为眼部及喉部肌群麻痹,随后发展为全身骨骼肌麻痹,最终由于呼吸衰竭而死亡。目前检测样品中肉毒毒素的方法主要分为两类,即基于肉毒毒素活性检验方法和基于免疫化学检验方法。

7.3.1 样品的处理

对土壤、食品等固体样品加入 0.2% 明胶缓冲液(pH=6.5)或生理盐水浸泡或研磨后,可采用 3000~4000r/min 离心 30min,上清液用于毒素的检验。利用明矾絮凝法可用于浓缩水样中的肉毒毒素。

各型肉毒毒素对酸和乙醇的作用稳定,用盐酸、硫酸、乙醇或盐析沉淀都是从培养液中提取毒素的基本步骤。A、B 型毒素用酸调 pH 至 3.5~4.0;C 型和 D 型毒素加乙醇至 25%;E 型和 F 型毒素加硫酸铵至 60% 饱和,都可将培养滤液中的毒素沉淀成为粗制毒素。Lamanna 用 pH=3.5 沉淀,氯仿处理,硫酸铵盐析的方法曾制成 A 型结晶毒素。层析技术发展以后,此技术主要用于浓缩毒素的终末提取。

7.3.2 现场快速检验分析

1. 侧流免疫层析检验法

侧流免疫层析检验(lateral flow test)的原理是捕获试剂与检测物在试纸上反应产生了颜色变化,从而进行检测。试纸的反应区域上固定有捕获试剂(如抗体),当样品沿着试纸(如硝酸纤维素膜)扩散到检测区域时,如果含有被检测的物质,试纸的反应区域就会发生颜色的变化。试纸检测简便易行,耗时少(一般只需要 15min),适合于在野外使用,且不需要复杂的试验设备,价格低廉。

该检验方法的灵敏度比 ELISA 低,已用于检测食物中的 A 型肉毒毒素。可以利用纳米金颗粒标记反应区域的抗 A 型肉毒毒素抗体,如果样品中含有毒素,则会在反应区域形成一条红线。试纸检测的灵敏度:A 型肉毒毒素和 B 型肉毒毒素为 10ng/mL,E 型肉毒毒素为 20ng/mL。食物中的基质会干扰试纸检测,因此有可能得到假阳性结果。已经有用神经节苷脂-脂质体作为捕获试剂的改进型试纸用于检测 A 型肉毒毒素,能够检测到 15pg/mL 的纯毒素。

2. 免疫 PCR 检验技术

免疫 PCR(immuno-PCR)的基本原理是用 DNA 分子标记抗体,利用一个对 DNA 和抗体具有双重结合活性的连接分子,使作为标记物的 DNA 分子与抗原-抗体复合物连接,从而形成 DNA-抗原-抗体复合物,作为标记物的 DNA 用特异的引物进行 PCR 扩增,通过 PCR 扩增产物的存在与否及量的多少来定性检测抗原。免疫 PCR 技术已经用于检测肉毒毒素,且其检测水平达到了小鼠生物检测的水平。然而由于免疫 PCR 要求热循环和产物分离,限制了其用于高通量检测。实时定量 PCR 可以实时检测 PCR 的信号,因此可一次分析大量的样品。

脂质体-PCR 是利用实时定量 PCR 作为放大工具的检测方法。在这种检测方法中,引物被包裹在脂质体中,脂质体的表面标记有特异的抗体,能够用来特异性捕获毒素。此方法的优点是,由于引物被包裹在脂质体里面,可以用 DNA 酶消化掉引物外的其他 DNA 分子。因此,用此方法只需 3h 即可检测到纯水中 0.02fg/mL 的 A 型肉毒毒素。

7.3.3 实验室检验分析

1. 基于肉毒毒素活性的检验方法

1) 生物检验分析法

小鼠生物检验分析法(mouse bioassay,MBA)是目前唯一被公认的确认肉毒毒素的方法,是检测肉毒毒素的"金标准",能评估活性毒素的整体功能(如结合、转位和水解功能),检测肉毒毒素的 7 种血清型。该试验以小鼠半数致死量(mouse median lethaldose,MLD50)为基础,给多组小鼠腹腔注射系列浓度梯度的毒素样本,以确定当半数小鼠死亡时的毒素浓度。

这种检验方法通过观察腹腔注射了可疑物质的小鼠的某些特定的肉毒中毒症状来判断样品中是否含有肉毒毒素。检验可以分为 3 个步骤。

(1) 有限稀释可疑样品,腹腔注射小鼠,观察小鼠在 48h 内是否死于肉毒毒素中毒。小鼠肉毒毒素中毒的症状有耸毛、呼吸困难、四肢无力、松弛麻痹,最后由于呼吸衰竭而死亡。

第 7 章　生物毒素的检验分析

(2) 通过第一步确定样品中含有肉毒毒素后,进一步稀释样品腹腔注射小鼠,检测出最小致死剂量(MLD)。

(3) 用特异抗体确定肉毒毒素的类型。对于 A 型肉毒毒素来说,MBA 的灵敏度可达 10pg/mL,此浓度与 1 MLD_{50}/mL 一致。尽管该检验方法灵敏度高,但是存在一定的局限性:每种血清型毒素的检验都需要 1mL 体积的样品,最理想的状态是大于 4mL 的样品量,当样品采自婴儿粪样或食物残留物时,难以满足检测需求。此外,尽管该方法能在 24h 内得出阳性结果,但是需要 4~5 天确证阴性样品或低浓度样品;不能定量检测样本中的毒素;不能满足突发恐怖袭击时大量样本的检测要求;样品中存在其他细菌或微生物时,也会对试验造成干扰。由于 MBA 法用于肉毒毒素检测存在其局限性,以及提倡减少活体动物的使用,许多体外检测方法迅速发展起来。

2) 内肽酶活性检测

由于肉毒毒素能选择性地酶切突触蛋白,因此利用内肽酶活性检验(endopeptidase activity assay)技术可以检测有生物活性的肉毒毒素。基于此机理,Schmidt 等发明了高通量检验 A、B、C、D、F 型肉毒毒素的方法,每个检验孔包被共价吸附到孔上的荧光标记,根据毒素天然底物序列合成肽段,如果肽段被水解,荧光分子即释放到水相中,即可在水相中检测荧光信号。此方法可以检测到 ng 水平的肉毒毒素。人工合成的肽段可能不是肉毒毒素的最适底物,其检测灵敏度可能不如天然毒素蛋白高。

还有利用荧光共振能量转移(fluorescence resonance energy transfer,FRET)技术检测肉毒毒素内肽酶活性。该方法构建了两端分别带有青色荧光蛋白(cyan fluorescenct protein,CFP)和黄色荧光蛋白(yellow fluorescent protein,YFP)的重组 Synaptobrevin 或 SNAP-25,如果 Synaptobrevin 或 SNAP-25 是完整的,则可以观察到 CFP/YFP 之间的 FRET;反之则观察不到。重组的蛋白受体转染 PC12 细胞,即可用于检测肉毒毒素的内肽酶活性,其检测灵敏度可达 ng 水平。

目前还可以使用免疫亲和柱富集肉毒毒素,然后检测富集的毒素内肽酶活性。通过 ELISA 检测内肽酶水解底物的产物,其检测灵敏度可以与小鼠生物检测相当。据报道,用此方法检测 B 型肉毒毒素可达 5pg/mL 水平,用于检测 A、E

型肉毒毒素可达到小鼠生物检测的水平,但是需要进一步研究样品基质对检测的影响。此方法的缺陷是不能满足高通量的检测要求,而且检测时间需要 $5\sim6h$。

3) 肽链内切酶质谱分析法

肽链内切酶质谱法是一种快速且灵敏的检测方法,不仅能测定肉毒毒素的活性,还可以确定毒素的血清型。该方法以毒素的蛋白水解酶活性为基础,不同的肉毒毒素血清型在其特异的位点酶切特定的底物肽段,如 A 型肉毒毒素在 SNAP-25 蛋白的 Q197 和 R198 两个氨基酸残基之间进行酶切。通过质谱检测质量特异的酶切产物可以确定肉毒毒素血清型,克服了传统 ELISA 检测方法中不同血清型具有交叉反应的缺点。底物肽段可模仿肉毒毒素在体内的靶标 SNAP-25 或突触小泡蛋白 2 的氨基酸序列组成。一般采用基质辅助激光解析飞行时间质谱(MALDI-MS)或电喷雾离子源质谱(ESI-MS)进行检测。肽链内切酶质谱法能在不同的样本基质中检测肉毒毒素,检测限低于小鼠生物试验法。就 A、B、E、F 型肉毒毒素而言,内切酶质谱法对于血清样本的检测限为 $0.05\sim0.5 MLD_{50}/mL$。

内切酶质谱法主要通过优化底物肽段和优化临床样品前处理提高检测灵敏度,特定的底物肽段对肉毒毒素的亲和力以及肉毒毒素对底物肽段的酶切效率直接影响产物肽段的量,进而影响检测灵敏度。目前,大多数研究采用 MALDI-MS 检测,Barr 等选取 A 型肉毒毒素原始底物 SNAP-25 的 185~206 位氨基酸残基组成的肽段进行修饰,通过底物肽末端修饰、内部氨基酸替代、肽段长度适当延伸和酶切位点附近氨基酸替换等策略提高 A 型肉毒毒素检测灵敏度。值得注意的是,一些临床样本如粪样中存在的高浓度非特异内源性蛋白或蛋白酶,会导致干扰背景并降低内切酶质谱法检测的灵敏度,因此需要采取一些前处理降低样品中杂质蛋白的干扰。例如,采用高亲和力抗体偶联免疫磁珠捕获毒素,采用高浓度钠盐洗涤磁珠-毒素复合物并加入蛋白酶抑制剂,能够有效减少样品中的蛋白酶。通过一系列优化,MALDI-MS 检测 A 型肉毒毒素的灵敏度可达 $0.1 MLD50/mL$(血浆)和 $0.2 MLD50/mL$(粪样)。目前采用 ESI-MS 检测 A 型肉毒毒素的文献并不多,但 ESI-MS 在定量准确性及数据重现性等方面有极大的优势,检测 A 型肉毒毒素灵敏度高且特异性强,仅需数小时即可完成。该方法也可通过优化底物肽段等策略提高检测灵敏度。例如,Rosen 等采用优化的底物肽 189RTRIDEGNQRATR(Nle)LG204 检测血浆样品中的 A 型肉毒毒素,灵敏度可达 0.1 MLD50/mL。此外,ESI-MS 还可在毒素-底物酶切反应体系中同时检测不同血清型的肉毒毒素,可减少所需样品体积并节约检测时间。Rosen 等将 A、B、E 型 3 种毒素特异的底物肽混合,单次反应即可同时检测血浆样品中的 3 种毒素,B、E 型的检测灵敏度与 A 型肉毒毒素相当。

作为有力的毒素分析确证技术,内切酶质谱法已成为近年来肉毒毒素检验分析的研究热点,但其需要昂贵的质谱仪、烦琐的样品前处理和专业的数据分析。随着质谱仪小型化和各种新型离子源质谱的快速发展,内切酶质谱法有望成为广泛应用的肉毒毒素检测方法。

4)细胞检验分析法

细胞学检验分析法(cellular based assay)是模拟活体中毒的体外检测毒素方法,它能在体外较好地模拟活体中毒。该方法有望成为小鼠生物检验法的替代方法,并且是近年来的研究热点。细胞检验法常用的细胞有传代细胞系,如 neuro-2a、PC12 和 SK-N-SH 细胞,或者使用来源于鸡、小鼠的原代神经元细胞和小鼠、大鼠脊髓细胞。细胞内肉毒毒素活性的检测可通过蛋白质印迹分析法检测靶蛋白的裂解产物。另外,可通过特异性荧光共振能量转移法检验。

虽然基于内肽酶活性的检测能够检测到有活性的肉毒毒素,但只能检测毒素作用机制中的一步。细胞检验分析法通过监测神经细胞神经递质释放的情况,能够检测到肉毒毒素的总体活性,而且其结果与小鼠生物检测相近。但该方法也要 48~72h,与小鼠生物检验耗时相当,使其不能有效、快速检测肉毒毒素。此外,细胞检验分析法还存在细胞系的维持费用昂贵、检测程序复杂且不能定量等缺点。

细胞检测提供了代替小鼠生物检测的方法,可以免于使用大量动物。由于其可以模拟肉毒中毒的过程,因此在筛选肉毒毒素的抑制剂方面有更大的作用。

2. 基于免疫化学的检验方法

1)ELISA 法

ELISA 用来检测肉毒毒素已有 30 多年历史,但是常规 ELISA 的检测灵敏度远远低于小鼠生物检测（约低两个数量级）。放大 ELISA 法（Amplified ELISA）应用了碱性磷酸酶标记的二抗。碱性磷酸酶能够催化烟酰胺腺嘌呤二核苷酸磷酸（NADPH）去磷酸化变成烟酰胺腺嘌呤二核苷酸（NADH），由此激发了第 2 个酶联反应，即 NADH 在硫辛酸脱氢酶存在的条件下还原四唑盐为有颜色的 formazan，而 NADH 被氧化成 NAD^+。NAD^+ 被乙醇脱氢酶还原成 NADH，故而放大了信号。放大 ELISA 法的灵敏度：A 型肉毒毒素为 10 MLD/mL，而 B、E、F 型则少于 1 MLD/mL。此方法已被用于检测食物样品，每个 96 孔板的检测时间大约需要 6h。

最近美国 FDA 发明了一种灵敏的 ELISA 检测 A、B、E 和 F 型肉毒毒素的方法。该法使用地高辛标记的多克隆抗体作为捕获和检测分子，其检测的灵敏度为：A 型肉毒毒素 60pg/mL、E 型肉毒毒素 176pg/mL、B 型肉毒毒素 163pg/mL、F 型肉毒毒素 117pg/mL。

所有的肉毒毒素都有免疫原性，能引起机体产生中和毒素的抗体。尽管不同血清型的毒素之间没有交叉反应，但是一些单克隆抗体和小肽特异的抗体与几种血清型的毒素有交叉反应。单克隆抗体和多克隆抗体都可以用于 ELISA 和小鼠生物检测，然而多克隆抗体的效果更好，多克隆抗体也可用于放大 ELISA。抗毒素部分片段的抗体也已问世，如抗毒素重链羧基端的多克隆抗体，其与不同血清型的肉毒神经毒素之间交叉很小。多肽捕获试剂也被开发出来，用于 ELISA 检测毒素。最近有研究者从噬菌体库中筛选到与 A 型肉毒毒素亲和力很高的一个小肽，当用其作为捕获试剂时，可以检测到 1pg/mL 的 A 型肉毒毒素。

ELISA 也可用来检测复合物形式的毒素。据报道，抗肉毒毒素复合物的抗体结合复合物毒素的能力比抗毒素的抗体高 5 倍。

2）电化学发光检验法

电化学发光检验法（electrochemiluminescence detection）是一种高灵敏度的免疫电化学发光法，已经被用来检测 B 型肉毒毒素，检测的灵敏度为 5pg/mL。此方法利用偶联有微米大小磁珠的抗体来捕获毒素，然后通过磁场分离检测到肉毒毒素。用已开发的商业化试剂盒检测临床样品时，其灵敏度分别下降到 50pg/mL（A 型肉毒毒素）、100pg/mL（B 型肉毒毒素）和 400pg/mL（E 型肉毒毒素)。虽然电化学发光法的灵敏度比常规 ELISA 高,但是样品基质会干扰检测。

3) 生物传感器检验法

生物传感器(biosensor)技术是快速检测生物类毒素的重要方法,其检测时间在 20min 以内,A 型肉毒毒素灵敏度为 40ng/mL,B 型肉毒毒素为 200pg/mL。生物传感器的检测灵敏度虽然低于小鼠生物检验分析法,但其可以快速检测 A 型肉毒毒素。

总之,虽然小鼠生物检验分析法和其他基于活性的检验方法能够检测到有活性的 A 型肉毒毒素,但可能会由于样品中的毒素毒性减弱而得到阴性结果。基于免疫化学的检验方法(如 ELISA),它将是活性检验的重要补充,可以检测到总毒素含量和活性毒素的含量。

7.3.4 其他检验方法

以下几种新技术已逐步开始在肉毒毒素检验中得到应用,具有重要的发展潜力。

1) 蛋白质微阵列技术

蛋白质微阵列(protein microarray)技术能够在一次检验中同时检测多个样品,节省了时间和试剂用量,将成为检验生物毒素和病原体蛋白的重要工具。它将高度特异性和常规免疫检测的方便性结合起来,将会成为检测生物威胁试剂,包括不同类型的肉毒毒素在内的重要工具。

2) 滚环放大技术

滚环扩增(rolling circle amplification,RCA)是用来放大信号的重要方法。在 RCA(线性形式)中,一个小的环状 DNA 可以被一段小的引物扩增。在同样的条件下,DNA 聚合酶将 dNTPs 转化成单链的多联体 DNA 分子,此分子中有许多环状 DNA 的副本。与一般的扩增形式不同,RCA 扩增出的是仍然与引物相连的单一产物。RCA 已经用于免疫检测中信号放大。在免疫 – RCA 中先用固定在固相上的抗体捕获目标蛋白,然后用连接有 RCA 引物的抗体结合目标蛋白,并通过滚环放大信号。荧光标记的 dNTPs 被用在 RCA 中作为产物检测的信号。

RCA 的灵敏度比常规 ELISA 高,可以减少免疫检测中温浴的时间,而不会降低灵敏度。这将会极大地减少检测时间和抗原与抗体间的非特异反应。

3）适配子技术

由于适配子是化学合成的,因此容易控制其质量和前后的一致性。适配子的稳定性要比抗体高,能够经受住样品预处理过程中条件的改变(如用去垢剂处理),使其成为临床检测中抗体重要的代替品。由于适配子能够高度特异地结合靶标,因此样品基质的干扰可以降至最低水平,从而提高了检测的灵敏度。适配子技术为检测许多小分子物质和肉毒毒素等蛋白质类毒素提供了重要平台。

4）纳米颗粒技术

纳米颗粒(nanoparticle)技术在许多领域(包括临床诊断在内)有巨大的应用潜力。纳米颗粒尺寸小、表面积与体积比大,因此可用作信号放大工具。用纳米颗粒作为信号放大系统,可以检测出 30×10^{18} mol 的特异抗原。纳米颗粒飞摩尔到艾摩尔的检测灵敏度在肉毒毒素检验中将发挥巨大的应用潜力。

7.4 B 型金黄色葡萄球菌肠毒素检验分析

金黄色葡萄球菌肠毒素(staphylococcal enterotoxins, SEs)是金黄色葡萄球菌分泌的一类具有超抗原活性的细菌毒素。肠毒素作为一种细菌毒素,能引起毒性反应,导致各类中毒事件发生。自 1959 年葡萄球菌肠毒素被证实以来,按血清学的方法可将肠毒素分为 7 型,即 SEA、SEB、SEC1、SEC2、SEC3、SED 和 SEE,称为经典肠毒素。随着生物技术的发展,新型肠毒素相继被发现,如 SEG、SEH 等。根据肠毒素的不同类型,其毒性和中毒的最低值也各有区别。SEA 毒力最强,摄入 1μg 即能引起中毒。SEB 具有超抗原活性,可以导致 IFN-γ、TNF-α 等促炎细胞因子的大量生成,因此 SEB 在脓毒症的发病中起着重要的作用。

金黄色葡萄球菌肠毒素分子质量为 25~30KDa,由约 230 个氨基酸组成,低 α 螺旋、高 β 折叠样,含有二硫键和单一多肽链,肠毒素各型易溶于水和盐溶液,对热稳定,一般的煮沸不会导致其变性。SEB 性质稳定,易于制备,能够以气溶胶的形式散布,水源易受其污染,是被用来作为生物战剂的主要毒素之一。SEB 半数致死剂量(LD_{50})约 20ng/kg,半数有效剂量(ED_{50})约 0.4ng/kg 可以致残。因此,能检测到低剂量 SEB 的高灵敏度的方法对未来反生物战和反恐斗争具有重要的意义。

7.4.1 样品的处理

1. 动物组织

组织样品称重后放入 10mL 小烧杯内,然后用移液器移取 1.2mL 的匀浆介质(pH = 7.4,0.01mol/L Tris – HCl,0.0001mol/L EDTA – 2Na,0.01mol/L 蔗糖,0.8% 的氯化钠溶液)于烧杯中,用眼科小剪尽快剪碎样品块(冰水浴中操作);再将剪碎的样品倒入玻璃匀浆管中,用 0.6mL 匀浆介质冲洗残留在烧杯中的碎组织块,倒入匀浆管中进行充分匀浆 6~8min。将制备好的 10% 匀浆用 4℃冷冻离心机 3000r/min 离心 10~15min,取上清置于 4℃冰箱保存。

2. 细菌 DNA 样品提取

取金黄色葡萄球菌菌株溶解于 7.5% 氯化钠肉汤中,于(36 ± 1)℃培养 18~24h,将培养物划线接种到 Baird – Parker 平板,(36 ± 1)℃培养 18~24h。挑取平板上典型单菌落接种到 5mL 脑心浸液肉汤(brain heart infusion broth,BHI)培养液中,在台式恒温(36 ± 1)℃振荡器中振荡培养 12h。取 1mL 菌悬液,提取细菌基因组 DNA,经 1∶10 稀释后,于核酸蛋白仪上测定浓度和纯度,并用(Tris + EDTA,TE)溶液(pH = 8.0)稀释至 50ng/μL,-20℃保存备用。

7.4.2 现场快速检验分析

1. 免疫胶体金检测技术

由于胶体金表面带有负电荷,在碱性条件下,通过物理吸附作用将抗体固定在表面,并且不会影响抗体本身的生物活性。该方法在肉眼条件下即可对结果进行快速判读,一般应用于现场的初步筛查。谢士嘉等开发了基于双抗体夹心检测 SEB 的胶体金试纸条,可在 5~10min 内完成定性和半定量的检测。Rong 等研究了一种侧向流动快速(LFA)测定 SEB 的方法,该测定基于多孔硝化纤维素膜上的双抗体夹心形式。当含有 SEB 的样品应用于 LFA 装置时，SEB 最初与多克隆抗体包被的胶体金颗粒反应，这些反应在检测区产生红线，其强度与 SEB 浓度成比例，使用该方法在 5min 内即可检测到 1ng/mL 的 SEB，并具有很高的重复性。

2. 环介导等温扩增检测技术

环介导等温扩增（loop-mediated isothermal amplification，LAMP）是由日本学者 Notomi 等在 2000 年提出的一种 DNA 等温扩增技术。与传统 PCR 技术不同的是，该技术需要针对靶基因的 6 个区域设计 4 种特异引物，并且需要使用一种链置换 DNA 聚合酶，才可以引起核酸扩增反应。整个过程不需要循环的变复性等过程。LAMP 是一种全新的 DNA 扩增方法，具有简单、快速、特异性强的特点，且具有替代 PCR 方法的可能性。Goto 等基于 LAMP 技术开发了一种针对 SEA、SEB、SEC 与 SED 基因序列的检测技术，其灵敏度比 PCR 技术高且耗时更短。通过基因探针的方式来间接实现 SEB 的筛查和检测能够预判 SEB 产生的可能性，对于提前预防由肠毒素 B 引起的食物中毒事件具有重要的意义。

7.4.3 实验室检验分析

1. 动物学试验

动物学试验是较早采用的一种检测 SEB 的方法。常选用幼猫和猴为受试对象，喂食或腹腔注射含有 SEB 的菌株培养液，动物会发生呕吐、腹泻等现象。由于各种动物对 SEB 反应的敏感性不一致，灵敏性差，也容易产生假阴性结果；其他非 SEB 物质可以对检测结果产生干扰，容易产生假阳性的结果。另外，试验用动物来源困难，成本较高，这种方法的应用受到较大的限制。

2. 免疫学方法

目前在检测 B 型金黄色葡萄球菌肠毒素的免疫学方法中有以下 5 类：①沉淀反应，如单双向免疫琼脂扩散、免疫电泳，这些方法操作简单、成本低、重复性好，但灵敏度低；②凝集反应，如反向间接血凝和乳胶凝集试验等，这类方法灵敏度高、反应快速，不需要特殊仪器，在毒素检测中得到广泛应用；③ELISA，灵敏度高、特异性好，一次可检测大量标本，可自动化，但酶反应底物往往有致癌性,反应程序较多;④固相 RIA,灵敏度高,准确性好,在毒素检测中起重要作用,缺点是需要特殊安全防护,标记物受放射性核素半衰期限制;⑤结合基因探针和 PCR 技术,不仅缩短了检测时间,而且特异性高、敏感度高、技术操作简便易行。最近研究中应用的 qRT-iPCR(quantitative real-time immuno-PCR)对检测 SEB 具有很高的敏感性。

1) 反向被动乳凝结试验

反向被动乳凝结试验(reversed passive latex agglutination,RPLA)是采用间接凝集反应的原理将特异性抗体吸附在 $0.6 \sim 0.7 \mu m$ 的聚苯乙烯乳胶颗粒上。当抗原和抗体发生特异性结合时,乳胶颗粒发生凝集,通过观察乳胶颗粒凝集的数量和程度,判定待检样品中 SEB 的含量。优点是操作简便、快速、灵敏度较高、成本较低;缺点是致敏乳胶常发生自凝,降低了其检测的灵敏度,检测时需要孵育 $18 \sim 24h$。该法还能检测 SEA、SEC、SED 这 3 种类型的 SEs。Fujikawa 等采用高密度乳胶颗粒,使孵育时间缩短到 3h,检测灵敏度可达 $0.5 \mu g/L$。

2) ELISA

ELISA 是目前应用最为广泛的检测 SEB 的方法,现已有各种商品化的 ELISA 检测试剂盒。2002 年,Pol 等利用 ELISA 法检测 SEB,检测过程中使用 SEB 多克隆抗体,所得检测结果的线性范围在 $0.05 \sim 1 \mu g/L$ 内,能检测到分析缓冲液中 SEB 的最低浓度为 $0.05 \mu g/L$,人尿液中 SEB 最低浓度为 $0.1 \mu g/L$。目前 ELISA 检测中较多采用单克隆抗体,进一步提高了检测水平。ELISA 检测 SEs 时,葡萄球菌 A 蛋白、内源性酶类、基质蛋白可以导致假阳性反应的发生。据文献报道,不同检测样本中所含无关抗原引起的交叉反应使得假阳性反应的发生概率可高达 $13\% \sim 85\%$。

ELISA 检测 SEB 过程需要的时间较长,完成整个检测需要 3h。近年来,将传统的 ELISA 法与其他的方法相结合,如化学发光法等,可以达到提高检测灵敏度的目的。

3) 免疫荧光技术

Khan 等使用 Cy5 荧光染料标记 SEB 检测抗体,用荧光微量滴定板检测器(fluorescence microtiterplate reader)检测荧光强度。

与传统的 ELISA 相比,检测时间明显缩短。2004 年,Alefantis 等利用夹心

ELISA 的原理,在磁珠微粒上包被捕获抗体,检测抗体标记荧光染料(Alexa fluor 647),加入待测物质后可以形成结合紧密持久的抗原-抗体夹心复合物,这样可以大大缩短抗体孵育时间和洗涤时间,用波长 635nm 的红色激光激发,荧光物质产生的波长为 665nm 的荧光可以用分光光度计进行检测。与传统的 ELISA 相比,检测孵育次数和时间减少,完成整个检测的时间仅需 40~50min,检测的灵敏度高,可以检测到浓度为 100 ng/L 的 SEB。2002 年,Perusk 等应用时间分辨荧光测定法检测 SEB,检测抗体标记有稀土元素铕(Eu^{3+}),向检测抗体中加入增强溶液可使铕分解产生荧光信号,铕分解生成的微胶粒能够将信号扩大近 100 万倍,能够检测到最低浓度为 10ng/L 的 SEB。时间分辨荧光测定法与传统的 ELISA 相比,具有更高的灵敏度。在环境监测和临床检测方面有更加广阔的应用前景。在方法的自动化方面,法国梅里埃公司生产的全自动荧光免疫分析系统(VIDAS),检测快速,可在 80min 内完成样品中的 SEB 检测,检测限小于 0.5ng/g。

4) 酶联免疫化学发光检测法

Halman 等将化学发光反应的高灵敏性和抗原与抗体反应的高特异性相结合,建立了酶联免疫化学发光检测法(chemiluminescence immune assay,CLIA)。其基本原理:发光底物在酶的催化作用下可以产生化学发光,发光强度与反应物或产物的浓度成正比。通过对发光强度(相对发光单位,RLU)的测量可以进行定性或定量分析。由于发光底物对酶的催化反应的敏感性极高,从而极大地提高了灵敏度。2006 年,陈立杰使用美国 Lumigen 公司的 Lumigen APS5 发光底物检测 SEB,CLIA 法检测的线性范围比传统 ELISA 法更宽,检测下限的灵敏度也提高将近 4 倍。

5) 电化学发光免疫检测法

电化学发光免疫检测法(electrochemiluminenscence immunoassay,ECLI)将电化学发光(ECL)与免疫测定相结合,利用电子供体三丙胺(TPA)和化学发光剂三联吡啶钌$[Ru(bPy)_3]^{2+}$在电极表面发生氧化还原反应来引发化学发光反应。该检测方法具有灵敏度高、检测速度快、自动化程度高和重复性好等特点。Kijek 等利用该方法分别检测血清、尿液、组织和缓冲液中的 SEB,检测灵敏度达到 1ng/L,检测的线性范围为 0.1~100ng/L。

第7章 生物毒素的检验分析

3. 分子生物学方法

分子生物学方法在 SEB 基因检测、研究 SEB 基因的表达情况和毒素之间的关系，深入认识其毒素性质方面的重要作用日益凸显。此方法快速敏感、特异性强、操作简便、重复性好、检测周期短、使用标本量少，可用于高流通量检测。近年来发展迅速在食物中毒检测、临床诊断、流行病学调查中具有重要的应用价值。但是这种方法只能检测到 SEB 基因。1992 年，Sano 等将抗原与抗体反应的特异性和 PCR 的高度敏感性相结合，建立了免疫 PCR 技术。该方法有极高的敏感性，适用于多种抗原的检测。免疫 PCR 基于 ELISA 原理，用一段可扩增的双链或单链 DNA 分子标记抗体，用 PCR 扩增抗体标记的 DNA 分子，再用琼脂糖凝胶电泳检测，通过扩增产物的量检测抗原的量。用 PCR 的高度敏感性放入抗原与抗体反应的特异性，提高了检测灵敏度。因此，该方法具有极高的灵敏度，检测效率高，能进行高流通量检测。在免疫 PCR 的基础上，采用实时荧光定量 PCR 法扩增抗体标记的 DNA 分子，可使检测有更高的灵敏度，并且可以对结果进行定量检测。Fischer 利用这种方法能检测到最低浓度 10ng/L 的 SEB；Rajkovic 等使用此方法能够检测到小于 10ng/L 的 SEB。

4. 生物传感器检测法

以上方法往往需要对抗体或 DNA 进行标记，生物传感器克服了这一缺点，而且在检测过程中样本不需要进一步纯化，易于实现检测的自动化。能够用于检测 SEB 的生物传感器主要有以下几种。

1）压电晶体型生物传感器

将抗原和抗体反应的特异性和高灵敏度的压电质量传感相结合。共振声谱分析(resonant acoustic profiling，RAP) 是利用高频压电石英共振器的压电效应对分子间相互结合的亲和力及浓度等进行测定的生物传感系统。Natesan 等利用 RAP 检测 SEB，检测的灵敏度达到了 0.5μg/L，在 10min 内即可完成检测。压电晶体型生物传感器存在非特异性吸附，其表面选择性会降低。与 ELISA 相比，虽然有着操作简单、节省时间等优点，但压电晶体型生物传感器检测的灵敏度还需要进一步提高。

2）表面等离子共振生物传感器

配体或探针固定在传感器芯片镀着的金膜表面，检测物的液体流过传感片表面,分子间发生特异性结合可引起传感片表面折射率的改变,通过检测表面等离子共振(surface plasmon resonance biosensor,SPR)信号改变达到检测的目的。SPR技术不需要放射性或荧光物质标记样品,保持了分子活性,样品所需量少,一般不需要对样品进行处理。SPR能够对分子间相互作用的反应动力学、结合亲和力和样品浓度进行分析。能实时显示采集数据。SPR与传统检测手段相比,检测成本较高,检测稳定性和检测效率还有待进一步提高。

3)其他类型生物传感器

2009年,Labib等采用流动注射电容传感器(flow injection capacitive biosensor)检测SEB,检测结果的线性范围为2.8～28ng/L,在最佳条件下,能检测到SEB的最低剂量为0.3ng/L,检测反应时间仅为10min,而且可以检测多种样品。

7.5 蓖麻毒素检验分析

蓖麻毒素是一种致命的植物蛋白毒素,主要存在于提炼蓖麻油后的豆粕中,不同种类的蓖麻种子内的毒素含量为1%～5%,以蓖麻植物的种子为原料可以大批量生产纯化蓖麻毒素。纯化的蓖麻毒素呈白色粉末状,分子质量约65kD,易溶于水,性质稳定,能够在宽广的pH值范围内稳定存在,80℃下加热1h才能使其失去活性。蓖麻毒素由一个二硫键连接的两条多肽链组成,分别称为RTA链(蓖麻毒素toxin A,RTA)和RTB链(蓖麻毒素toxin B,RTB)。蓖麻毒素是已知的最强致命物质之一,是一种具有强大吸引力的生物恐怖剂或潜在生物/化学战剂。早在1918年,美国的战争部门就计划将蓖麻毒素用于化学战,并于20世纪40年代试验了蓖麻毒素作为吸入剂的测试。1952年,美国军方申请名为"蓖麻毒素用于战争"的专利,只是作为生物武器,将其制成高浓度的气溶胶状态非常困难。

蓖麻毒素由于来源广、危害大、制备容易,作为潜在的生物战剂和生物恐怖剂,其很早就被列入《禁止化学和生物武器公约》的控制清单中,并被美国疾控中心(CDC)列为B类生物战剂。近年来随着恐怖主义的蔓延,毒素被用作生物恐怖的可能性逐渐增加,其造成的潜在社会危害与恐慌也是不容忽视的。因此,研究对这种毒素的快速检测技术显得尤为重要,且具有重要的军事和社会意义。现已建立的蓖麻毒素检验分析方法有间接法和直接法两大类,通过理化性质分析、生化特性分析和以抗原与抗体反应为基础的免疫学分析3个方面检测毒素,主要方法包括放射免疫分析法、酶联免疫吸附分析法、免疫PCR法、生物传感器法、毛细管电泳法、生物质谱法等。

7.5.1 样品的处理

样品称重后,在10mmol/L磷酸盐缓冲液、pH=7.3(含0.2mol/L的NaCl)中匀浆。以硫酸铵使之成为60%的饱和度,17000g离心40min收集蛋白,得到淡黄色粗毒素。在毒素纯化时,根据蓖麻毒素、凝集素与其他杂蛋白对半乳糖结合能力不同,可以进行巯基-β-D-半乳糖苷琼脂糖介质亲和层纯化;采用凝胶过滤的方法获得高纯度蓖麻毒素蛋白。

7.5.2 现场快速检验分析法

1. 胶体金标记免疫检验技术

该技术基于作为示踪标志物的胶体金以及抗原、抗体的特异性结合性质,能够对样品中的蓖麻毒素进行半定量检测,是以胶体金(AuNP)作为示踪标志物,利用胶体金粒子聚集与分散产生的颜色变化指示结果,其结果肉眼可见,不需仪器即可实现半定量检测。以单克隆抗体作捕获探针,以胶体金标记多克隆抗体,研制的胶体金试纸条检测RT灵敏度达30ng/mL,可在10min内完成检测。美国Tetraco公司基于胶体金试纸条研发了蓖麻毒素生物威胁预警系统(ricin biothreat alert®),联合GuardianReaderTM使用,其检测化妆品中蓖麻毒素的灵敏度可达5ng/mL。另有实验室通过银染增强将其灵敏度提高到100pg/mL。胶体金免疫层析试纸条的优点是在几分钟内即可得出结果,成本低廉、操作简便,操作者无须拥有专业知识,只需简单培训即可。此法已作为目前现场快速检测的主要方法之一。

2. 生物传感器

在应对战场复杂情况和突发生物安全事件时,生物传感器有其特殊的优势,能够对包括蓖麻毒素在内的多种毒素进行快速检测。PBS体系中,电荷耦合器件的平面阵列免疫传感器对蓖麻毒素的检测限为25ng/mL,改进后的微点阵免疫传感器的检测灵敏度可达4ng/mL,全部检测流程仅需15min。但传感器中使用的抗体作为毒素检测的关键组件,其稳定性较差,对环境条件要求严格,导致生物传感器使用受到限制,虽然采用环境适应性强的鞘糖脂类(GSLs)替代抗体能够提升传感器的稳定性,但对毒素的检测灵敏度下降明显,约为320ng/mL。

澳大利亚的Feltis等基于表面等离子体共振技术(SPR),构建了一种完全独立的手持式生物传感器,可以在10min内检测到200ng/mL的蓖麻毒素。传感器单元尺寸为15cm×8cm,质量为600g,由9V电池供电。美国桑迪亚国家实验室的Fruetel等开发一种便携式微流控芯片检测仪器——μChemLabTM,其将毛细管电泳分离技术与荧光检测技术联合应用,对蓖麻毒素的检测灵敏度达到5n mol。加拿大Response Biomedical公司研制了一种快速分析检测平台(rapid analyze measurement platform,RAMP),由一个便携式荧光读取器和一次性硝酸纤维素免疫层析条组成。其对RTA、RTB的最低检测限分别为1ng/mL和350ng/mL,可满足军事人员和一线工作人员在前线探测和识别蓖麻毒素生物威胁制剂的需要。

7.5.3 实验室检验分析

1. 间接检验技术

蓖麻毒素检测方法应考虑样品中是否含有具有生物活性的蓖麻毒素。由于B链糖链结合是细胞穿透所必需的,而A链酶活性是核糖体失活所必需的,因此蓖麻毒素只有在以下条件下才具有很强的毒性:①A链和B链同时存在;②B链保持其糖链结合能力;③A链具有催化活性。在保持RTB结合活性的条件下,RTA的酶活性即催化28S rRNA SRL中的单个腺苷脱嘌呤,因此,监测游离腺嘌呤的释放是评估蓖麻毒素蛋白催化活性的便利方法。表7.2列出了有代表性的蓖麻毒素间接检测方法,这类方法可反映蓖麻毒素的生物活性。

第 7 章 生物毒素的检验分析

表 7.2 蓖麻毒素间接检测方法

蓖麻毒素检测方法	最低检测限	时间
腺嘌呤释放发光检测	1.60~200ng/mL	30s~20min
rRNA 定量 PCR 脱嘌呤检测	7ng/mL	3h
免疫亲和联合 LC-MS 腺嘌呤释放试验	0.1~0.3ng/mL	4~24h
同位素稀释 MS 和脱腺苷酶活性测定	0.6ng/mL	4~6h
细胞 GFP 毒性测定	0.2ng/mL	72h
小鼠试验	<7.5μg/mL	24h

Sturm 等通过腺嘌呤-荧光素酶偶联的方法来测定蓖麻毒素。利用腺嘌呤磷酸核糖转移酶(APRTase)将游离腺嘌呤转化为 AMP，AMP 在丙酮酸磷酸二激酶(PPDk)的作用下转化为 ATP，以 ATP 供能驱动化学发光的产生，以发光的强度来表征毒素的浓度。其可在 20min 内完成检测，RTA 的最低检测限为 25ng/mL。

Melchio 等利用逆转录酶的特点设计了定量 PCR 来检测蓖麻毒素。当 RTA 催化 28SrRNA 的单个腺苷水解脱嘌呤后，逆转录酶优先将腺苷插入新生的互补 DNA(cDNA)链中，导致该位点的 T→A 突变。通过设计 PCR 引物来区分原始序列和突变序列，以突变序列的定量来表征 RTA 的浓度。该法最低检测限为 7ng/mL，但耗时较长。

Becher 等设计了免疫亲和联合 LC-MS 腺嘌呤释放试验来检测蓖麻毒素。蓖麻毒素首先被针对 RTB 的单克隆抗体捕获并固定在磁珠上，然后通过 LC-MS 测定 RTA 催化释放的腺嘌呤，最终实现对活性蓖麻毒素的特异性检测。该法最低检测限为 0.1ng/mL，耗时 4~24h。

以动物或细胞为基础的毒性试验可以通过评估动物的存活时间和细胞死亡来确定功能 B 链和活性 A 链。Zhan 等以简化的小鼠试验方法来评估蓖麻毒素的毒性。Pauly 等通过在线监测 Vero 细胞的特征生长参数，使用功能性阻断抗体特异性检测蓖麻毒素。但动物或细胞试验特异性不高、耗时长，限制了其应用。

2. 直接检验技术

蓖麻毒素的直接检测主要以抗原-抗体反应、高亲和适配体、毒素的理化特性等为基础,发展了众多的检测方法,见表7.3。

表 7.3 蓖麻毒素的直接检测方法

蓖麻毒素检测方法	最低检测限	检测时间
夹心型 ELISA	10~100fmol	10h
比色和化学发光 ELISA	0.1~0.5ng/mL	3~24h
放射免疫法	0.05~0.1ng/mL	—
光纤生物传感器	0.1~1ng/mL	20min
胶体金免疫层析法	0.1~50ng/mL	10min
生物微阵列	0.5~1ng/mL	90min
xMAP 微球免疫测定	0.01~0.03ng/mL	2.5h
DNA 适配体和拉曼散射技术	25ng/mL	—
表面等离子共振(SPR)	0.1ng/mL	15min
量子点荧光免疫检测法	1 ng/mL	—
免疫 PCR 法	0.01~0.1ng/mL	
Nano LC~MS	8ng/mL	5h
免疫捕获和 MALDI~TOF/MS	50ng/mL	6h

1)理化性质分析

使用现代科技手段,根据蓖麻毒素特有的物理性质和结构特点进行鉴定,如紫外分光光度法、高效液相色谱法(HPLC)及基质辅助激光解吸电离质谱(MALDI-MS)等。理化性质分析由于借助精密仪器,其自动化程度高、样品需求量低、灵敏高效,但所需仪器成本高昂,对检测操作人员要求很高,限制了这些技术的广泛应用。尽管有诸多局限,MALDI-MS 仍是目前美国陆军传染病医学研究所和疾病预防控制中心确定的对蓖麻毒素染毒生物样本检测特异性最强的鉴定方法。

质谱分析法具有识别蓖麻毒素和检测复杂基质样品中蓖麻毒素活性的能力。Fabris 于 2000 年最先提出了基于 MS 的蓖麻毒素检测方法。Chen 等利用 MALDI-TOF 质谱建立了快速分析蓖麻毒素的方法。Merkley 利用液相色谱-串联质谱(LC MS/MS)分析其蛋白水解(胰蛋白酶)物来检测蓖麻毒素。Wang 等用多克隆抗体捕获蓖麻毒素,然后用 MALDI-TOF/MS 检测蓖麻毒素,其灵敏度达 0.2ng/mL。Ma 等利用液相色谱-电喷雾电离串联质谱(LC-ESI-

MS/MS)方法,用与磁珠偶联的抗蓖麻毒素单克隆抗体从血清中提取蓖麻毒素,然后通过胰蛋白酶消化,并进行 LC-ESI MS/MS 分析,其在血清中检测蓖麻毒素的灵敏度为 5ng/mL。

2)毛细管电泳检测法

毛细管电泳能够对复杂样品中的成分进行分离和纯化,毛细管电泳联用紫外检测器的检测灵敏度可达 10mg/mL。以此为基础结合具有强特异性抗体的免疫分析法——毛细管电泳免疫测定法(CEIA),样品需求量少,并且可以同时对多种样品进行检测。

3)放射免疫分析法

放射免疫分析是最早应用于微量蓖麻毒素检测的方法,该方法能够对 I125 标记的蓖麻毒素进行定量检测,灵敏度可达 100pg,但该方法样品处理烦琐,孵育时间长,需对操作人员进行专业培训,而且放射性元素会对环境产生严重影响。

4)ELISA

酶联免疫分析 ELISA 以蓖麻毒素不同抗原表位的抗体为基础,通过抗原与抗体之间的反应对毒素进行检测,该方法具有适应范围广、操作简便、检测周期短、特异性灵敏度高等特点。ELISA 包括直接 ELISA、竞争 ELISA 和夹心 ELISA 等 3 种,夹心 ELISA 法在 PBS 体系中的检测限可达到 5ng/mL。ELISA 方法的灵敏度随着加强比色和化学发光技术的出现不断提高,是现今对蓖麻毒素进行检测的最常用方法之一。

5)免疫 PCR 法

免疫聚合酶链反应法(IPCR)是以抗原与抗体结合的高特异性反应和 PCR 反应极高的灵敏度为基础,建立起来的微量抗原检测技术,是现阶段蓖麻毒素检测中灵敏度最高的方法。

IPCR 检测结合了免疫检测的多功能性和稳定性以及聚合酶链反应(PCR)的指数放大能力,通过将酶联免疫吸附试验的信号产生——抗体-酶结合物替换为抗体-DNA 结合物,以该结合物作为 PCR 扩增的标记物,PCR 的扩增能力甚至可以检测单个分子,其灵敏度比常规酶联免疫吸附试验提高了 10~1000 倍。He 等首先利用 DNA 标记物标记抗体,利用双抗体夹心捕获蓖麻毒素,随后将 DNA 标记物酶切,使用 PCR 扩增定量,利用该方法在鸡蛋和牛奶样品中,

IPCR 的检测限为 10pg/mL,在碎牛肉提取物中,其检测限为 100pg/mL。在小鼠血清和粪便中的检测限均低至 1pg/mL。通过多抗-多抗组合的方式获得的最低检测限可达 10fg/mL。

6）化学分析方法

化学分析法主要有电化学发光技术(electrochemiluminescence,ECL)、量子点(quantum dots)标记技术、循环伏安法(cyclic volta-mmetry)等。化学分析方法的原理与 ELISA 类似,只是采用不同标记技术或不同作用底物来监测抗原与抗体的免疫反应过程。Brandon 等开发了基于单克隆抗体的电化学发光方法,用于检测鸡蛋中的蓖麻毒素,其检测限为 0.2ng/mL,并用于监测疫苗的生产。Cho 等建立了基于磁珠的脱腺苷酶电化学发光法测定蓖麻毒素 A 链的催化活性,检测蓖麻毒素的 LOD 值在苹果汁、蔬菜汁和柠檬酸盐缓冲液中分别为 0.04μg/mL、0.1μg/mL 和 0.04μg/mL。Garber 等利用多克隆和单克隆检测抗体包被 96 孔板建立了电化学发光分析方法,在几种饮料制备的分析样品中 RT 的检测限达 0.04ng/mL。

量子点是一种新型荧光材料,其发光效率高、性质稳定,将其与相应检测抗体标记可建立新的检测方法。Anderson 等将量子点与单结构域抗体(sdAb)连接,建立了检测 RT 的夹心免疫方法,其检测限达 16ng/mL。

循环伏安法(cyclic voltammetry)是以电流-电势监测化学反应的方法。Ribeiro 等最先开展了蓖麻毒素在碳电极上的电化学研究,证明了循环伏安法的可行性。Singh 等利用单域抗体(sdAb)或纳米抗体作为识别元件,制备了热稳定的电化学免疫传感器,使用循环伏安法检测蓖麻毒素的线性范围为 1fg/mL~1μg/mL,且传感器在 40℃下长期稳定。

7）核酸适配子技术

核酸适配子技术可以用于蓖麻毒素的检测。Zhen 等利用 DNA 适配体作为识别元件,以氧化石墨烯(GO)作为低背景平台,开发了基于等温链置换聚合酶反应(ISDPR)检测蓖麻毒素的新方法,其检出限为 400ng/mL。Daniel 等利用 DNA 适配体建立了检测 RT 的电化学方法,对 RTA 的检测限为 10^{-11} M。Anastasia 等利用 DNA 适配体和量子点荧光技术实现了对 RTA 的实时检测,灵敏度达 0.2μg/mL。Lamont 等利用单显性适配体(SSRA1)从液体样本中检测

RTB 的灵敏度达 30ng/mL,结合表面增强拉曼散射技术检测完整蓖麻毒素的灵敏度达 25 ng/mL。

8) 表面增强拉曼光谱技术

拉曼光谱是一种分子振动光谱,由于普通拉曼信号较弱,表面粗糙处理后可获得高质量的拉曼信号,称为表面增强拉曼光谱(surface enhanced Raman spectroscopy,SERS)效应。Labuz 等利用免疫磁珠分离(IMS)和 SERS 来检测全脂牛奶中的蓖麻毒素。IMS 用于专门从牛奶中捕获蓖麻毒素。然后,应用 SERS 分析 IMS 洗脱液。根据主成分分析和偏最小二乘分析的结果,该方法在 20min 内可检测出牛奶中低至 4μg/mL 蓖麻毒素。Tang 等利用活性蓖麻毒素可特异性水解腺嘌呤的反应,用 SERS 信号监测腺嘌呤的反应来检测蓖麻毒素,检测限达 8.9ng/mL。Zheng 等利用 SERS 建立了直接在信纸上检测蓖麻毒素的方法,可以在 10min 内从纸张中检测到低至 0.044μg 的 RTB。

9) 原子力显微镜检测技术

随着技术的进步,越来越多的新技术被用于蓖麻毒素的检测。据文献报道,采用原子力显微镜(atomic force microscopy,AFM)与改进的探针能对痕量的蓖麻毒素进行检测。原子力显微镜具有在底物表面用微量样品检测单个生物分子的能力,并能提供高分辨率的图像和相互作用信息。

Wang 等利用原子力显微镜和表面等离子体共振(SPR)建立了基于适配体的蓖麻毒素检测研究方法,检测限为 1.5ng/mL。Chen 等通过对 AFM 针尖的改进,利用 AFM 识别成像技术对蓖麻毒素分子进行检测,其灵敏度达 24fg/mL。

7.6 T-2 毒素检验分析

真菌在代谢过程中会产生大量不同的生物活性物质,因其对人和动物产生毒性被称为真菌毒素。常见的真菌毒素包含 T-2 毒素、黄曲霉毒素、赭曲霉毒素及玉米赤霉烯酮毒素等。T-2 毒素是一种由镰刀菌产生的真菌毒素,微溶于水,具有强的细胞毒性,DNA、RNA 蛋白质合成受其直接抑制。T-2 毒素属于单端孢霉烯族毒素,该族毒素种类接近 190 种。根据该族毒素化学结构中的 C3 和 C15 之间是否存在大环,以及羟基和乙酸基的数量,可分为 A、B、C、D 共 4

类。T-2毒素是A类单端孢霉烯族毒素中毒性最强的一种真菌毒素,在自然界中分布广泛,存在于各类谷物、人类食品、动物饲料及动物制品中。目前,可通过多种方法检测T-2毒素,不同的检测方法根据其对样品的要求、萃取方式、纯化条件、检测原理区别较大。

7.6.1 样品的处理

存在于样品中的T-2毒素需要通过萃取和纯化,才能检测其毒素含量。为降低检测样本的基质效应,多数T-2毒素检测方法需要萃取与纯化步骤。

若采用酶联免疫测定法(ELISA)检测T-2毒素和HT-2毒素含量,则仅需对样品进行稀释即可。根据该毒素的化学结构建立从生物样本基质中萃取T-2毒素的方法。乙腈:水(85:15,V/V)可萃取包括T-2在内的多数毒素,是一种较为常见的萃取溶剂。另外,甲醇、乙酸乙酯、磷酸盐缓冲液及二氯甲烷均可作为萃取T-2毒素的溶剂。对于组织中有机物质的分析,传统萃取手段的步骤首先是匀浆,然后利用液-液法萃取毒素,最后纯化样本。该种方法需要大量的样品及萃取溶剂。Kadota等研究人员开发了一种基于基质固相分散法的微量萃取技术,该方法对样品的需要量少,同时,所需的萃取溶剂也随之减少。但从另一方面考虑,该方法不适合大量样品的检测,无法反映真菌毒素污染的多样性,因此,在实际工作中应根据检测样品的数量选择合适的萃取方法。

纯化是T-2毒素色谱分析的必要步骤,对于毒素的痕量分析来说,样品纯度可以直接影响检测方法的灵敏度。固相萃取法是一种常见的样品纯化方法,可提高样品中T-2毒素的纯度,便于后续色谱分析。Sep-Pak小柱(反相C18柱、OasisHLB小柱)对T-2毒素纯化效果较好。MycoSep227小柱可用于T-2毒素检测时的样品纯化,该种萃取柱可有效保留T-2毒素,从而提高检测方法的回收率,并降低检测限(LOD)。

7.6.2 现场快速检验分析

1. 免疫胶体金检测技术

利用反向竞争抑制免疫胶体金标记技术原理。检测时,样品中的T-2毒

第 7 章 生物毒素的检验分析

素在层析流动过程中与胶体金标记的特异性抗体结合,抑制了抗体与固相载体膜上 T-2 毒素-BSA 偶联物的结合,则检测线(T线)在规定时间内不显色,结果为阳性;反之检测线为红色,结果为阴性。无论检测液中有无 T-2 毒素,质控线(C线)均显红色。

取 5g 以上样品粉碎,粉碎过 20 目筛,混匀,称取 2g 待测样品于离心管中,加入 2mL 稀释液和 8mL 乙酸乙酯,将盖盖紧密封,用力振荡 5min,4000r/min 离心 1min。用吸管取 2mL 上清液于小烧杯中,常温鼓风干燥后,取少量(约 0.4mL)稀释液溶解,作为检测液备用。常温下取出 T-2 毒素免疫胶体金检测卡(试纸),水平放置,用滴管滴加 3 滴检测液,5~10min 判断结果。

2. 荧光定量免疫层析检测技术

取样品 300~500g,粉碎过 20 目筛,混匀,称取 1g 待测样品于 10mL 离心管中,加入 5mL 样品提取液,涡旋振荡混匀 5min,4000r/min 离心 1min。取上清液,利用样品稀释液稀释,混匀后备用。样品前处理时间 8min。将 T-2 毒素免疫胶体金检测试纸条放在 37℃ 孵育器上,然后滴加 100μL 样品,孵育反应 10min,可以判定检测结果。该法对 T-2 毒素的检测灵敏度为 25ng/mL,定量线性范围为 100~5000ng/mL。可以与 T-2 毒素定量检测仪联用,具有数据读取和打印功能。

7.6.3 实验室检验分析

1. 色谱分析技术

1)高效液相色谱法(HPLC)

利用 HPLC 测定 T-2 毒素含量时,由于 T-2 毒素具有一定的紫外吸收性质,故紫外检测器适合 T-2 毒素的检测。而荧光检测器(FLD)可在 T-2 毒素衍生化后,为其检测提供较高的灵敏度、选择性及可重复性。T-2 毒素本身无荧光,因此,利用 FLD 分析时,必须对二者进行衍生化,这样可提高检测的灵敏度。1-蒽(1-AN)是一种常见的荧光标记试剂,可用于 T-2 毒素的分析检测。一些研究结果表明,利用 1-AN 将 T-2 毒素衍生化后,其检测限可达到 5g/kg。Maragos 等利用 HPLC-FLD 法分析鸡蛋中的 T-2 毒素含量,其定量限可低至 1g/kg;利用该方法对谷物中的 T-2 毒素进行分析,其检测限为 8g/kg。

另外,香豆素-3-羰基氯化物是一种高荧光的荧光基团,其也可作为荧光标记试剂。Dallasta 等建立了一种检测小麦中 T-2 毒素含量的方法,该方法利用香豆素-3-羰基氯化物作为衍生化试剂,回收率高,准确性强,T-2 毒素的检测限低至 0.6g/kg;利用同样的方法检测谷物中的 T-2 毒素含量,其检测限为 10g/kg。Lippolis 等利用 3 种荧光标记试剂作为衍生试剂检测 T-2 毒素含量,3 种试剂分别为 1-萘甲酰基氯化物(1-NC)、2-萘甲酰基氯化物(2-NC)及嵌二萘-1-羰基氰化物(PCC),同时,利用 4-二甲基氨基吡啶(DMAP)作为催化剂;该检测方法线性范围广,衍生化试剂稳定性强,催化反应重现性好;利用 1-NC、2-NC、PCC 这 3 种衍生化试剂对 T-2 毒素进行标记后,其检测限分别为 10.0g/kg、6.3g/kg、2.0g/kg。以 1-NC 和 2-NC 作为衍生试剂的 HPLC-FLD 检测方法,可广泛应用于谷物中 T-2 毒素含量的检测。

2)高效液相色谱串联质谱法和液相色谱串联质谱法

高效液相色谱串联质谱法(HPLC-MS/MS)灵敏度高、选择性强,可用于检测样品中的 T-2 毒素。由于 MS/MS 高灵敏度这一特点,在物质检测过程中,理论上可降低对待检测物质纯度的要求。然而,基质效应可通过信号抑制或增强影响待检测物质的电离,从而造成检测结果的准确度降低。一般来说,样品纯度是评价一种检测方法的关键指标。利用 LC-MS/MS 测定 T-2 毒素,可采用以下手段降低样品基质效应:使用基质匹配校准曲线,应用内标法测定毒素,利用固相萃取纯化样品。有文献报道,利用液相色谱-大气压力化学电离源串联质谱仪(LC-APCI-MS/MS)检测玉米中的 T-2 毒素,并利用 MycoSep227 柱净化样品;该方法检测范围广泛,检测限低,为 0.2g/kg。Lattanzio 等同样利用 LC-APCIMS/MS 测定谷物及其他粮食产品和食品中的 T-2 毒素残留,并利用 HLB 小柱净化样品;以上各种样品的 T-2 毒素检测限范围为 0.4~1.0g/kg。

近年来,电喷雾离子源-串联质谱法(LC-ESIMS/MS)较多用于谷物中 T-2 毒素的检测,而动物组织及器官中 T-2 毒素检测方法报道有限。Baere 等建立了检测动物体液(血浆、胆汁)中 T-2、HT-2、DON 及 DOM 毒素的 LC-ESI-MS/MS,该方法回收率高,且 4 种毒素的检测限范围均在 0.01~0.63g/kg。Yang 等建立了一种 LC-MS/MS,可检测肉鸡体内 11 种组织器官中的 T-2、

第 7 章 生物毒素的检验分析

HT-2、DAS 毒素含量;在各组织器官中,T-2、HT-2、DAS 毒素的检测限范围是 0.02~0.05g/kg,这 3 种毒素定量限范围是 0.08~0.15g/kg。LC-MS/MS 由于具有灵敏度高、可信度好、选择性强的优点,逐渐发展成为测定 T-2 毒素的主要分析方法。

上述检测方法中所用的质谱仪一般为三重四级杆检测器或离子阱检测器,而飞行时间质谱仪(TOF-MS)的质谱分辨率更高,质谱扫描范围更广。TOF-MS 与三重四级杆或离子阱检测器相比,其灵敏度更高、准确度也更高。该方法还可为分析待检测物中离子元素的组成提供可靠依据。另外,TOF-MS 还可在质谱检测范围内以任意离子对待测定物质进行定量分析,因此,TOF-MS 可更有效地扫描具有不同分子量的真菌毒素。Tanaka 等采用 LC-TOF-MS 同时测定小麦、饼干、谷物及玉米中 T-2 及其他代谢产物,以上样品均利用乙腈/水萃取,经 MycoSep226 柱纯化后进行测定。该方法对小麦、饼干、谷物及玉米中 T-2 毒素的检测限均为 0.2g/kg。

3)气相色谱法与气相色谱串联质谱法

当待检测物质在紫外光检测范围内无法吸收紫外光或无法产生荧光时,可利用气相色谱法 GC 对其进行分析。该方法利用气相色谱及毛细管柱可同时分析不同类别的单端孢霉烯族毒素。在利用 GC 分析毒素含量时,常见的检测器为火焰离子检测器及质谱检测器。此外,还需要将毒素进行衍生化后检测,常见的衍生化试剂有 1-七氟正丁酰衍生试剂(HFB)、三甲基硅烷基衍生试剂(TMS)及三氟乙酰衍生试剂。使用 GC 检测 T-2 毒素时,其步骤包括:MSPD 净化与 TMS 衍生化,利用火焰离子检测器或质谱检测器进行分析。Tanaka 等利用气相色谱—选择反应监控—质谱检测器,分析谷物中 7 种单端孢霉烯族毒素,结果表明,T-2 毒素的检测限为 5g/kg。Jeleń 等利用气相色谱串联质谱法 GC-MS/MS 检测小麦中的 T-2 毒素,检测限为 20g/kg。

2. 免疫学检验技术

1)免疫亲和层析法

免疫亲和层析法 IAC 是一种利用待检测物质抗原与抗体特异性相结合的纯化方法,其原理与免疫学测定相似。该方法利用交换法,从复杂的样本中分离、纯化、富集出待测物质。利用 ICA 进行检测时,抗体可与亲和柱以化学方法结合,并可从天然萃取物中选择性结合待测物质;当待测物质与抗体结合固定在柱子上时,可通过纯化步骤将杂质除去;最后待测物质被洗脱后进行分析检测。采用 IAC 可有效减少基质效应的干扰,降低检测方法的检测限。利用 IAC 法纯化样本后,谷物中的 T-2 毒素定量限可低至 8g/kg。通过 IAC 纯化样本后均可有效检测到 T-2 毒素,但前提是必须选择合适的抗体,因此,抗体的选择决定了 IAC 是否可用于样本的纯化。

2) ELISA

ELISA 可用于测定 T-2 毒素,且检测成本相对较低,易于操作,一般用于大批量样品的初步筛选检测。ELISA 可用于大批量样本中真菌毒素的快速分析,前提是选择合适的抗体与毒素结合,以及目的分子需要与酶结合形成共轭化合物。ELISA 测定毒素含量步骤如下:有机溶剂萃取,酶与待测物质结合形成共轭化合物,共轭化合物与抗体反应。但是,ELISA 中待测物质的抗体可能与其他毒素发生反应并结合,从而出现假阳性结果。另外,该方法也可因检测物质含量较低,接近 ELISA 的检测限,而无法检测到该毒素,从而造成假阴性结果。

3. 其他方法

随着科技的进步,真菌毒素检验分析技术研究也在发展。目前,主要有电化学传感器、微芯片技术和噬菌体免疫 PCR(phage display – mediated immuno – polymerase chain reaction,PD – IPCR)等。

1)电化学传感器

T-2 毒素的电化学传感器检测也有些许进展。Wang 等建立了基于金纳米粒子/羧基官能化单壁碳纳米管/壳聚糖(AuNPs/cSWNTs/CS)复合物的特定电化学免疫传感器。在最佳条件下,该方法可定量检测 0.01~100μg/L 的 T-2 毒素,检测限为 0.13μg/L。与常规方法相比,此种检测方法更加灵敏,有望用于饲料及肉类食品中 T-2 毒素的检测。

2)微芯片技术

满燕等建立了微芯片技术在农产品及食品中真菌毒素的快速检测技术。微芯片技术所需样品的消耗量少,并且分析时间短,可实现样品的集成化、微型化以及高通量检测。微芯片技术在真菌毒素检测中的应用,可以弥补传统检测方法的不足。

3）噬菌体免疫 PCR 技术

任显凤等融合了噬菌体展示技术、特异性抗原 – 抗体和 PCR 技术，派生出一项新型分析技术，即噬菌体免疫 PCR 技术（PD – IPCR）。PD – IPCR 技术基本流程包括以下步骤。

（1）抗原、抗体免疫识别反应，类似传统的免疫 PCR 反应。

（2）特异性识别抗原的噬菌体释放出扩增靶标 DNA 分子。

（3）PCR 以及结果显示分析，即通过 PCR 扩增噬菌体 DNA 分子，再利用显示系统显示结果。最近已有 PD – IPCR 技术检测真菌毒素的报道。Liu 等在纳米抗体噬菌体（VHH phage）竞争模式下建立了 PD – IPCR 超灵敏检测谷物中赭曲霉毒素 A 的技术方法，结果显示基于噬菌体展示的 PD – IPCR 检测赭曲霉毒素 A 的下限为 3.7pg/L，检测范围为 0.01 ~ 1000pg/mL。2015 年，Lei 等建立了 PD – IPCR 检测黄曲霉毒素的技术方法，黄曲霉毒素的检测限为 0.02ng/mL，比传统的噬菌体 ELISA 方法的检测限低 4 倍。Wang 等建立了玉米赤霉烯酮的 PD – IPCR 检测技术方法，检测灵敏度为（0.25 ± 0.02）ng/mL，检测限为 0.08ng/mL。PD – IPCR 技术在真菌毒素混合污染同步检测和污染预警研究等方面具有重要应用前景。基于实时荧光定量 PCR 的免疫分析技术（real – time PD – IPCR），不仅可以实时监测目标物的扩增情况，进而对目标检测物进行定量，而且能进行多组分目标物同步检测。

附　录

附录1　常用培养基

1. 牛肉膏蛋白胨培养基(营养肉汤培养基)

【配方】牛肉膏 5.0g,蛋白胨 10.0g,NaCl 5.0g,加蒸馏水至 1000mL,以 1mol/L 氢氧化钠调 pH 至 7.4~7.6。

2. 牛肉膏蛋白胨琼脂培养基(营养肉汤琼脂培养基)

【配方】牛肉膏 5.0g,蛋白胨 10.0g,NaCl 5.0g,琼脂 1.5~2g,加蒸馏水至 1000mL,以 1mol/L 氢氧化钠调 pH 至 7.4~7.6。

3. 高氏1号培养基(淀粉琼脂培养基,用于放线菌培养)

【配方】可溶性淀粉 20g,KNO_3 1g,NaCl 0.5g,$K_2HPO_4 \cdot 3H_2O$ 0.5g,$MgSO_4 \cdot 7H_2O$ 0.5g,$FeSO_4 \cdot 7H_2O$ 0.01g,加蒸馏水至 1000mL,pH=7.4~7.6。配制时需注意,可溶性淀粉要先用冷水调匀后再加入以上培养基中。

4. 马丁氏(Martin)培养基(用于分离真菌)

【配方】K_2HPO_4 1g,$MgSO_4 \cdot 7H_2O$ 0.5g,蛋白胨 5g,葡萄糖 10g,1/3000 孟加拉红水溶液 100mL,加蒸馏水至 1000mL,自然 pH 值。灭菌冷却至 55~60℃时加入链霉素 30μg/mL。

5. 马铃薯培养基(PDA)(用于霉菌或酵母菌培养)

【配方】马铃薯(去皮)200g,蔗糖(用于霉菌培养)或葡萄糖(用于酵母菌培养)20g,水 1000mL。

6. 察氏培养基(蔗糖硝酸钠培养基,用于霉菌培养)

【配方】蔗糖 30g,$NaNO_3$ 2g,K_2HPO_4 1g,$MgSO_4 \cdot 7H_2O$ 0.5g,KCl 0.5g,$FeSO_4 \cdot 7H_2O$ 0.1g,加蒸馏水至 1000mL,pH=7.0~7.2。

7. Hayflik 培养基(用于支原体培养)

【配方】牛心消化液(或浸出液)1000mL,蛋白胨 10g,NaCl 5g,琼脂 15g,pH=

7.8~8.0,每 70mL 中加入马血清 20mL,25% 鲜酵母浸出液 10mL,15% 醋酸铊水溶液 2.5mL,青霉素 G 钾盐水溶液(20 万单位以上)0.5mL。

＊注意:醋酸铊是极毒的药品,需特别注意安全操作。

8. 麦氏(McCLary)培养基(醋酸钠培养基)

【配方】葡萄糖 0.1g,KCl 0.18g,酵母膏 0.25g,醋酸钠 0.82g,琼脂 1.5g,加蒸馏水至 100mL。

9. 葡萄糖蛋白胨水培养基(用于 V.P. 反应和甲基红试验)

【配方】蛋白胨 0.5g,葡萄糖 0.5g,K_2HPO_4 0.2g,加蒸馏水至 100mL,pH=7.2。

10. 蛋白胨水培养基(用于吲哚试验)

【配方】蛋白胨 10g,NaCl 5g,加蒸馏水至 1000mL,pH=7.2~7.4。

11. 糖发酵培养基(用于细菌糖发酵试验)

【配方】蛋白胨 0.2g,NaCl 0.5g,K_2HPO_4 0.02g,加蒸馏水至 100mL,溴麝香草酚蓝(1% 水溶液)0.3mL,糖类 1g。

12. 伊红美蓝培养基(EMB 培养基)(用于水体中大肠菌群测定和细菌转导)

【配方】蛋白胨 10g,乳糖 10g,K_2HPO_4 2g,琼脂 25g,2% 伊红(曙红)水溶液 20mL,0.5% 美蓝(亚甲蓝)水溶液 12mL,pH=7.4。

13. 细菌基本培养基(用于筛选营养缺陷型)

【配方】$Na_2HPO_4 \cdot 7H_2O$ 1g,$MgSO_4 \cdot 7H_2O$ 0.2g,葡萄糖 5g,NaCl 5g,K_2HPO_4 1g,加蒸馏水至 1000mL,pH=7.0。

14. 半固体营养肉汤琼脂培养基

【配方】营养肉汤培养基(pH=7.2~7.4)1000mL,琼脂 2.5~8g(根据需要添加)。

15. 庖肉培养基

【配方】牛肉渣 0.5g,营养肉汤培养基(pH=7.4)7mL。

16. 肝浸液及肝浸液琼脂

【配方】猪肝或牛肝 500g,蛋白胨 10g,氯化钠 5g,加蒸馏水至 1000mL。

17. 改良 Haynes 培养基

【配方】胰蛋白胨 1.5g,酵母浸膏 1g,K_2HPO_4 1g,葡糖酸钾 40g,加蒸馏水至1000mL。

18. 胱氨酸葡萄糖血液琼脂

【配方】营养肉汤琼脂培养基500mL,胱氨酸0.5g,葡萄糖5g,兔血25mL。

19. H2抗血清－山梨醇半固体培养基(用于肠出血性大肠埃希菌(O157血清型)的分离培养)

【配方】蛋白胨10g,牛肉膏3g,氯化钠5g,梨醇10g,琼脂10g,安权莱特指示剂10mL(酸性复红0.2g,蒸馏水100mL,1mol/L氢氧化钠16mL)。

20. 枸橼酸盐琼脂(用于枸橼酸盐试验)

【配方】氯化钠5g,硫酸镁0.2g,磷酸二氢铵1g,琼脂20g,磷酸二氢1g,枸橼酸钠5g,加蒸馏水至1000mL,1%溴麝香草酚蓝酒精溶液10mL。

21. 精氨酸培养基

【配方】L－精氨酸1g,蛋白胨0.1g,氯化钠0.5g,K_2HPO_4 0.03g,琼脂0.3g,酚红0.01g,蒸馏水100mL。

22. 硫酸镁肉汤

【配方】①基础液:蛋白陈10g,氯化钠5g,酵母浸膏3g,肉膏10g,核酸2g,黏液素1g,蒸馏水1000mL,硫酸铝钾0.3g。

②每500mL基础液的上清液加入0.5%对氨苯甲酸5mL,49.3%硫酸镁5mL,20%枸橼酸钠5mL。

23. 葡萄糖蛋白胨水

【配方】蛋白陈5g,葡萄糖5g,磷酸氢二钾5g,蒸馏水1000mL。

24. 肉浸液(肉汤)及肉浸液琼脂

【配方】新鲜牛肉(去脂绞碎)500g,蛋白胨10g,氯化钠5g,蒸馏水1000mL。

25. 沙氏(Sabouraud)培养基

【配方】葡萄糖40g,蛋白胨10g,琼脂15g,蒸馏水1000mL。

26. TTC沙保培养基

【配方】葡萄糖40g,蛋白胨10g,琼脂15g,蒸馏水1000mL,氯霉素50mg,1% TTC(氯化三苯四氮唑)水溶液5mL。

27. 新型隐球菌选择培养基

【配方】无氨基酸和硫酸铵的酵母氨盐1.45g,肌醇10g,尿素5g,咖啡酸

0.2g,柠檬酸铁 0.0g,琼脂 15g,庆大霉素 4g,蒸馏水 1000mL。

28. 血液抗生素琼脂

【配方】蛋白胨 10g,NaCl 5g,牛肉膏 3~5g,琼脂 20g,抗生素适量,无菌脱纤维血 50mL,蒸馏水 1000mL。

29. 硝酸盐(亚硝酸盐)培养基

【配方】水解酪蛋白 10g,酵母膏 3g,硝酸钾(亚硝酸盐)0.5g,蒸馏水 1000mL。

30. 革兰氏阴性杆菌(GN)增菌液

【配方】胰蛋白胨 20g,枸橼酸钠 5g,去氧胆酸钠 0.5g,(无水)磷酸二氢钾 1.5g,(无水)磷酸氢二钾 4g,氯化钠 5g,葡萄糖 1g,甘露醇 2g,蒸馏水 1000mL。

31. 高盐甘露醇琼脂(用于分离致病性葡萄球菌)

【配方】胰蛋白胨 10g,牛肉膏 1g,氯化钠 75g,琼脂 20g,甘露醇 10g,蒸馏水 1000mL,0.1% 酚红溶液 25mL。

32. 高盐卵黄琼脂(用于分离金黄色葡萄球菌)

【配方】10% 氯化钠肉浸液琼脂(pH=7.4)600mL,卵黄悬液 150mL(一个卵黄混悬于 150mL 灭菌盐水中)。

33. 碱性胆盐琼脂(用于分离霍乱弧菌)

【配方】蛋白胨 20g,氯化钠 5g,琼脂 20g,牛肉膏 5g,胆盐 2.5g,蒸馏水 1000mL。

34. 碱性胆盐琼脂平板(TCBS)

【配方】蛋白胨 10g,橡酸铁 10g,酵母膏粉 5g,溴麝香草酚蓝 0.04g,硫代硫酸钠 10g,麝香草酚蓝 0.04g,枸橼酸钠 10g,琼脂 14g,牛胆盐 8g,蒸馏水 1000mL,蔗糖 20g。

35. 柯索夫(Korthof)培养基

【配方】蛋白胨 0.4g,氯化钾 0.02g,氯化钙 0.2g,磷酸氢二钠 0.48g,氯化钠 0.7g,碳酸氢钠 0.01g,磷酸二氢钾 0.09g,蒸馏水 500mL。

36. 葡萄糖酸盐试验培养基

【配方】蛋白胨 1.5g,酵母浸膏 1.0g,磷酸氢二钾 1g,葡萄糖酸钾 40g,蒸馏水 1000mL。

附录2 生物事件的分级

1. 公共卫生事件分级

参照我国《突发公共卫生事件应急条例》,根据事件的性质、危害程度、涉及范围,公共卫生事件可以划分为特别重大(Ⅰ级)、重大(Ⅱ级)、较大(Ⅲ级)和一般(Ⅳ级)四级,依次用红色、橙色、黄色、蓝色进行预警标识。

(1) 特别重大突发公共卫生事件(Ⅰ级)。特别重大突发公共卫生事件一般均在很大的区域内发生,已经发生很大范围的扩散或传播,或者可能发生大范围扩散或传播,原因不清或原因虽然清楚但影响人数巨大且已影响社会稳定,甚至发生大量死亡的突发公共卫生事件。

(2) 重大突发公共卫生事件(Ⅱ级)。重大突发公共卫生事件发生区域较大区域,且已经发生大范围扩散或传播,或者可能发生大范围扩散或传播,原因不清或原因虽然清楚但影响人数很多,甚至发生较多死亡的突发公共卫生事件。

(3) 较大突发公共卫生事件(Ⅲ级)。较大突发公共卫生事件是指在较大区域内,已经发生较大范围扩散或传播,或者有可能发生较大范围扩散或传播,原因不清或原因虽然清楚但影响人数较多,甚至发生少数死亡的突发公共卫生事件。

(4) 一般突发公共卫生事件(Ⅳ级)。一般突发公共卫生事件是指尚未发生大范围扩散或传播,或者不可能发生大范围扩散或传播,原因清楚且未发生死亡的突发公共卫生事件。

2. 生物恐怖事件分级

美国按照危机处置层次,将生物恐怖事件分为4个威胁等级水平。

水平1为大规模杀伤性生物武器事件。

水平2为可信的威胁,确信已涉及生物武器,并表明这种威胁是可信的。

水平3为潜在的威胁,存在着生物恐怖威胁的征兆,但估计还不可信。

水平4为最低的威胁,还未证明有异常的生物恐怖行动,各部门工作照常运行。

附录3 生物危险源的分类

根据危险源在事件发生、发展中的作用,可划分为第一类危险源和第二类危险源。第一类危险源是事件发生的物质载体,如引发生物事件的生物剂,其种类、危害特点、数量等决定事件后果的严重程度。第二类危险源是事件发生的触发因素和必要条件,它决定事件发生的可能性。生物事件的发生往往是两类危险源共同作用的结果。

1. 第一类生物危险源

生物剂包括各类病原微生物及毒素,是生物事件中第一类生物危险源。

根据病原微生物的致病性、传播方式和宿主范围等特点可以对病原微生物的危害程度进行分类。我国在《病原微生物实验室生物安全管理条例》中,按病原微生物危害程度将其分为四类:第一类危害程度最高,第四类危害程度最低,即由第一类至第四类微生物的危害程度是递减的;其中将第一、二类病原微生物统称为高致病性病原微生物,且将一些"我国尚未发现或者已经宣布消灭的微生物"列为一类病原微生物。关于病原微生物的危害等级划分方法较多,国内外已形成各类规范性的法律文件,不同"病原微生物危害等级划分与标准"比较如附表3-1所列。

美国疾病预防控制中心(CDC)按照生物恐怖活动使用生物剂的致病性、危害程度,将其分成三类分类,该分类法被许多国家采用。

1) A类

主要特征:容易播撒,可导致人与人间的传播;致死率高,并对卫生系统造成严重影响;可导致社会动荡;需要医疗卫生系统的特殊准备才能应付。

主要包括:天花病毒、炭疽芽孢杆菌、鼠疫杆菌、肉毒毒素、土拉热弗朗西斯菌、埃博拉病毒、马尔堡病毒、拉沙病毒、胡宁病毒及其相关病毒。

2) B类

主要特征:相对容易播散;发病率中等,致死率较高;需要专业实验室检测才能诊断。

附表3-1 病原微生物的危害等级划分与标准

《病原微生物实验室生物安全管理条例》	《实验室生物安全通用要求》（GB 19489—2004）	WHO《实验室生物安全手册》（第3版）(2004)
四类 通常情况下不会引起人类或动物疾病的微生物	危害等级Ⅰ（低个体危害，低群体危害）不会导致健康工作者和动物致病的细菌、真菌、病毒和寄生虫等生物因子	Ⅰ级（无或极低的个体和群体危害）不太可能引起人或动物致病的微生物
三类 引起人类或者动物疾病，但一般情况下对人、动物或者环境不构成严重危害，传播风险有限，实验室感染后很少引起严重疾病，并且具备有效治疗和预防措施的微生物	危害等级Ⅱ（中等个体危害，有限群体危害）能引起人或动物发病，但一般情况下对健康工作者、群体、家畜或环境不会引起严重危害的病原体。实验室感染不导致严重疾病，具备有效治疗和预防措施，并且传播风险有限	Ⅱ级（个体危害中等，群体危害低）。病原微生物能够对人或动物致病，但对实验室工作人员、社区、牲畜或环境不易导致严重危害。实验室暴露也许会引起严重感染，但对感染具备有效的预防和治疗措施，并且疾病传播的危险有限
二类 引起人类或者动物严重疾病，比较容易直接或者间接在人与人、动物与人、动物与动物间传播的微生物	危害等级Ⅲ（高个体危害，低群体危害）能引起人或动物严重疾病，或造成严重经济损失，但通常不能因偶然接触而在个体间传播，或能用抗生素抗寄生虫药治疗的病原体	Ⅲ级（个体危害高，群体危害低）。病原微生物通常能引起人或动物的严重疾病，但一般不会发生感染个体向其他个体的传播，对感染有有效的预防和治疗措施
一类 引起人类或者动物非常严重疾病的微生物，以及我国尚未发现或者已经宣布消灭的微生物	危害等级Ⅳ（高个体危害，高群体危害）能引起人或动物非常严重的疾病，一般不能治愈，容易直接、间接或因偶然接触在人与人、动物与人，或人与动物，或动物与动物之间传播的病原体	Ⅳ级（个体和群体的危险均高）。病原微生物通常能引起人或动物的严重疾病，并且很容易发生个体之间的直接或间接传播。对感染一般没有有效的预防和治疗措施

主要包括：贝氏立克次体（Q热）、布鲁氏杆菌属、鼻疽菌、委内瑞拉马脑炎病毒、东部和西部马脑炎病毒、蓖麻毒素、产气荚膜杆菌的ε毒素、葡萄球菌肠毒素B。

水源或食源性肠道传染病病原体，也可以用于生物恐怖，但不如上述病原体危害大：沙门氏菌属、痢疾志贺菌、大肠杆菌O157:H7、霍乱弧菌、小球隐孢子虫。

3）C类

该类病原体包括新出现的病原体，这些病原体可通过生物工程改构后用于大规模施放。

主要特点:来源方便;容易生产与播散;具有潜在的高致病性与致死率;对人类健康影响较大。

主要包括:Nipah 病毒、汉坦病毒、蜱传出血热病毒、蜱传脑炎病毒、黄热病毒、多药耐药结核菌。

2. 第二类生物危险源

危险生物剂操作、储运设施和设备,微生物菌(毒)种保藏机构(附表3-2)、生物制品公司、生物研究机构以及各生物教学单位等都属于第二类生物危险源。病原微生物实验室等设施意外泄漏和感染事件时有发生。例如,1979年4月3日,苏联斯维尔德洛夫斯克市西南部一个生化武器基地发生爆炸,炭疽杆菌逸出,造成炭疽病流行,死亡1000余人。2003年9月和12月新加坡和中国台湾的专业实验室工作人员各发生1例SARS实验室感染病例,所幸没有蔓延扩散。

附表3-2 我国部分菌种保藏机构名称与缩写

菌种保藏机构名称	英文名称(缩写)
中国普通微生物菌种保藏管理中心	China General Microbiological Culture Collection Center(CGMCC)
中国医学微生物菌种保藏管理中心	National Center for Medical Culture Collection(CMCC)
中国工业微生物菌种保藏管理中心	China Center of Industrial Culture Collection(CICC)
中国农业微生物菌种保藏管理中心	Agricultural Culture Collection of China(ACCC)
中国海洋微生物菌种保藏管理中心	Marine Culture Collection of China(MCCC)
中国林业微生物菌种保藏管理中心	China Forestry Culture Collection Center(CFCC)
中国兽医微生物菌种保藏管理中心	China Veterinary Collection Center(CVCC)
中国典型培养物保藏中心	China Center for Type Culture Collection(CCTCC)
中国台湾生物资源保藏研究中心	Bioresource Collection and Research Center(BCRC)
香港大学保藏中心	Hong Kong University Collection Center(HKUCC)
中国科学院微生物研究所	Institute of Microbiology Chinese Academy of Science(AS-IM)
中国科学院武汉病毒研究所	Wuhan Institute of Virology Chinese Academy of Science(AS-IV)

目前全球有数不清的微生物研究机构、实验室,涉及微生物菌种和毒种保存的机构1500多个,一些机构和实验室处于人口密集的城市,是实验室感染和意外事故发生的隐患。

附录4 生物安全相关法律法规

中华人民共和国生物安全法

（2020年10月17日第十三届全国人民代表大会常务委员会第二十二次会议通过）

目录

第一章　总则

第二章　生物安全风险防控体制

第三章　防控重大新发突发传染病、动植物疫情

第四章　生物技术研究、开发与应用安全

第五章　病原微生物实验室生物安全

第六章　人类遗传资源与生物资源安全

第七章　防范生物恐怖与生物武器威胁

第八章　生物安全能力建设

第九章　法律责任

第十章　附则

第一章　总则

第一条　为了维护国家安全，防范和应对生物安全风险，保障人民生命健康，保护生物资源和生态环境，促进生物技术健康发展，推动构建人类命运共同体，实现人与自然和谐共生，制定本法。

第二条　本法所称生物安全，是指国家有效防范和应对危险生物因子及相关因素威胁，生物技术能够稳定健康发展，人民生命健康和生态系统相对处于没有危险和不受威胁的状态，生物领域具备维护国家安全和持续发展的能力。

从事下列活动，适用本法：

（一）防控重大新发突发传染病、动植物疫情；

（二）生物技术研究、开发与应用；

（三）病原微生物实验室生物安全管理；

（四）人类遗传资源与生物资源安全管理；

（五）防范外来物种入侵与保护生物多样性；

（六）应对微生物耐药；

（七）防范生物恐怖袭击与防御生物武器威胁；

（八）其他与生物安全相关的活动。

第三条　生物安全是国家安全的重要组成部分。维护生物安全应当贯彻总体国家安全观，统筹发展和安全，坚持以人为本、风险预防、分类管理、协同配合的原则。

第四条　坚持中国共产党对国家生物安全工作的领导，建立健全国家生物安全领导体制，加强国家生物安全风险防控和治理体系建设，提高国家生物安全治理能力。

第五条　国家鼓励生物科技创新，加强生物安全基础设施和生物科技人才队伍建设，支持生物产业发展，以创新驱动提升生物科技水平，增强生物安全保障能力。

第六条　国家加强生物安全领域的国际合作，履行中华人民共和国缔结或者参加的国际条约规定的义务，支持参与生物科技交流合作与生物安全事件国际救援，积极参与生物安全国际规则的研究与制定，推动完善全球生物安全治理。

第七条　各级人民政府及其有关部门应当加强生物安全法律法规和生物安全知识宣传普及工作，引导基层群众性自治组织、社会组织开展生物安全法律法规和生物安全知识宣传，促进全社会生物安全意识的提升。

相关科研院校、医疗机构以及其他企业事业单位应当将生物安全法律法规和生物安全知识纳入教育培训内容，加强学生、从业人员生物安全意识和伦理意识的培养。

新闻媒体应当开展生物安全法律法规和生物安全知识公益宣传，对生物安全违法行为进行舆论监督，增强公众维护生物安全的社会责任意识。

第八条　任何单位和个人不得危害生物安全。

任何单位和个人有权举报危害生物安全的行为；接到举报的部门应当及时依法处理。

第九条　对在生物安全工作中做出突出贡献的单位和个人，县级以上人民政府及其有关部门按照国家规定予以表彰和奖励。

第二章　生物安全风险防控体制

第十条　中央国家安全领导机构负责国家生物安全工作的决策和议事协调,研究制定、指导实施国家生物安全战略和有关重大方针政策,统筹协调国家生物安全的重大事项和重要工作,建立国家生物安全工作协调机制。

省、自治区、直辖市建立生物安全工作协调机制,组织协调、督促推进本行政区域内生物安全相关工作。

第十一条　国家生物安全工作协调机制由国务院卫生健康、农业农村、科学技术、外交等主管部门和有关军事机关组成,分析研判国家生物安全形势,组织协调、督促推进国家生物安全相关工作。国家生物安全工作协调机制设立办公室,负责协调机制的日常工作。

国家生物安全工作协调机制成员单位和国务院其他有关部门根据职责分工,负责生物安全相关工作。

第十二条　国家生物安全工作协调机制设立专家委员会,为国家生物安全战略研究、政策制定及实施提供决策咨询。

国务院有关部门组织建立相关领域、行业的生物安全技术咨询专家委员会,为生物安全工作提供咨询、评估、论证等技术支撑。

第十三条　地方各级人民政府对本行政区域内生物安全工作负责。

县级以上地方人民政府有关部门根据职责分工,负责生物安全相关工作。

基层群众性自治组织应当协助地方人民政府以及有关部门做好生物安全风险防控、应急处置和宣传教育等工作。

有关单位和个人应当配合做好生物安全风险防控和应急处置等工作。

第十四条　国家建立生物安全风险监测预警制度。国家生物安全工作协调机制组织建立国家生物安全风险监测预警体系,提高生物安全风险识别和分析能力。

第十五条　国家建立生物安全风险调查评估制度。国家生物安全工作协调机制应当根据风险监测的数据、资料等信息,定期组织开展生物安全风险调查评估。

有下列情形之一的,有关部门应当及时开展生物安全风险调查评估,依法采取必要的风险防控措施：

（一）通过风险监测或者接到举报发现可能存在生物安全风险；

（二）为确定监督管理的重点领域、重点项目，制定、调整生物安全相关名录或者清单；

（三）发生重大新发突发传染病、动植物疫情等危害生物安全的事件；

（四）需要调查评估的其他情形。

第十六条　国家建立生物安全信息共享制度。国家生物安全工作协调机制组织建立统一的国家生物安全信息平台，有关部门应当将生物安全数据、资料等信息汇交国家生物安全信息平台，实现信息共享。

第十七条　国家建立生物安全信息发布制度。国家生物安全总体情况、重大生物安全风险警示信息、重大生物安全事件及其调查处理信息等重大生物安全信息，由国家生物安全工作协调机制成员单位根据职责分工发布；其他生物安全信息由国务院有关部门和县级以上地方人民政府及其有关部门根据职责权限发布。

任何单位和个人不得编造、散布虚假的生物安全信息。

第十八条　国家建立生物安全名录和清单制度。国务院及其有关部门根据生物安全工作需要，对涉及生物安全的材料、设备、技术、活动、重要生物资源数据、传染病、动植物疫病、外来入侵物种等制定、公布名录或者清单，并动态调整。

第十九条　国家建立生物安全标准制度。国务院标准化主管部门和国务院其他有关部门根据职责分工，制定和完善生物安全领域相关标准。

国家生物安全工作协调机制组织有关部门加强不同领域生物安全标准的协调和衔接，建立和完善生物安全标准体系。

第二十条　国家建立生物安全审查制度。对影响或者可能影响国家安全的生物领域重大事项和活动，由国务院有关部门进行生物安全审查，有效防范和化解生物安全风险。

第二十一条　国家建立统一领导、协同联动、有序高效的生物安全应急制度。

国务院有关部门应当组织制定相关领域、行业生物安全事件应急预案，根据应急预案和统一部署开展应急演练、应急处置、应急救援和事后恢复等工作。

县级以上地方人民政府及其有关部门应当制定并组织、指导和督促相关企业事业单位制定生物安全事件应急预案,加强应急准备、人员培训和应急演练,开展生物安全事件应急处置、应急救援和事后恢复等工作。

中国人民解放军、中国人民武装警察部队按照中央军事委员会的命令,依法参加生物安全事件应急处置和应急救援工作。

第二十二条　国家建立生物安全事件调查溯源制度。发生重大新发突发传染病、动植物疫情和不明原因的生物安全事件,国家生物安全工作协调机制应当组织开展调查溯源,确定事件性质,全面评估事件影响,提出意见建议。

第二十三条　国家建立首次进境或者暂停后恢复进境的动植物、动植物产品、高风险生物因子国家准入制度。

进出境的人员、运输工具、集装箱、货物、物品、包装物和国际航行船舶压舱水排放等应当符合我国生物安全管理要求。

海关对发现的进出境和过境生物安全风险,应当依法处置。经评估为生物安全高风险的人员、运输工具、货物、物品等,应当从指定的国境口岸进境,并采取严格的风险防控措施。

第二十四条　国家建立境外重大生物安全事件应对制度。境外发生重大生物安全事件的,海关依法采取生物安全紧急防控措施,加强证件核验,提高查验比例,暂停相关人员、运输工具、货物、物品等进境。必要时经国务院同意,可以采取暂时关闭有关口岸、封锁有关国境等措施。

第二十五条　县级以上人民政府有关部门应当依法开展生物安全监督检查工作,被检查单位和个人应当配合,如实说明情况,提供资料,不得拒绝、阻挠。

涉及专业技术要求较高、执法业务难度较大的监督检查工作,应当有生物安全专业技术人员参加。

第二十六条　县级以上人民政府有关部门实施生物安全监督检查,可以依法采取下列措施:

(一)进入被检查单位、地点或者涉嫌实施生物安全违法行为的场所进行现场监测、勘查、检查或者核查;

(二)向有关单位和个人了解情况;

(三)查阅、复制有关文件、资料、档案、记录、凭证等;

(四)查封涉嫌实施生物安全违法行为的场所、设施;

(五)扣押涉嫌实施生物安全违法行为的工具、设备以及相关物品;

(六)法律法规规定的其他措施。

有关单位和个人的生物安全违法信息应当依法纳入全国信用信息共享平台。

第三章 防控重大新发突发传染病、动植物疫情

第二十七条 国务院卫生健康、农业农村、林业草原、海关、生态环境主管部门应当建立新发突发传染病、动植物疫情、进出境检疫、生物技术环境安全监测网络,组织监测站点布局、建设,完善监测信息报告系统,开展主动监测和病原检测,并纳入国家生物安全风险监测预警体系。

第二十八条 疾病预防控制机构、动物疫病预防控制机构、植物病虫害预防控制机构(以下统称专业机构)应当对传染病、动植物疫病和列入监测范围的不明原因疾病开展主动监测,收集、分析、报告监测信息,预测新发突发传染病、动植物疫病的发生、流行趋势。

国务院有关部门、县级以上地方人民政府及其有关部门应当根据预测和职责权限及时发布预警,并采取相应的防控措施。

第二十九条 任何单位和个人发现传染病、动植物疫病的,应当及时向医疗机构、有关专业机构或者部门报告。

医疗机构、专业机构及其工作人员发现传染病、动植物疫病或者不明原因的聚集性疾病的,应当及时报告,并采取保护性措施。

依法应当报告的,任何单位和个人不得瞒报、谎报、缓报、漏报,不得授意他人瞒报、谎报、缓报,不得阻碍他人报告。

第三十条 国家建立重大新发突发传染病、动植物疫情联防联控机制。

发生重大新发突发传染病、动植物疫情,应当依照有关法律法规和应急预案的规定及时采取控制措施;国务院卫生健康、农业农村、林业草原主管部门应当立即组织疫情会商研判,将会商研判结论向中央国家安全领导机构和国务院报告,并通报国家生物安全工作协调机制其他成员单位和国务院其他有关

部门。

发生重大新发突发传染病、动植物疫情,地方各级人民政府统一履行本行政区域内疫情防控职责,加强组织领导,开展群防群控、医疗救治,动员和鼓励社会力量依法有序参与疫情防控工作。

第三十一条　国家加强国境、口岸传染病和动植物疫情联合防控能力建设,建立传染病、动植物疫情防控国际合作网络,尽早发现、控制重大新发突发传染病、动植物疫情。

第三十二条　国家保护野生动物,加强动物防疫,防止动物源性传染病传播。

第三十三条　国家加强对抗生素药物等抗微生物药物使用和残留的管理,支持应对微生物耐药的基础研究和科技攻关。

县级以上人民政府卫生健康主管部门应当加强对医疗机构合理用药的指导和监督,采取措施防止抗微生物药物的不合理使用。县级以上人民政府农业农村、林业草原主管部门应当加强对农业生产中合理用药的指导和监督,采取措施防止抗微生物药物的不合理使用,降低在农业生产环境中的残留。

国务院卫生健康、农业农村、林业草原、生态环境等主管部门和药品监督管理部门应当根据职责分工,评估抗微生物药物残留对人体健康、环境的危害,建立抗微生物药物污染物指标评价体系。

第四章　生物技术研究、开发与应用安全

第三十四条　国家加强对生物技术研究、开发与应用活动的安全管理,禁止从事危及公众健康、损害生物资源、破坏生态系统和生物多样性等危害生物安全的生物技术研究、开发与应用活动。

从事生物技术研究、开发与应用活动,应当符合伦理原则。

第三十五条　从事生物技术研究、开发与应用活动的单位应当对本单位生物技术研究、开发与应用的安全负责,采取生物安全风险防控措施,制定生物安全培训、跟踪检查、定期报告等工作制度,强化过程管理。

第三十六条　国家对生物技术研究、开发活动实行分类管理。根据对公众健康、工业农业、生态环境等造成危害的风险程度,将生物技术研究、开发活动分为高风险、中风险、低风险三类。

生物技术研究、开发活动风险分类标准及名录由国务院科学技术、卫生健康、农业农村等主管部门根据职责分工,会同国务院其他有关部门制定、调整并公布。

第三十七条　从事生物技术研究、开发活动,应当遵守国家生物技术研究开发安全管理规范。

从事生物技术研究、开发活动,应当进行风险类别判断,密切关注风险变化,及时采取应对措施。

第三十八条　从事高风险、中风险生物技术研究、开发活动,应当由在我国境内依法成立的法人组织进行,并依法取得批准或者进行备案。

从事高风险、中风险生物技术研究、开发活动,应当进行风险评估,制定风险防控计划和生物安全事件应急预案,降低研究、开发活动实施的风险。

第三十九条　国家对涉及生物安全的重要设备和特殊生物因子实行追溯管理。购买或者引进列入管控清单的重要设备和特殊生物因子,应当进行登记,确保可追溯,并报国务院有关部门备案。

个人不得购买或者持有列入管控清单的重要设备和特殊生物因子。

第四十条　从事生物医学新技术临床研究,应当通过伦理审查,并在具备相应条件的医疗机构内进行;进行人体临床研究操作的,应当由符合相应条件的卫生专业技术人员执行。

第四十一条　国务院有关部门依法对生物技术应用活动进行跟踪评估,发现存在生物安全风险的,应当及时采取有效补救和管控措施。

第五章　病原微生物实验室生物安全

第四十二条　国家加强对病原微生物实验室生物安全的管理,制定统一的实验室生物安全标准。病原微生物实验室应当符合生物安全国家标准和要求。

从事病原微生物实验活动,应当严格遵守有关国家标准和实验室技术规范、操作规程,采取安全防范措施。

第四十三条　国家根据病原微生物的传染性、感染后对人和动物的个体或者群体的危害程度,对病原微生物实行分类管理。

从事高致病性或者疑似高致病性病原微生物样本采集、保藏、运输活动,应当具备相应条件,符合生物安全管理规范。具体办法由国务院卫生健康、农业农村主管部门制定。

第四十四条　设立病原微生物实验室,应当依法取得批准或者进行备案。

个人不得设立病原微生物实验室或者从事病原微生物实验活动。

第四十五条　国家根据对病原微生物的生物安全防护水平,对病原微生物实验室实行分等级管理。

从事病原微生物实验活动应当在相应等级的实验室进行。低等级病原微生物实验室不得从事国家病原微生物目录规定应当在高等级病原微生物实验室进行的病原微生物实验活动。

第四十六条　高等级病原微生物实验室从事高致病性或者疑似高致病性病原微生物实验活动,应当经省级以上人民政府卫生健康或者农业农村主管部门批准,并将实验活动情况向批准部门报告。

对我国尚未发现或者已经宣布消灭的病原微生物,未经批准不得从事相关实验活动。

第四十七条　病原微生物实验室应当采取措施,加强对实验动物的管理,防止实验动物逃逸,对使用后的实验动物按照国家规定进行无害化处理,实现实验动物可追溯。禁止将使用后的实验动物流入市场。

病原微生物实验室应当加强对实验活动废弃物的管理,依法对废水、废气以及其他废弃物进行处置,采取措施防止污染。

第四十八条　病原微生物实验室的设立单位负责实验室的生物安全管理,制定科学、严格的管理制度,定期对有关生物安全规定的落实情况进行检查,对实验室设施、设备、材料等进行检查、维护和更新,确保其符合国家标准。

病原微生物实验室设立单位的法定代表人和实验室负责人对实验室的生物安全负责。

第四十九条　病原微生物实验室的设立单位应当建立和完善安全保卫制度,采取安全保卫措施,保障实验室及其病原微生物的安全。

国家加强对高等级病原微生物实验室的安全保卫。高等级病原微生物实验室应当接受公安机关等部门有关实验室安全保卫工作的监督指导,严防高致病性病原微生物泄漏、丢失和被盗、被抢。

国家建立高等级病原微生物实验室人员进入审核制度。进入高等级病原微生物实验室的人员应当经实验室负责人批准。对可能影响实验室生物安全的,不予批准;对批准进入的,应当采取安全保障措施。

第五十条　病原微生物实验室的设立单位应当制定生物安全事件应急预案,定期组织开展人员培训和应急演练。发生高致病性病原微生物泄漏、丢失和被盗、被抢或者其他生物安全风险的,应当按照应急预案的规定及时采取控制措施,并按照国家规定报告。

第五十一条　病原微生物实验室所在地省级人民政府及其卫生健康主管部门应当加强实验室所在地感染性疾病医疗资源配置,提高感染性疾病医疗救治能力。

第五十二条　企业对涉及病原微生物操作的生产车间的生物安全管理,依照有关病原微生物实验室的规定和其他生物安全管理规范进行。

涉及生物毒素、植物有害生物及其他生物因子操作的生物安全实验室的建设和管理,参照有关病原微生物实验室的规定执行。

第六章　人类遗传资源与生物资源安全

第五十三条　国家加强对我国人类遗传资源和生物资源采集、保藏、利用、对外提供等活动的管理和监督,保障人类遗传资源和生物资源安全。

国家对我国人类遗传资源和生物资源享有主权。

第五十四条　国家开展人类遗传资源和生物资源调查。

国务院科学技术主管部门组织开展我国人类遗传资源调查,制定重要遗传家系和特定地区人类遗传资源申报登记办法。

国务院科学技术、自然资源、生态环境、卫生健康、农业农村、林业草原、中医药主管部门根据职责分工,组织开展生物资源调查,制定重要生物资源申报登记办法。

第五十五条　采集、保藏、利用、对外提供我国人类遗传资源,应当符合伦理原则,不得危害公众健康、国家安全和社会公共利益。

第五十六条　从事下列活动,应当经国务院科学技术主管部门批准:

(一)采集我国重要遗传家系、特定地区人类遗传资源或者采集国务院科学技术主管部门规定的种类、数量的人类遗传资源;

（二）保藏我国人类遗传资源；

（三）利用我国人类遗传资源开展国际科学研究合作；

（四）将我国人类遗传资源材料运送、邮寄、携带出境。

前款规定不包括以临床诊疗、采供血服务、查处违法犯罪、兴奋剂检测和殡葬等为目的采集、保藏人类遗传资源及开展的相关活动。

为了取得相关药品和医疗器械在我国上市许可，在临床试验机构利用我国人类遗传资源开展国际合作临床试验、不涉及人类遗传资源出境的，不需要批准；但是，在开展临床试验前应当将拟使用的人类遗传资源种类、数量及用途向国务院科学技术主管部门备案。

境外组织、个人及其设立或者实际控制的机构不得在我国境内采集、保藏我国人类遗传资源，不得向境外提供我国人类遗传资源。

第五十七条　将我国人类遗传资源信息向境外组织、个人及其设立或者实际控制的机构提供或者开放使用的，应当向国务院科学技术主管部门事先报告并提交信息备份。

第五十八条　采集、保藏、利用、运输出境我国珍贵、濒危、特有物种及其可用于再生或者繁殖传代的个体、器官、组织、细胞、基因等遗传资源，应当遵守有关法律法规。

境外组织、个人及其设立或者实际控制的机构获取和利用我国生物资源，应当依法取得批准。

第五十九条　利用我国生物资源开展国际科学研究合作，应当依法取得批准。

利用我国人类遗传资源和生物资源开展国际科学研究合作，应当保证中方单位及其研究人员全过程、实质性地参与研究，依法分享相关权益。

第六十条　国家加强对外来物种入侵的防范和应对，保护生物多样性。国务院农业农村主管部门会同国务院其他有关部门制定外来入侵物种名录和管理办法。

国务院有关部门根据职责分工，加强对外来入侵物种的调查、监测、预警、控制、评估、清除以及生态修复等工作。

任何单位和个人未经批准，不得擅自引进、释放或者丢弃外来物种。

第七章　防范生物恐怖与生物武器威胁

第六十一条　国家采取一切必要措施防范生物恐怖与生物武器威胁。

禁止开发、制造或者以其他方式获取、储存、持有和使用生物武器。

禁止以任何方式唆使、资助、协助他人开发、制造或者以其他方式获取生物武器。

第六十二条　国务院有关部门制定、修改、公布可被用于生物恐怖活动、制造生物武器的生物体、生物毒素、设备或者技术清单，加强监管，防止其被用于制造生物武器或者恐怖目的。

第六十三条　国务院有关部门和有关军事机关根据职责分工，加强对可被用于生物恐怖活动、制造生物武器的生物体、生物毒素、设备或者技术进出境、进出口、获取、制造、转移和投放等活动的监测、调查，采取必要的防范和处置措施。

第六十四条　国务院有关部门、省级人民政府及其有关部门负责组织遭受生物恐怖袭击、生物武器攻击后的人员救治与安置、环境消毒、生态修复、安全监测和社会秩序恢复等工作。

国务院有关部门、省级人民政府及其有关部门应当有效引导社会舆论科学、准确报道生物恐怖袭击和生物武器攻击事件，及时发布疏散、转移和紧急避难等信息，对应急处置与恢复过程中遭受污染的区域和人员进行长期环境监测和健康监测。

第六十五条　国家组织开展对我国境内战争遗留生物武器及其危害结果、潜在影响的调查。

国家组织建设存放和处理战争遗留生物武器设施，保障对战争遗留生物武器的安全处置。

第八章　生物安全能力建设

第六十六条　国家制定生物安全事业发展规划，加强生物安全能力建设，提高应对生物安全事件的能力和水平。

县级以上人民政府应当支持生物安全事业发展，按照事权划分，将支持下列生物安全事业发展的相关支出列入政府预算：

（一）监测网络的构建和运行；

（二）应急处置和防控物资的储备；

（三）关键基础设施的建设和运行；

（四）关键技术和产品的研究、开发；

（五）人类遗传资源和生物资源的调查、保藏；

（六）法律法规规定的其他重要生物安全事业。

第六十七条　国家采取措施支持生物安全科技研究，加强生物安全风险防御与管控技术研究，整合优势力量和资源，建立多学科、多部门协同创新的联合攻关机制，推动生物安全核心关键技术和重大防御产品的成果产出与转化应用，提高生物安全的科技保障能力。

第六十八条　国家统筹布局全国生物安全基础设施建设。国务院有关部门根据职责分工，加快建设生物信息、人类遗传资源保藏、菌（毒）种保藏、动植物遗传资源保藏、高等级病原微生物实验室等方面的生物安全国家战略资源平台，建立共享利用机制，为生物安全科技创新提供战略保障和支撑。

第六十九条　国务院有关部门根据职责分工，加强生物基础科学研究人才和生物领域专业技术人才培养，推动生物基础科学学科建设和科学研究。

国家生物安全基础设施重要岗位的从业人员应当具备符合要求的资格，相关信息应当向国务院有关部门备案，并接受岗位培训。

第七十条　国家加强重大新发突发传染病、动植物疫情等生物安全风险防控的物资储备。

国家加强生物安全应急药品、装备等物资的研究、开发和技术储备。国务院有关部门根据职责分工，落实生物安全应急药品、装备等物资研究、开发和技术储备的相关措施。

国务院有关部门和县级以上地方人民政府及其有关部门应当保障生物安全事件应急处置所需的医疗救护设备、救治药品、医疗器械等物资的生产、供应和调配；交通运输主管部门应当及时组织协调运输经营单位优先运送。

第七十一条　国家对从事高致病性病原微生物实验活动、生物安全事件现场处置等高风险生物安全工作的人员，提供有效的防护措施和医疗保障。

第九章　法律责任

第七十二条　违反本法规定，履行生物安全管理职责的工作人员在生物安全工作中滥用职权、玩忽职守、徇私舞弊或者有其他违法行为的,依法给予处分。

第七十三条 违反本法规定,医疗机构、专业机构或者其工作人员瞒报、谎报、缓报、漏报,授意他人瞒报、谎报、缓报,或者阻碍他人报告传染病、动植物疫病或者不明原因的聚集性疾病的,由县级以上人民政府有关部门责令改正,给予警告;对法定代表人、主要负责人、直接负责的主管人员和其他直接责任人员,依法给予处分,并可以依法暂停一定期限的执业活动直至吊销相关执业证书。

违反本法规定,编造、散布虚假的生物安全信息,构成违反治安管理行为的,由公安机关依法给予治安管理处罚。

第七十四条 违反本法规定,从事国家禁止的生物技术研究、开发与应用活动的,由县级以上人民政府卫生健康、科学技术、农业农村主管部门根据职责分工,责令停止违法行为,没收违法所得、技术资料和用于违法行为的工具、设备、原材料等物品,处一百万元以上一千万元以下的罚款,违法所得在一百万元以上的,处违法所得十倍以上二十倍以下的罚款,并可以依法禁止一定期限内从事相应的生物技术研究、开发与应用活动,吊销相关许可证件;对法定代表人、主要负责人、直接负责的主管人员和其他直接责任人员,依法给予处分,处十万元以上二十万元以下的罚款,十年直至终身禁止从事相应的生物技术研究、开发与应用活动,依法吊销相关执业证书。

第七十五条 违反本法规定,从事生物技术研究、开发活动未遵守国家生物技术研究开发安全管理规范的,由县级以上人民政府有关部门根据职责分工,责令改正,给予警告,可以并处二万元以上二十万元以下的罚款;拒不改正或者造成严重后果的,责令停止研究、开发活动,并处二十万元以上二百万元以下的罚款。

第七十六条 违反本法规定,从事病原微生物实验活动未在相应等级的实验室进行,或者高等级病原微生物实验室未经批准从事高致病性、疑似高致病性病原微生物实验活动的,由县级以上地方人民政府卫生健康、农业农村主管部门根据职责分工,责令停止违法行为,监督其将用于实验活动的病原微生物销毁或者送交保藏机构,给予警告;造成传染病传播、流行或者其他严重后果的,对法定代表人、主要负责人、直接负责的主管人员和其他直接责任人员依法给予撤职、开除处分。

第七十七条　违反本法规定,将使用后的实验动物流入市场的,由县级以上人民政府科学技术主管部门责令改正,没收违法所得,并处二十万元以上一百万元以下的罚款,违法所得在二十万元以上的,并处违法所得五倍以上十倍以下的罚款;情节严重的,由发证部门吊销相关许可证件。

第七十八条　违反本法规定,有下列行为之一的,由县级以上人民政府有关部门根据职责分工,责令改正,没收违法所得,给予警告,可以并处十万元以上一百万元以下的罚款:

(一)购买或者引进列入管控清单的重要设备、特殊生物因子未进行登记,或者未报国务院有关部门备案;

(二)个人购买或者持有列入管控清单的重要设备或者特殊生物因子;

(三)个人设立病原微生物实验室或者从事病原微生物实验活动;

(四)未经实验室负责人批准进入高等级病原微生物实验室。

第七十九条　违反本法规定,未经批准,采集、保藏我国人类遗传资源或者利用我国人类遗传资源开展国际科学研究合作的,由国务院科学技术主管部门责令停止违法行为,没收违法所得和违法采集、保藏的人类遗传资源,并处五十万元以上五百万元以下的罚款,违法所得在一百万元以上的,并处违法所得五倍以上十倍以下的罚款;情节严重的,对法定代表人、主要负责人、直接负责的主管人员和其他直接责任人员,依法给予处分,五年内禁止从事相应活动。

第八十条　违反本法规定,境外组织、个人及其设立或者实际控制的机构在我国境内采集、保藏我国人类遗传资源,或者向境外提供我国人类遗传资源的,由国务院科学技术主管部门责令停止违法行为,没收违法所得和违法采集、保藏的人类遗传资源,并处一百万元以上一千万元以下的罚款;违法所得在一百万元以上的,并处违法所得十倍以上二十倍以下的罚款。

第八十一条　违反本法规定,未经批准,擅自引进外来物种的,由县级以上人民政府有关部门根据职责分工,没收引进的外来物种,并处五万元以上二十五万元以下的罚款。

违反本法规定,未经批准,擅自释放或者丢弃外来物种的,由县级以上人民政府有关部门根据职责分工,责令限期捕回、找回释放或者丢弃的外来物种,处一万元以上五万元以下的罚款。

第八十二条 违反本法规定,构成犯罪的,依法追究刑事责任;造成人身、财产或者其他损害的,依法承担民事责任。

第八十三条 违反本法规定的生物安全违法行为,本法未规定法律责任,其他有关法律、行政法规有规定的,依照其规定。

第八十四条 境外组织或者个人通过运输、邮寄、携带危险生物因子入境或者以其他方式危害我国生物安全的,依法追究法律责任,并可以采取其他必要措施。

第十章 附则

第八十五条 本法下列术语的含义:

(一)生物因子,是指动物、植物、微生物、生物毒素及其他生物活性物质。

(二)重大新发突发传染病,是指我国境内首次出现或者已经宣布消灭再次发生,或者突然发生,造成或者可能造成公众健康和生命安全严重损害,引起社会恐慌,影响社会稳定的传染病。

(三)重大新发突发动物疫情,是指我国境内首次发生或者已经宣布消灭的动物疫病再次发生,或者发病率、死亡率较高的潜伏动物疫病突然发生并迅速传播,给养殖业生产安全造成严重威胁、危害,以及可能对公众健康和生命安全造成危害的情形。

(四)重大新发突发植物疫情,是指我国境内首次发生或者已经宣布消灭的严重危害植物的真菌、细菌、病毒、昆虫、线虫、杂草、害鼠、软体动物等再次引发病虫害,或者本地有害生物突然大范围发生并迅速传播,对农作物、林木等植物造成严重危害的情形。

(五)生物技术研究、开发与应用,是指通过科学和工程原理认识、改造、合成、利用生物而从事的科学研究、技术开发与应用等活动。

(六)病原微生物,是指可以侵犯人、动物引起感染甚至传染病的微生物,包括病毒、细菌、真菌、立克次体、寄生虫等。

(七)植物有害生物,是指能够对农作物、林木等植物造成危害的真菌、细菌、病毒、昆虫、线虫、杂草、害鼠、软体动物等生物。

（八）人类遗传资源，包括人类遗传资源材料和人类遗传资源信息。人类遗传资源材料是指含有人体基因组、基因等遗传物质的器官、组织、细胞等遗传材料。人类遗传资源信息是指利用人类遗传资源材料产生的数据等信息资料。

（九）微生物耐药，是指微生物对抗微生物药物产生抗性，导致抗微生物药物不能有效控制微生物的感染。

（十）生物武器，是指类型和数量不属于预防、保护或者其他和平用途所正当需要的、任何来源或者任何方法产生的微生物剂、其他生物剂以及生物毒素；也包括为将上述生物剂、生物毒素使用于敌对目的或者武装冲突而设计的武器、设备或者运载工具。

（十一）生物恐怖，是指故意使用致病性微生物、生物毒素等实施袭击，损害人类或者动植物健康，引起社会恐慌，企图达到特定政治目的的行为。

第八十六条　生物安全信息属于国家秘密的，应当依照《中华人民共和国保守国家秘密法》和国家其他有关保密规定实施保密管理。

第八十七条　中国人民解放军、中国人民武装警察部队的生物安全活动，由中央军事委员会依照本法规定的原则另行规定。

第八十八条　本法自 2021 年 4 月 15 日起施行。

附录5　病原微生物实验室生物安全管理条例

(2016年修正本)

公布部门:国务院;公布日期:2016.02.06;施行日期:2016.02.06

第一章　总则

第一条

为了加强病原微生物实验室(以下称实验室)生物安全管理,保护实验室工作人员和公众的健康,制定本条例。

第二条

对中华人民共和国境内的实验室及其从事实验活动的生物安全管理,适用本条例。

本条例所称病原微生物,是指能够使人或者动物致病的微生物。

本条例所称实验活动,是指实验室从事与病原微生物菌(毒)种、样本有关的研究、教学、检测、诊断等活动。

第三条

国务院卫生主管部门主管与人体健康有关的实验室及其实验活动的生物安全监督工作。

国务院兽医主管部门主管与动物有关的实验室及其实验活动的生物安全监督工作。

国务院其他有关部门在各自职责范围内负责实验室及其实验活动的生物安全管理工作。

县级以上地方人民政府及其有关部门在各自职责范围内负责实验室及其实验活动的生物安全管理工作。

第四条

国家对病原微生物实行分类管理,对实验室实行分级管理。

第五条

国家实行统一的实验室生物安全标准。实验室应当符合国家标准和要求。

第六条

实验室的设立单位及其主管部门负责实验室日常活动的管理,承担建立健全安全管理制度,检查、维护实验设施、设备,控制实验室感染的职责。

第二章　病原微生物的分类和管理

第七条

国家根据病原微生物的传染性、感染后对个体或者群体的危害程度,将病原微生物分为四类:

第一类病原微生物,是指能够引起人类或者动物非常严重疾病的微生物,以及我国尚未发现或者已经宣布消灭的微生物。

第二类病原微生物,是指能够引起人类或者动物严重疾病,比较容易直接或者间接在人与人、动物与人、动物与动物间传播的微生物。

第三类病原微生物,是指能够引起人类或者动物疾病,但一般情况下对人、动物或者环境不构成严重危害,传播风险有限,实验室感染后很少引起严重疾病,并且具备有效治疗和预防措施的微生物。

第四类病原微生物,是指在通常情况下不会引起人类或者动物疾病的微生物。

第一类、第二类病原微生物统称为高致病性病原微生物。

第八条

人间传染的病原微生物名录由国务院卫生主管部门商国务院有关部门后制定、调整并予以公布;动物间传染的病原微生物名录由国务院兽医主管部门商国务院有关部门后制定、调整并予以公布。

第九条

采集病原微生物样本应当具备下列条件:

(一)具有与采集病原微生物样本所需要的生物安全防护水平相适应的设备;

(二)具有掌握相关专业知识和操作技能的工作人员;

(三)具有有效防止病原微生物扩散和感染的措施;

(四)具有保证病原微生物样本质量的技术方法和手段。

采集高致病性病原微生物样本的工作人员在采集过程中应当防止病原微

生物扩散和感染,并对样本的来源、采集过程和方法等做详细记录。

第十条

运输高致病性病原微生物菌(毒)种或者样本,应当通过陆路运输;没有陆路通道,必须经水路运输的,可以通过水路运输;紧急情况下或者需要将高致病性病原微生物菌(毒)种或者样本运往国外的,可以通过民用航空运输。

第十一条

运输高致病性病原微生物菌(毒)种或者样本,应当具备下列条件:

(一)运输目的、高致病性病原微生物的用途和接收单位符合国务院卫生主管部门或者兽医主管部门的规定;

(二)高致病性病原微生物菌(毒)种或者样本的容器应当密封,容器或者包装材料还应当符合防水、防破损、防外泄、耐高(低)温、耐高压的要求;

(三)容器或者包装材料上应当印有国务院卫生主管部门或者兽医主管部门规定的生物危险标识、警告用语和提示用语。

运输高致病性病原微生物菌(毒)种或者样本,应当经省级以上人民政府卫生主管部门或者兽医主管部门批准。在省、自治区、直辖市行政区域内运输的,由省、自治区、直辖市人民政府卫生主管部门或者兽医主管部门批准;需要跨省、自治区、直辖市运输或者运往国外的,由出发地的省、自治区、直辖市人民政府卫生主管部门或者兽医主管部门进行初审后,分别报国务院卫生主管部门或者兽医主管部门批准。

出入境检验检疫机构在检验检疫过程中需要运输病原微生物样本的,由国务院出入境检验检疫部门批准,并同时向国务院卫生主管部门或者兽医主管部门通报。

通过民用航空运输高致病性病原微生物菌(毒)种或者样本的,除依照本条第二款、第三款规定取得批准外,还应当经国务院民用航空主管部门批准。

有关主管部门应当对申请人提交的关于运输高致性病原微生物菌(毒)种或者样本的申请材料进行审查,对符合本条第一款规定条件的,应当即时批准。

第十二条

运输高致病性病原微生物菌(毒)种或者样本,应当由不少于2人的专人护送,并采取相应的防护措施。

有关单位或者个人不得通过公共电(汽)车和城市铁路运输病原微生物菌(毒)种或者样本。

第十三条

需要通过铁路、公路、民用航空等公共交通工具运输高致病性病原微生物菌(毒)种或者样本的,承运单位应当凭本条例第十一条规定的批准文件予以运输。

承运单位应当与护送人共同采取措施,确保所运输的高致病性病原微生物菌(毒)种或者样本的安全,严防发生被盗、被抢、丢失、泄漏事件。

第十四条

国务院卫生主管部门或者兽医主管部门指定的菌(毒)种保藏中心或者专业实验室(以下称保藏机构),承担集中储存病原微生物菌(毒)种和样本的任务。

保藏机构应当依照国务院卫生主管部门或者兽医主管部门的规定,储存实验室送交的病原微生物菌(毒)种和样本,并向实验室提供病原微生物菌(毒)种和样本。

保藏机构应当制定严格的安全保管制度,做好病原微生物菌(毒)种和样本进出和储存的记录,建立档案制度,并指定专人负责。对高致病性病原微生物菌(毒)种和样本应当设专库或者专柜单独储存。

保藏机构储存、提供病原微生物菌(毒)种和样本,不得收取任何费用,其经费由同级财政在单位预算中予以保障。

保藏机构的管理办法由国务院卫生主管部门会同国务院兽医主管部门制定。

第十五条

保藏机构应当凭实验室依照本条例的规定取得的从事高致病性病原微生物相关实验活动的批准文件,向实验室提供高致病性病原微生物菌(毒)种和样本,并予以登记。

第十六条

实验室在相关实验活动结束后,应当依照国务院卫生主管部门或者兽医主管部门的规定,及时将病原微生物菌(毒)种和样本就地销毁或者送交保藏机构保管。

保藏机构接受实验室送交的病原微生物菌(毒)种和样本,应当予以登记,并开具接收证明。

第十七条

高致病性病原微生物菌(毒)种或者样本在运输、储存中被盗、被抢、丢失、泄漏的,承运单位、护送人、保藏机构应当采取必要的控制措施,并在2小时内分别向承运单位的主管部门、护送人所在单位和保藏机构的主管部门报告,同时向所在地的县级人民政府卫生主管部门或者兽医主管部门报告,发生被盗、被抢、丢失的,还应当向公安机关报告;接到报告的卫生主管部门或者兽医主管部门应当在2小时内向本级人民政府报告,并同时向上级人民政府卫生主管部门或者兽医主管部门和国务院卫生主管部门或者兽医主管部门报告。

县级人民政府应当在接到报告后2小时内向设区的市级人民政府或者上一级人民政府报告;设区的市级人民政府应当在接到报告后2小时内向省、自治区、直辖市人民政府报告。省、自治区、直辖市人民政府应当在接到报告后1小时内,向国务院卫生主管部门或者兽医主管部门报告。

任何单位和个人发现高致病性病原微生物菌(毒)种或者样本的容器或者包装材料,应当及时向附近的卫生主管部门或者兽医主管部门报告;接到报告的卫生主管部门或者兽医主管部门应当及时组织调查核实,并依法采取必要的控制措施。

第三章 实验室的设立与管理

第十八条

国家根据实验室对病原微生物的生物安全防护水平,并依照实验室生物安全国家标准的规定,将实验室分为一级、二级、三级、四级。

第十九条

新建、改建、扩建三级、四级实验室或者生产、进口移动式三级、四级实验室应当遵守下列规定:

(一)符合国家生物安全实验室体系规划并依法履行有关审批手续;

(二)经国务院科技主管部门审查同意;

(三)符合国家生物安全实验室建筑技术规范;

（四）依照《中华人民共和国环境影响评价法》的规定进行环境影响评价并经环境保护主管部门审查批准；

（五）生物安全防护级别与其拟从事的实验活动相适应。

前款规定所称国家生物安全实验室体系规划，由国务院投资主管部门会同国务院有关部门制定。制定国家生物安全实验室体系规划应当遵循总量控制、合理布局、资源共享的原则，并应当召开听证会或者论证会，听取公共卫生、环境保护、投资管理和实验室管理等方面专家的意见。

第二十条

三级、四级实验室应当通过实验室国家认可。

国务院认证认可监督管理部门确定的认可机构应当依照实验室生物安全国家标准以及本条例的有关规定，对三级、四级实验室进行认可；实验室通过认可的，颁发相应级别的生物安全实验室证书。证书有效期为5年。

第二十一条

一级、二级实验室不得从事高致病性病原微生物实验活动。三级、四级实验室从事高致病性病原微生物实验活动，应当具备下列条件：

（一）实验目的和拟从事的实验活动符合国务院卫生主管部门或者兽医主管部门的规定；

（二）通过实验室国家认可；

（三）具有与拟从事的实验活动相适应的工作人员；

（四）工程质量经建筑主管部门依法检测验收合格。

国务院卫生主管部门或者兽医主管部门依照各自职责对三级、四级实验室是否符合上述条件进行审查；对符合条件的，发给从事高致病性病原微生物实验活动的资格证书。

第二十二条

取得从事高致病性病原微生物实验活动资格证书的实验室，需要从事某种高致病性病原微生物或者疑似高致病性病原微生物实验活动的，应当依照国务院卫生主管部门或者兽医主管部门的规定报省级以上人民政府卫生主管部门或者兽医主管部门批准。实验活动结果以及工作情况应当向原批准部门报告。

实验室申报或者接受与高致病性病原微生物有关的科研项目，应当符合科研需要和生物安全要求,具有相应的生物安全防护水平。与动物间传染的高致病性病原微生物有关的科研项目,应当经国务院兽医主管部门同意;与人体健康有关的高致病性病原微生物科研项目,实验室应当将立项结果告知省级以上人民政府卫生主管部门。

第二十三条

出入境检验检疫机构、医疗卫生机构、动物防疫机构在实验室开展检测、诊断工作时,发现高致病性病原微生物或者疑似高致病性病原微生物,需要进一步从事这类高致病性病原微生物相关实验活动的,应当依照本条例的规定经批准同意,并在取得相应资格证书的实验室中进行。

专门从事检测、诊断的实验室应当严格依照国务院卫生主管部门或者兽医主管部门的规定,建立健全规章制度,保证实验室生物安全。

第二十四条

省级以上人民政府卫生主管部门或者兽医主管部门应当自收到需要从事高致病性病原微生物相关实验活动的申请之日起 15 日内做出是否批准的决定。

对出入境检验检疫机构为了检验检疫工作的紧急需要,申请在实验室对高致病性病原微生物或者疑似高致病性病原微生物开展进一步实验活动的,省级以上人民政府卫生主管部门或者兽医主管部门应当自收到申请之时起 2 小时内做出是否批准的决定;2 小时内未做出决定的,实验室可以从事相应的实验活动。

省级以上人民政府卫生主管部门或者兽医主管部门应当为申请人通过电报、电传、传真、电子数据交换和电子邮件等方式提出申请提供方便。

第二十五条

新建、改建或者扩建一级、二级实验室,应当向设区的市级人民政府卫生主管部门或者兽医主管部门备案。设区的市级人民政府卫生主管部门或者兽医主管部门应当每年将备案情况汇总后报省、自治区、直辖市人民政府卫生主管部门或者兽医主管部门。

第二十六条

国务院卫生主管部门和兽医主管部门应当定期汇总并互相通报实验室数

量和实验室设立、分布情况,以及取得从事高致病性病原微生物实验活动资格证书的三级、四级实验室及其从事相关实验活动的情况。

第二十七条

已经建成并通过实验室国家认可的三级、四级实验室应当向所在地的县级人民政府环境保护主管部门备案。环境保护主管部门依照法律、行政法规的规定对实验室排放的废水、废气和其他废物处置情况进行监督检查。

第二十八条

对我国尚未发现或者已经宣布消灭的病原微生物,任何单位和个人未经批准不得从事相关实验活动。

为了预防、控制传染病,需要从事前款所指病原微生物相关实验活动的,应当经国务院卫生主管部门或者兽医主管部门批准,并在批准部门指定的专业实验室中进行。

第二十九条

实验室使用新技术、新方法从事高致病性病原微生物相关实验活动的,应当符合防止高致病性病原微生物扩散、保证生物安全和操作者人身安全的要求,并经国家病原微生物实验室生物安全专家委员会论证;经论证可行的,方可使用。

第三十条

需要在动物体上从事高致病性病原微生物相关实验活动的,应当在符合动物实验室生物安全国家标准的三级以上实验室进行。

第三十一条

实验室的设立单位负责实验室的生物安全管理。

实验室的设立单位应当依照本条例的规定制定科学、严格的管理制度,并定期对有关生物安全规定的落实情况进行检查,定期对实验室设施、设备、材料等进行检查、维护和更新,以确保其符合国家标准。

实验室的设立单位及其主管部门应当加强对实验室日常活动的管理。

第三十二条

实验室负责人为实验室生物安全的第一责任人。

实验室从事实验活动应当严格遵守有关国家标准和实验室技术规范、操作规程。实验室负责人应当指定专人监督检查实验室技术规范和操作规程的落实情况。

第三十三条

从事高致病性病原微生物相关实验活动的实验室的设立单位,应当建立健全安全保卫制度,采取安全保卫措施,严防高致病性病原微生物被盗、被抢、丢失、泄漏,保障实验室及其病原微生物的安全。实验室发生高致病性病原微生物被盗、被抢、丢失、泄漏的,实验室的设立单位应当依照本条例第十七条的规定进行报告。

从事高致病性病原微生物相关实验活动的实验室应当向当地公安机关备案,并接受公安机关有关实验室安全保卫工作的监督指导。

第三十四条

实验室或者实验室的设立单位应当每年定期对工作人员进行培训,保证其掌握实验室技术规范、操作规程、生物安全防护知识和实际操作技能,并进行考核。工作人员经考核合格的,方可上岗。

从事高致病性病原微生物相关实验活动的实验室,应当每半年将培训、考核其工作人员的情况和实验室运行情况向省、自治区、直辖市人民政府卫生主管部门或者兽医主管部门报告。

第三十五条

从事高致病性病原微生物相关实验活动应当有 2 名以上的工作人员共同进行。

进入从事高致病性病原微生物相关实验活动的实验室的工作人员或者其他有关人员,应当经实验室负责人批准。实验室应当为其提供符合防护要求的防护用品并采取其他职业防护措施。从事高致病性病原微生物相关实验活动的实验室,还应当对实验室工作人员进行健康监测,每年组织对其进行体检,并建立健康档案;必要时,应当对实验室工作人员进行预防接种。

第三十六条

在同一个实验室的同一个独立安全区域内,只能同时从事一种高致病性病原微生物的相关实验活动。

第三十七条

实验室应当建立实验档案,记录实验室使用情况和安全监督情况。实验室从事高致病性病原微生物相关实验活动的实验档案保存期,不得少于20年。

第三十八条

实验室应当依照环境保护的有关法律、行政法规和国务院有关部门的规定,对废水、废气以及其他废物进行处置,并制定相应的环境保护措施,防止环境污染。

第三十九条

三级、四级实验室应当在明显位置标示国务院卫生主管部门和兽医主管部门规定的生物危险标识和生物安全实验室级别标志。

第四十条

从事高致病性病原微生物相关实验活动的实验室应当制定实验室感染应急处置预案,并向该实验室所在地的省、自治区、直辖市人民政府卫生主管部门或者兽医主管部门备案。

第四十一条

国务院卫生主管部门和兽医主管部门会同国务院有关部门组织病原学、免疫学、检验医学、流行病学、预防兽医学、环境保护和实验室管理等方面的专家,组成国家病原微生物实验室生物安全专家委员会。该委员会承担从事高致病性病原微生物相关实验活动的实验室的设立与运行的生物安全评估和技术咨询、论证工作。

省、自治区、直辖市人民政府卫生主管部门和兽医主管部门会同同级人民政府有关部门组织病原学、免疫学、检验医学、流行病学、预防兽医学、环境保护和实验室管理等方面的专家,组成本地区病原微生物实验室生物安全专家委员会。该委员会承担本地区实验室设立和运行的技术咨询工作。

第四章　实验室感染控制

第四十二条

实验室的设立单位应当指定专门的机构或者人员承担实验室感染控制工作,定期检查实验室的生物安全防护、病原微生物菌(毒)种和样本保存与使用、安全操作、实验室排放的废水和废气以及其他废物处置等规章制度的实施情况。

负责实验室感染控制工作的机构或者人员应当具有与该实验室中的病原微生物有关的传染病防治知识,并定期调查、了解实验室工作人员的健康状况。

第四十三条

实验室工作人员出现与本实验室从事的高致病性病原微生物相关实验活动有关的感染临床症状或者体征时,实验室负责人应当向负责实验室感染控制工作的机构或者人员报告,同时派专人陪同及时就诊;实验室工作人员应当将近期所接触的病原微生物的种类和危险程度如实告知诊治医疗机构。接诊的医疗机构应当及时救治;不具备相应救治条件的,应当依照规定将感染的实验室工作人员转诊至具备相应传染病救治条件的医疗机构;具备相应传染病救治条件的医疗机构应当接诊治疗,不得拒绝救治。

第四十四条

实验室发生高致病性病原微生物泄漏时,实验室工作人员应当立即采取控制措施,防止高致病性病原微生物扩散,并同时向负责实验室感染控制工作的机构或者人员报告。

第四十五条

负责实验室感染控制工作的机构或者人员接到本条例第四十三条、第四十四条规定的报告后,应当立即启动实验室感染应急处置预案,并组织人员对该实验室生物安全状况等情况进行调查;确认发生实验室感染或者高致病性病原微生物泄漏的,应当依照本条例第十七条的规定进行报告,并同时采取控制措施,对有关人员进行医学观察或者隔离治疗,封闭实验室,防止扩散。

第四十六条

卫生主管部门或者兽医主管部门接到关于实验室发生工作人员感染事故或者病原微生物泄漏事件的报告,或者发现实验室从事病原微生物相关实验活动造成实验室感染事故的,应当立即组织疾病预防控制机构、动物防疫监督机构和医疗机构以及其他有关机构依法采取下列预防、控制措施:

(一)封闭被病原微生物污染的实验室或者可能造成病原微生物扩散的场所;

(二)开展流行病学调查;

(三)对病人进行隔离治疗,对相关人员进行医学检查;

（四）对密切接触者进行医学观察；

（五）进行现场消毒；

（六）对染疫或者疑似染疫的动物采取隔离、扑杀等措施；

（七）其他需要采取的预防、控制措施。

第四十七条

医疗机构或者兽医医疗机构及其执行职务的医务人员发现由于实验室感染而引起的与高致病性病原微生物相关的传染病病人、疑似传染病病人或者患有疫病、疑似患有疫病的动物，诊治的医疗机构或者兽医医疗机构应当在2小时内报告所在地的县级人民政府卫生主管部门或者兽医主管部门；接到报告的卫生主管部门或者兽医主管部门应当在2小时内通报实验室所在地的县级人民政府卫生主管部门或者兽医主管部门。接到通报的卫生主管部门或者兽医主管部门应当依照本条例第四十六条的规定采取预防、控制措施。

第四十八条

发生病原微生物扩散，有可能造成传染病暴发、流行时，县级以上人民政府卫生主管部门或者兽医主管部门应当依照有关法律、行政法规的规定以及实验室感染应急处置预案进行处理。

第五章　监督管理

第四十九条

县级以上地方人民政府卫生主管部门、兽医主管部门依照各自分工，履行下列职责：

（一）对病原微生物菌(毒)种、样本的采集、运输、储存进行监督检查；

（二）对从事高致病性病原微生物相关实验活动的实验室是否符合本条例规定的条件进行监督检查；

（三）对实验室或者实验室的设立单位培训、考核其工作人员以及上岗人员的情况进行监督检查；

（四）对实验室是否按照有关国家标准、技术规范和操作规程从事病原微生物相关实验活动进行监督检查。

县级以上地方人民政府卫生主管部门、兽医主管部门，应当主要通过检查反映实验室执行国家有关法律、行政法规以及国家标准和要求的记录、档案、报告,切实履行监督管理职责。

第五十条

县级以上人民政府卫生主管部门、兽医主管部门、环境保护主管部门在履行监督检查职责时,有权进入被检查单位和病原微生物泄漏或者扩散现场调查取证、采集样品,查阅复制有关资料。需要进入从事高致病性病原微生物相关实验活动的实验室调查取证、采集样品的,应当指定或者委托专业机构实施。被检查单位应当予以配合,不得拒绝、阻挠。

第五十一条

国务院认证认可监督管理部门依照《中华人民共和国认证认可条例》的规定对实验室认可活动进行监督检查。

第五十二条

卫生主管部门、兽医主管部门、环境保护主管部门应当依据法定的职权和程序履行职责,做到公正、公平、公开、文明、高效。

第五十三条

卫生主管部门、兽医主管部门、环境保护主管部门的执法人员执行职务时,应当有2名以上执法人员参加,出示执法证件,并依照规定填写执法文书。

现场检查笔录、采样记录等文书经核对无误后,应当由执法人员和被检查人、被采样人签名。被检查人、被采样人拒绝签名的,执法人员应当在自己签名后注明情况。

第五十四条

卫生主管部门、兽医主管部门、环境保护主管部门及其执法人员执行职务,应当自觉接受社会和公民的监督。公民、法人和其他组织有权向上级人民政府及其卫生主管部门、兽医主管部门、环境保护主管部门举报地方人民政府及其有关主管部门不依照规定履行职责的情况。接到举报的有关人民政府或者其卫生主管部门、兽医主管部门、环境保护主管部门,应当及时调查处理。

第五十五条

上级人民政府卫生主管部门、兽医主管部门、环境保护主管部门发现属于下级人民政府卫生主管部门、兽医主管部门、环境保护主管部门职责范围内需要处理的事项的,应当及时告知该部门处理;下级人民政府卫生主管部门、兽医主管部门、环境保护主管部门不及时处理或者不积极履行本部门职责的,上级人民政府卫生主管部门、兽医主管部门、环境保护主管部门应当责令其限期改正;逾期不改正的,上级人民政府卫生主管部门、兽医主管部门、环境保护主管部门有权直接予以处理。

附录6 生物安全实验室分级与技术指标

1. 分级

依据实验室所处理对象的生物危险程度,把生物安全实验室分为四级,其中一级对生物安全隔离的要求最低,四级最高。生物安全实验室的分级见附表6-1。

附表6-1 生物安全实验室的分级

实验室分级	处理对象
一级	对人体、动植物或环境危害较低,不具有对健康成人、动植物致病的致病因子
二级	对人体、动植物或环境具有中等危害或具有潜在危险的致病因子,对健康成人、动物和环境不会造成严重危害。有有效的预防和治疗措施
三级	对人体、动植物或环境具有高度危险性,主要通过气溶胶使人传染上严重的甚至是致命疾病,或对动植物和环境具有高度危害的致病因子。通常有预防治疗措施
四级	对人体、动植物或环境具有高度危险性,通过气溶胶途径传播或传播途径不明,或未知的、危险的致病因子。没有预防治疗措施

2. 技术指标

(1)生物安全实验室一般实施两级隔离。一级隔离通过生物安全柜、负压隔离器、正压防护服、手套、眼罩等实现;二级隔离通过实验室的建筑、空调净化和电气控制系统来实现。三级、四级生物安全实验室应实施两级隔离。

(2)生物安全主实验室二级隔离的主要技术指标应符合附表6-2的规定。附表6-2中的噪声不包括生物安全柜、动物隔离器的噪声,如果包括上述设备的噪声,则最大不应超过68dB(A)。

附表6-2 主实验室的主要技术指标

名称	洁净度级别	换气次数 /(次/h)	与由室内向外方向上相邻相通房间的压差/Pa	温度/℃	相对湿度/%	噪声/dB(A)	最低照度/lx
一级	—	可自然通风	—	16~28	≤70	≤60	300
二级	8-9	非试验动物时可回风不大于50% 8~10	-5~-10	18~27	30~65	≤60	300

(续)

名称	洁净度级别	换气次数/(次/h)	与由室内向外方向上相邻相通房间的压差/Pa	温度/°C	相对湿度/%	噪声/dB(A)	最低照度/lx
三级	7~8	全新风：10~15 主要保护环境：可回风不大于30%	-15~-25	20~26	30~60	≤60	500
四级	7~8	全新风 大于10~15	-20~-30	20~25	30~60	≤60	500

说明：①附表2中"—"表示不做要求。

②三级生物安全实验室主实验室相对于大气的最小负压不得小于-30Pa，四级生物安全实验室主实验室相对于大气的最小负压不得小于-50Pa。

③对于饲养动物的三级生物安全实验室主实验室，其相对于大气的最小负压不得小于-50Pa；动物四级生物安全实验室主实验室相对于大气的最小负压不应小于-60Pa。

④动物生物安全实验室的参数应符合《实验动物环境及设施》GB 14925—2001的有关要求。

与微生物危险度等级相对应的生物安全水平、操作和设备对照见附表6-3。

附表6-3 与微生物危险度等级相对应的生物安全水平、操作和设备对照

危险度	生物安全水平	实验室类型	实验室操作	安全设施
1级	基础实验室——一级生物安全水平	基础的教学、研究	GMT	不需要；开放试验台
2级	基础实验室——二级生物安全水平	初级卫生服务；诊断、研究	GMT加防护服、生物危害标志	开放试验台，此外需BSC用于防护可能生成的气溶胶
3级	防护实验室——三级生物安全水平	特殊的诊断、研究	在二级生物安全防护水平上增加特殊防护服、进入制度、定向气流	BSC和/或其他所有实验室工作所需要的基本设备
4级	最高防护实验室——四级生物安全水平	危险病原体研究	在三级生物安全防护水平上增加气锁入口、出口淋浴、污染物品的特殊处理	Ⅲ级BSC或Ⅱ级BSC并穿着正压服、双开门高压灭菌器（穿过墙体）、经过滤的空气

备注：BSC指生物安全柜；GMT指微生物学操作技术规范

参考文献

[1] 陈朝银,赵声兰. 生物检测技术[M]. 北京:科学出版社,2013.

[2] 郭积燕. 微生物检验技术[M]. 北京:人民卫生出版社,2013.

[3] 洪秀华. 临床微生物学和微生物检验实验指导[M]. 2版. 北京:中国医药科技出版社,2005.

[4] Chen J G,Xu Y C,Yan H,et al. Sensitive and rapid detection of pathogenic bacteria from urine samples using multiplex recombinase polymerase amplification[J]. Lab Chip,2018,18(16):2441-2452.

[5] Piepenburg O,Williams C H,Stemple D L,et al. DNA Detection Using Recombination Proteins[J]. Plos Biology,2006,4(7):1115-1121.

[6] Boyle D S,McNerney R,Low H T,et al. Rapid detection of Mycobacterium tuberculosis by recombinase polymerase amplification[J]. PLoS One,2014,9(8):e103091.

[7] James A,Macdonald J. Recombinase polymerase amplification:Emergence as a critical molecular technology for rapid,low-resource diagnostics[J]. Expert Rev Mol Diagn,2015,15(11):1475-1489.

[8] Jaroenram W,Owens L. Recombinase polymerase amplification combined with a lateral flow dipstick for discriminating between infectious Penaeus stylirostris densovirus and virus-related sequences in shrimp genome[J]. J Virol Methods,2014,208:144-151.

[9] Wee E J H,Lau H Y,Botella J R,et al. Re-purposing bridging flocculation for on-site,rapid,qualitative DNA detection in resource-poor settings[J]. Chem Commun,2015,51(27):5828-5831.

[10] Liu H B,Zang Y X,Du X J,et al. Development of an isothermal amplifi-

cation – based assay for the rapid visual detection of Salmonella bacteria[J]. J Dairy Sci,2017,100(9):7016 – 7025.

[11] Powell M L,Bowler F R,Martinez A J,et al. New Fpg probe chemistry for direct detection of recombinase polymerase amplification on lateral flow strips [J]. Anal Biochem,2018,543:108 – 115.

[12] Raja B,Goux H J,Marapadaga A,et al. Development of a panel of recombinase polymerase amplification assays for detection of common bacterial urinary tract infection pathogens[J]. J Appl Microbiol,2017,123(2):544 – 555.

[13] Charbel E,Santiago J G. Assay for Listeria monocytogenes cells in whole blood using isotachophoresis and recombinase polymerase amplification[J]. Analyst, 2017,142(1):48 – 54.

[14] Clancy E,Higgins O,Forrest M S,et al. Development of a rapid recombinase polymerase amplification assay for the detection of Streptococcus pneumoniae in whole blood[J]. BMC Infect Dis,2015,15:481.

[15] Ren H,Yang M J,Zhang G X,et al. Development of a rapid recombinase polymerase amplification assay for detection of Brucella in blood samples[J]. Mol Cell Probes,2016,30(2):122 – 124.

[16] Moore M D,Jaykus L A. Development of a recombinase polymerase amplification assay for detection of epidemic human noroviruses [J]. Sci Rep, 2017, 7:40244.

[17] Ahmed F A,Larrea – Sarmiento A,Alvarez A M,et al. Genome – informed diagnostics for specific and rapid detection of Pectobacterium species using recombinase polymerase amplification coupled with a lateral flow device[J]. Sci Rep,2018, 8:15972.

[18] Compton J. Nucleic acid sequence – based amplification [J]. Nature, 1991,350(6313):91 – 92.

[19] Clancy E,Coughlan H,Higgins O,et al. Development of internally controlled duplex real – time NASBA diagnostics assays for the detection of microorganisms associated with bacterial meningitis [J]. J Microbiol Methods, 2016, 127:

197-202.

[20] 彭志,陈刚毅,刘雪飞,等. 等温核酸扩增技术在病原体检测中的应用[J]. 生物技术进展,2018,8(4):284-292.

[21] 志刚,董浩,狄栋栋,等. 重组酶聚合酶扩增技术研究进展[J]. 生物技术通报,2016,32(6):47-53.

[22] 周德庆. 微生物学教程[M].4版. 北京:高等教育出版社,2020.

[23] 许文荣,林东红. 临床基础检验学技术[M]. 北京:人民卫生出版社,2015.

[24] 苏德模. 最新药品微生物学检验分析实用手册[M]. 北京:中国医药科技出版社,2012.

[25] 菲格斯 D. 工业蛋白组学:在生物技术制药中的应用[M]. 北京:科学出版社,2007.

[26] J.P. 哈雷. 图解微生物实验指南[M]. 谢建平,等译. 北京:科学出版社,2012.

[27] 蒋原. 食源性病原微生物检验技术图谱[M]. 北京:科学出版社,2019.

[28] 余倩,许欣. 卫生微生物检验学(细菌学分册)[M]. 四川:四川科学技术出版社,2003.

[29] 唐丽杰,马波,刘玉芬,等. 微生物学实验[M]. 哈尔滨:哈尔滨工业大学出版社,2005.

[30] 徐顺清,刘衡川. 免疫学检验[M].2版. 北京:人民卫生出版社,2015.

[31] 夏圣. 临床免疫检验学[M]. 北京:科学出版社,2019.

[32] 李金明,刘辉. 临床免疫学检验技术[M]. 北京:人民卫生出版社,2015.

[33] 樊绮诗,吕建新. 分子生物学检验技术[M].2版. 北京:人民卫生出版社,2007.

[34] 倪语星,尚红. 临床微生物学与检验[M].4版. 北京:人民卫生出版社,2007.

[35] 郭爱芳. 传感器原理及应用[M]. 西安:西安电子科技大学出版社,2007.

[36] 邢婉丽,程京. 生物芯片技术[M]. 北京:清华大学出版社,2004.

[37] 杜立颖,冯仁青. 流式细胞术[M]. 北京:北京大学出版社,2008.

[38] 叶应妩,等. 全国临床检验操作规程[M]. 南京:东南大学出版社,2006.

[39] 全国卫生专业技术资格考试专家委员会. 全国卫生专业技术资格考试指导—临床医学检验与技术[M]. 北京:人民卫生出版社,2006.

[40] 牛天贵,等. 食品微生物检验[M]. 北京:中国计量出版社,2003.

[41] 张卓然. 临床微生物学和微生物检验实验指导[M]. 2版. 北京:人民卫生出版社,2003.

[42] 李钟铎. 生物战剂检验鉴定手册[M]. 北京:军事医学科学出版社,2002.

[43] 唐非,黄升海. 细菌学检验[M]. 北京:人民卫生出版社,2018.

[44] 刘运德. 微生物学检验[M]. 北京:人民卫生出版社,2003.

[45] 洪秀华. 临床微生物学检验[M]. 北京:中国医药科技出版社,2005.

[46] 童明庆. 临床检验病原生物学[M]. 北京:高等教育出版社,2006.

[47] 周正任. 医学微生物学[M]. 北京:人民卫生出版社,2003.

[48] 国庆,贾英民,等. 食品微生物学[M]. 北京:中国农业大学出版社,2009.

[49] 魏景超. 真菌鉴定手册[M]. 上海:上海科学技术出版社,1979.

[50] 郭晓奎. 病原生物学[M]. 北京:科学出版社,2012.

[51] 王端礼. 医学真菌学:实验室检验指南[M]. 北京:人民卫生出版社,2005.

[52] Glenn S. Bulmer,郑岳臣,布尔默. 医学真菌学[M]. 上海:上海科学技术出版社,2005.

[53] 罗恩杰. 病原生物学[M]. 北京:科学出版社,2008.

[54] 秦启贤. 临床真菌学[M]. 上海:上海医科大学出版社,2001.

[55] 吴绍熙. 现代医学真菌检验手册[M]. 2版. 北京:中国协和医科大

学出版社,2005.

[56] 裴晓方,于学杰. 病毒学检验[M].2 版. 北京:人民卫生出版社,2015.

[57] 广东省预防医学会医学病毒学专业委员会. 新发传染病防治学习研讨会论文集[C]. 广州:广东省预防医学会医学病毒学专业委员会,2008,7:24-28.

[58] 周为民,谭文杰,郑楠,等. 猴痘、天花病毒感染快速分子诊断荧光定量实时 PCR 方法的建立[J]. 生物技术通讯,2006(05):703-706.

[59] 马洪波,闫文莲. 天花的实验室诊断[J]. 中国国境卫生检疫杂志,2004(03):179-183.

[60] 冯龙斐,杜冰,黄滢洁,等. 基于 LAMP 法快速检测天花病毒[J]. 中华实验和临床病毒学杂志,2019(03):314-318.

[61] 张小莺,Andreas Kurth,Diana Pauly,等. 高滴度特异性卵黄抗体在天花病毒检测中的研究[J]. 中国药学(英文版),2008,17(3):183-191.

[62] 乔春霞,沈倍奋. 天花病毒功能表位及中和抗体的研究进展[J]. 国际药学研究杂志,2013,40(01):26-32,68.

[63] Natale S, Audrey FR, Anne-Laure F, et al. Real-Time PCR to Identify Variola Virus or Other Human Pathogenic Orthopox Viruses[J]. Clinical Chemistry, 2007(4):606-613.

[64] Kondas A V, Olson V A, Li Y, et al. Variola virus specific diagnostic assays: characterization, sensitivity, and specificity[J]. Journal of Clinical Microbiology, 2015,53(4):1406-10.

[65] 陈宁庆. 生物武器防护医学[M]. 北京:人民军医出版社,1991.

[66] 陈淑丹,吴忠华. 黄热病病毒检测方法学的研究进展[J]. 中国国境卫生检疫杂志,2014,37(02):141-144.

[67] 盛琳君,李昂,张福杰,等. 黄热病病毒检测方法研究进展[J]. 中华传染病杂志,2017,35(03):190-192.

[68] 师永霞,相大鹏,郑夔,等. 实时荧光 RT-PCR 技术在黄热病快速检测中的应用[J]. 现代预防医学,2010,37(04):715-717,721.

[69] 姚稼荣,邹频. 抗黄热病病毒多克隆荧光抗体的实验研究[J]. 中国国境卫生检疫杂志,1992(05):259-260.

[70] 王锡岩. 17D黄热病病毒在鸡胚细胞上的适应性传代及其相关特性的研究[D]. 北京:北京生物制品研究所,2010.

[71] Syzdykova L R,Binke S,eyer V V,et al. Fluorescent tagging the NS1 protein in yellow fever virus:Replication – capable viruses which produce the secretory GFP – NS1 fusion protein[J]. Virus Research,2020,294:198291.

[72] Ferreira Milene Silveira,Júnior Pedro Soares Bezerra,Cerqueira Valíria Duarte,et al. Experimental yellow fever virus infection in the squirrel monkey (Saimiri spp.) I:gross anatomical and histopathological findings in organs at necropsy[J]. Memorias do Instituto Oswaldo Cruz,2020,115:e190501.

[73] Fischer Carlo,Torres Maria C,Patel Pranav,et al. Lineage – Specific Real – Time RT – PCR for Yellow Fever Virus Outbreak Surveillance,Brazil[J]. Emerging infectious diseases,2017,23(11):1867-1871.

[74] Liu Y,Tan Y,Fu Q,et al. Reciprocating – flowing On – a – chip Enables Ultra – fast Immunobinding for Multiplexed Rapid ELISA Detection of SARS – CoV – 2 Antibody[J]. Biosensors & Bioelectronics,2020,176(4):112920.

[75] Yan C,Cui J H,Huang L,et al. Rapid and visual detection of 2019 novel coronavirus (SARS – CoV – 2) by a reverse transcription loopmediated isothermal amplification assay[J]. Clin Microbiol Infect,2020,26(6):773-779.

[76] Liu Y,Tan Y,Fu Q,et al. Reciprocating – flowing On – a – chip Enables Ultra – fast Immunobinding for Multiplexed Rapid ELISA Detection of SARS – CoV – 2 Antibody[J]. Biosensors & Bioelectronics,2020,176(4):112920.

[77] Zhang W,Du R H,Li B,et al. Molecular and serological investigation of 2019 – nCoV infected patients:implication of multiple shedding routes. Emerg Microbes Infect,2020,9(1):386-389.

[78] Li Z,Yi Y,Luo X,et al. Development and Clinical Application of A Rapid IgM – IgG Combined Antibody Test for SARS – CoV – 2 Infection Diagnosis [J]. Journal of Medical Virology,2020,2(9):1518-1524.

[79] Kawatsu K, Kanki M, Harada T, et al. A highly rapid and simple competitive enzyme-linked immunosorbent assay for monitoring paralytic shellfish poisoning toxins in shellfish[J]. Food Chem, 2014, 162:94-98.

[80] Cheng JY. Bioactive and total endotoxinsin atmospheric aerosols in the Pearl River Delta region[J]. Atmos Environ, 2012, 47:3-11.

[81] Ikehara T, Imamura S, Yoshino A, et al. PP2A Inhibition assay using recombinant Enzyme for rapid detection of okadaic acid and its analogs in shellfish[J]. Toxins, 2010, 2:195-204.

[82] 刘晓. 基于上转发光技术的奶粉及牛奶中黄曲霉毒素 M1 快速定量检测方法研究[J]. 军事医学, 2014, 38:850-854.

[83] Kawatsu K, Kanki M, Harada T, et al. A highly rapid and simple competitive enzyme-linked immunosorbent assay for monitoring paralytic shellfish poisoning toxins in shellfish[J]. Food Chem, 2014, 162:94-98.

[84] Filippova M A, Feizkhanova G U, Zubtsova Z I, et al. Simultaneous and multiparametric express-analysis of biotoxins on biochip[J]. Dokl Biochem Biophys, 2011, 436:20-24.

[85] Bertuzzi T, Rastelli S, Mulazzi A, et al. Evaluation and improvement of extraction methodsfor the analysis of aflatoxins B1, B2, G1 and G2from naturally contaminated maize[J]. Food Anal Method, 2012, 5:512-519.

[86] Daniel G, Jeremy E, Randy W. Analysis of paralytic shellfish toxins using high-field asymmetric waveform ion mobility spectrometry with liquid chromatography-mass spectrometry[J]. Anal Bioanal Chem, 2015, 407:2473-2484.

[87] Turner A D, Mcnabb P S, Harwood D T, et al. Single-laboratory validation of a multitoxin ultra-performance LC-hydrophilic interaction LC-MS/MS method for quantitation of paralytic shellfish toxins in bivalve shellfish[J]. Journal of Aoac International, 2015(3)609.

[88] Delbrassinne L, Andjelkovic M, Rajkovic A, et al. Determination of Bacillus cereus emetic toxin in food products by means of LC-MS^2[J]. Food Anal Method, 2012, 5:969-979.

[89] Rijk T C, Dam R C, Zomer P, et al. Development and validation of a confirmative LC – MS/MS methode for the determination of β – exotoxin thuringiensin in plant protection products and selected greenhouse crops [J]. Anal Bioanal Chem. 2013, 405: 1631 – 1639.

[90] Zang M, Liu X, Chen L, et al. Determination of BmKCT – 13, a chlorotoxin – like peptide, in rat plasmaby LC – MS/MS: Application to a preclinical pharmacokinetic study[J]. J Chromatogr B. 2014, 947 – 948: 125 – 131.

[91] 马世俊. 一种高灵敏的 AB – OIA 法测定 β – 银环蛇毒素[J]. 国外医学临床生物化学与检验学分册, 2003, 24(1): 59.

[92] 张幼芳, 陈德良, 徐春法, 等. 蛇毒检测方法的实验研究[J]. 中国法医学杂志, 2005, 20(3): 146 – 149.

[93] 刘贺, 徐学明. 肉毒毒素 A 的检测方法[J]. 国外医学卫生学分册, 2004, 31 (2): 125 – 128.

[94] Kcto – Timonen R, Nevas M, Kor keala H, et al. Efficient DNA finger printing of Clostridium botulinum type A, B, E and F by amplified fragment length polymorohism analysis [J]. Environ Micero Complexed genes in biol, 2005, 71: 1148 – 1154.

[95] Rosen O, Feldberg L, Yamin T S, et al. Development of a multiplex Endopep – MS assay for simultaneous detection of botulinum toxins A, B and E[J]. Sci Rep, 2017, 7(1): 14859 – 14866.

[96] Melchior W, Tolleson W. A functional quantitative polymerase chain reactionassay for ricin, Shiga toxin, and related ribosome – inactivating proteins [J]. AnalBiochem. 2010, 396(2): 204 – 11.

[97] Daniel J, Fetter L, Jett S, et al. Electrochemical Aptamer Scaffold Biosensorsfor Detection of Botulism and Ricin Proteins[J]. Methods Mol Biol, 2017, 1600: 9 – 23.

[98] Kadotat, Kimuram, Hirano S, et al. Rapid Communications in Mass Measurement of T – 2 and HT – 2 toxins in eggs by high performan – ce liquid chromatographywith fluorescence detection [J]. Journal of Food Protection. 2006, 69 (11):

2773-2776.

[99] 满燕. 微芯片技术在农产品及食品真菌毒素快速检测中的应用[J]. 食品安全质量检测学报,2017,8(08):2950-2956.

[100] Wang Y X,Zhang L Y,Peng D P,et al. Construction of electrochemical immuno-sensor based on gold-nanoparticles/ carbon nanotubes/ chitosan for sensitive determination of T-2 toxin in feed and swine meat[J]. International Journal of Molecular Sciences,2018,19(12):3895.

[101] Meagher R J,Hatch A V,Renzia R F,et al. An integrated microfluidic platform for sensitive and rapid detection of biological toxins[J]. Lab Chip,2008,8:2046-2053.

[102] McCarron P,Giddings S D,Miles C O,et al. Derivatizationof azaspiracid-biotoxins for analysis by liquid chromatography with fluorescence detection[J]. J Chromatogr A,2011,1218:8089-8096.

[103] Hignutt E. Suitability of postcolumn oxidation liquid chromatography method for monitoring paralytic shellfish toxins in alaskanshellfish-initial pilot study versus mouse bioassay and in-house validation[J]. JAOAC Int,2014,97:293-298.

[104] Warth B,Parich A,Atehnkeng J,et al. Quantitation of mycotoxins in food and feed from Burkina Faso and Mozambique using a modern LC-MS/MS multitoxin method[J]. J Agric Food Chem,2012,60:9352-9363.

[105] YuanM, CarmichaelWW. Detection and analysis of the cyanobacterial peptidehepatotoxinsmicrocystin and nodularin usingSELDI-TOF mass spectrometry[J]. Toxicon,2004,44:561-570.

[106] KohoutekJ,Adamovský O,Oravec M,et al. LC-MS analyses of microcystins in fish tissues overestimatetoxin levels—critical comparison with LC-MS/MS[J]. Analytical & Bioanalytical Chemistry,2010,398:1231-1237.

[107] Rúbies A,Muñoz E,Gibert D,et al. New method for the analysis of lipophilic marine biotoxins in fresh and canned bivalves by liquid chromatography coupled to high resolution mass spectrometry:aquick,easy,cheap,efficient,rugged,safe approach[J]. J Chromatogr A,2015,1386:62-73.

[108] Yamaguchi M, Kawai T, Kitagawa M, et al. A new method for rapid and quantitative detection of the Bacillus cereus emetic toxin cereulide in food products by liquid chromatography – tandem mass spectrometry analysis[J]. Food Microbiol, 2013,34:29 – 37.

[109] Baere SD, Goossens J, Osselaere A, et al. Quantitative determination of T – 2 toxin, HT – 2 toxin, deoxynivalenol and deepoxy – deoxynivalenol in animal body fluids using LC – MS/MS detection[J]. J Chromatogr B,2011,879:2403 – 2415.

[110] Fux E, Rode D, Bire R, et al. Approaches to evaluate matrix effects in the LC – MS analysis of threeregulated lipophilic toxin groups in mussel matrix (Mytilusedulis)[J]. Food Addit Contam Part A,2008,25:1024 – 1032.

[111] Varga E, Glauner T, Köppen R, et al. Stable isotope dilution assay for the accurate determination of myco – toxins in maize by UHPLC – MS/MS[J]. Anal Bioanal Chem,2012,402:2675 – 2686.

[112] Zubcrovic Muratovic A, Tröger R, Granelli K, et al. Quantitative analysis of cereulide toxin from Bacillus cereus in rice and pasta using synthetic cereulide standard and 13C6 – cereulide standard – a short validation study[J]. Toxins,2014, 6:3326 – 3335.

[113] Yang Q, Tang S, Rang J, et al. Detection of toxin proteins from Bacillus thuringiensis Strain 4.0718 by strategy of 2D – LC – MS/MS[J]. Curr Microbiol, 2015,70:457 – 463.

[114] Busman M, Poling S M, Maragos C M. Observation of T – 2 toxin and HT – 2 toxin glucosides from Fusarium sporotrichioides by liquid chromatography coupled to tandem mass spectrometry (LC – MS/MS)[J]. Toxins,2011,3:1554 – 1568.

[115] Sanchez J A, Otero P, Alfonso A, et al. Detection of anatoxin – a andthree analogs in Anabaena spp. cultures: new fluorescence polarization assay and toxin profile by LC – MS/MS[J]. Toxins,2014,6:402 – 415.

[116] Müller C, Glamuzina B, Pozniak I, et al. Amnesic shellfish poisoning biotoxin detection in seawater using pure or amino – functionalized Ag nanoparticles and SERS[J]. Talanta,2014,130:108 – 115.

参考文献

[117] Campàs M, Gariboa D, Prieto-Simónb B. Novel nanobiotechnological concepts in electrochemical biosensors for the analysis of toxins[J]. Analyst, 2012, 137:1055-1067.

[118] Zhang Z, Yu L, Xu L, et al. Biotoxin sensing in food and environment via microchip. Electrophoresis, 2014, 35:1547-1559.

[119] McNamee S E, Elliott C T, Delahaut P, et al. Multiplex biotoxin surface plasmon resonance method for marine biotoxins in algal and seawater samples [J]. Environ Sci Pollut R, 2013, 20:6794-6807.

[120] Campbell K, Barnes P, Haughey S A, et al. Development and single laboratory validation of an optical biosensor assay for tetrodotoxin detection as a tool to combat emerging risks in European seafood[J]. Anal Bioanal Chem, 2013, 405:7753-7763.

[121] 车军,刘洁生,杨维东,等. 蛇毒检测技术研究进展[J]. 动物学杂志, 2002, 37(1):76-80.

[122] 闫祖康,祝家镇. 银环蛇中毒死亡鉴定方法的实验研究活化长碳臂生物素:夹心ABC-ELISA检测银环蛇毒[J]. 法医学杂志, 1995, 11(2):49-51.

[123] 高艳丽,王景林. 肉毒毒素及其检测方法研究进展[J]. 现代生物医学进展, 2008, 8(12):2334-2338.

[124] Ferreira J L, Eliasberg S J, Harrison M A, et al. Detection of Perfomred type A botulinum toxin in hash brown potato es by using the mouse bioassay and modified ELISA test[J]. J AOAC, In t, 2001, 84(5):1460-1464.

[125] Adekar S P, Jones R M, Elias M D, et al. Hybridom a popula tions enriched for affinity-matured human IgGs yield high-affinity antibodies speclific for botulinum toxins[J]. J Immunol Methods, 2008, 133(1-2):156-166.

[126] Smith T J, Lou J, Geren I N, et al. Sequence varation with in botulinum neurotoxin serotype impacts antibody binding and neutralization[J]. Infect Immu, 2005, 73:5450-5457.

[127] Wang Jin g-lin. Botulinum neurotoxins and related problems of their medical protection [J]. Bull Acad Mil Med Sci, 2003, 27(3):213-216.

[128] Guglielmo – Viret V, Attreee O, Blanco – Gros V, et al. Comprasion of electrochemiliminescence assay and ELISA for the detection of Clostridium botulinum type B neurotoxin [J]. Immuno Methods,2005,301:164 – 172.

[129] Doellgast G J, Beard G A, Bottoms J D, et al. Enzyme – linked immunosorbent assay and enzyme – linked coagulation assay foe detection of Clostridium botulinum neurotoxins A, B and E and solution – phase complexes with dul – label antibodies[J]. Clin Microbiol,1994,32:105 – 111.

[130] Schivao G, Santucci A, Das Gupat B R, et al. Botulinum neuorotox ins serotypes A and E cleave SNAP – 25 at distinct COOH – teeminal peptide bonds [J]. FEBS Lett,1993,335:99 – 103.

[131] Smith T J, Hill K K, Foley B T, et al. Analysis of neuorotox in Clostridium botulinum A1 – A4, and B1 strains:Bont/A3,/Ba4 and /B1 clusters Are Located within Plasmids[J]. Plos one,2007,2(12):1271.

[132] Krakauer T. Immune response to Staphylococcal superantigens [J]. Immunol Res,1999,20(2):163 – 173.

[133] Labib M, Hedstem M, Amin M, et al. A capacitivebiosensor for detectionfor Staphyloccal enterotoxin B[J]. Anal Bioanal Chem,2009,393(5):1539 – 1544.

[134] FujikawaH, Igarashi H. Rapid latex agglutinattion test for detectionof Staphyloccal enterotoxins A to E that uses high – density latex particles[J]. App EnvironMicrobiol,1988,54(10):2345 – 2348.

[135] Poli M A, Rivera V R, Neal D. Sensitive and specific colorimetric ELISA for Staphyloccus aurens enterotoxins A and B in urine and buffer[J]. Toxicon,2002, 40 (12):1723 – 1726.

[136] Park C E, Akhtar M, Rayman M K. Simple solution to false positive Staphyloccocal enterotoxin assay with seafood tested with enzyme linked immunosorbent assay kit(TECRA)[J]. App Environ Microbiol,1993,59 (7):2210 – 2213.

[137] Khan A S, Cao C J, ThompsonR G, et al. A simple and rapid fluorescence based immunoassay for detectionfor Staphyloccal enterotoxins B[J]. Mol Cell Probes,2003,17(2 – 3):125 – 126.

[138] Alefantis T, Grewal P, Ashton J, et al. A rapid and sensitive magnetic bead – based immunoassay for detectionof Staphyloccal enterotoxin B for high – through put screen[J]. Mol Cell Probes, 2004, 18(6):379 – 382.

[139] Peruski A H, Johnson L H, Peruski L F, et al. Rapid and sensitive detection of biological warfare agents using time resolved fluorescence assay[J]. Immunol Methods, 2002, 263 (1 – 2):35 – 41.

[140] Vernozy – Rozand C, Mazuy – Cruchaudet C, Bavai C, et al. Comparison of three immunological methods for detectionof Staphyloccal enterotoxins from food [J]. Lett Appl Microbiol, 2004, 39(6):490 – 494.

[141] Halmann M, Velan B, Sery T. Rapid identification and quantitation of small numbers of micro – organisms by a chemiluminescent immuno – reaction [J]. App Environ Microbiol, 1977, 34(5):473 – 477.

[142] Kijek T M, Rossi CA, Moss D, et al. Rapid and sensitive immunomagnetic electro chemilumine – scent detection of Staphyloccal enterotoxin B[J]. J Immunol Methods, 2000, 236(1 – 2):9 – 17.

[143] Sturm M, Schramm V. Detecting ricin:sensitive luminescent assay for ricinA – chain ribosome depurination kinetics[J]. Anal Chem, 2009, 81(8):2847 – 2853.

[144] Becher F, Duriez E, Volland H, et al. Detection of functional ricin byimmunoaffinity and liquid chromatography – tandem mass spectrometry [J]. Anal Chem, 2007, 79(2):659 – 665.

[145] Zhan J, Zhou P. A simplified method to evaluate the acute toxicity of ricin andricinus agglutinin[J]. Toxicology, 2003, 186(1):119 – 123.

[146] Pauly D, Worbs S, Kirchner S, et al. Real – time cytotoxicity assay for rapid andsensitive detection of ricin from complex matrices[J]. Plos One, 2012, 7(4):e35360.

[147] Wang J, Gao S, Kang L, et al. Development of colloidal gold – basedimmunochromatographic assay for the rapid detection of ricin toxin in food samples [J]. Food & Agricultural Immunology, 2011, 22(2):185 – 193.

[148] Dayan – Kenigsberg J, Bertocchi A, Garber E. Rapid detection of ricin

incosmetics and elimination of artifacts associated with wheat lectin[J]. J Immunol Methods,2008,336(2):251-254.

[149] Shyu R,Shyu H,Liu H,et al. Colloidal gold-based immunochromatographicassay for detection of ricin[J]. Toxicon,2002,40(3):255-258.

[150] Feltis B,Sexton B,Glenn F,et al. A hand-held surface plasmon resonancebiosensor for the detection of ricin and other biological agents[J]. Biosens Bioelectron,2008,23(7):1131-1136.

[151] Fruetel J,Renzi R,Vandernoot V,et al. Microchip separations of proteinbiotoxins using an integrated hand-held device[J]. Electrophoresis,2005,26(6):1144-1154.

[152] Fulton R,Thompson H. Fluorogenic hand-held immunoassay for theidentification of ricin:rapid analyte measurement platform[J]. J ImmunoassayImmunochem,2007,28(3):227-241.

[153] Koja N,Shibata T,Mochida K. Enzyme-linked immunoassay of ricin[J]. Toxicon,1980,18(5):611-618.

[154] Worbs S,Kohler K,Pauly D,et al. Ricinus communis intoxications in humanand veterinary medicine-a summary of real cases[J]. Toxins (Basel),2011,3(10):1332-1372.

[155] Brandon D,Korn A,Yang L. Detection of ricin contamination in liquid egg byelectrochemi-luminescence immunosorbent assay[J]. J Food Sci,2012,77(4):T83-T88.

[156] Cho C,Keener W,Garber E. Application of deadenylaseelectrochemiluminescence assay for ricin to foods in a plate format[J]. J Food Prot,2009,72(4):903-906.

[157] Garber E,O'Brien T. Detection of ricin in food usingelectrochemiluminescence-based technology[J]. J AOAC Int,2008,91(2):376-382.

[158] Anderson G,Glaven R,Algar W,et al. Single domain antibody-quantum dotconjugates for ricin detection by both fluoroimmunoassay and surface plasmonresonance[J]. Anal Chim Acta,2013,786:132-138.

[159] Ribeiro W, da Costa D, Lourenco A, et al. Electrochemical study of ricin atglassy carbon electrode[J]. Analyst,2013,138(16):4565-4573.

[160] Singh A, Pasha S, Manickam P, et al. Single-domain antibody based thermallystable electrochemical immunosensor[J]. Biosens Bioelectron,2016,83:162-168.

[161] He X, McMahon S, McKeon T, et al. Development of a novel immuno-PCRassay for detection of ricin in ground beef, liquid chicken egg, and milk[J]. J Food Prot,2010,73(4):695-700.

[162] Rasooly R, He X, Friedman M. Milk inhibits the biological activity of ricin[J]. J Biol Chem,2012,287(33):27924-27929.

[163] He X, Patfield S. Immuno-PCR Assay for Sensitive Detection of Proteins inReal Time[J]. Methods Mol Biol,2015,1318:139-148.

[164] He X, McMahon S, Henderson T, et al. Ricin toxicokinetics and its sensitivedetection in mouse sera or feces using immuno-PCR[J]. Plos One,2010,5(9):e12858.

[165] Men C, Li C, Wei X, et al. A sensitive and low background fluorescent sensingstrategy based on g-C3N4-MnO2 sandwich nanocomposite and liposome amplificationfor ricin detection[J]. Analyst,2018,143(23):5764-5770.

[166] Li C, Xiao X, Tao J, et al. A graphene oxide-based strand displacementamplification platform for ricin detection using aptamer as recognition element[J]. Biosens Bioelectron,2017,91:149-154.

[167] Bogomolova A, Aldissi M. Real-time and label-free analyte detection in aflow-through mode using immobilized fluorescent aptamer/quantum dots molecularswitches[J]. Biosens Bioelectron,2015,66:290-296.

[168] Lamont E, He L, Warriner K, et al. A single DNA aptamer functions as abiosensor for ricin[J]. Analyst,2011,136(19):3884-3895.

[169] He L, Deen B, Rodda T, et al. Rapid detection of ricin in milk usingimmunomagnetic separation combined with surface-enhanced Raman spectroscopy[J]. JFood Sci,2011,76(5):N49-N53.

[170] Tang J, Sun J, Lui R, et al. New Surface – Enhanced Raman Sensing ChipDesigned for On – Site Detection of Active Ricin in Complex Matrices Based on SpecificDepurination[J]. ACS Appl Mater Interfaces, 2016, 8(3):2449 – 2455.

[171] Zheng J, Zhao C, Tian G, et al. Rapid screening for ricin toxin on letter papersusing surface enhanced Raman spectroscopy[J]. Talanta, 2017, 162:552 – 557.

[172] Fabris D. Steady – State Kinetics of Ricin A – Chain Reaction with theSarcin&Ricin Loop and with HIV – 1 Ψ – RNA Hairpins Evaluated by Direct InfusionElectrospray Ionization Mass Spectrometry[J]. Journal of the American Chemical Society, 2000, 122(13):799 – 800.

[173] Chen D, Bryden W, Fenselau C. Rapid analysis of ricin using hot aciddigestion and MALDI – TOF mass spectrometry[J]. 2018, 53(10):1013 – 1017.

[174] Merkley E, Jenson S, Arce J, et al. Ricin – like proteins from the castor plant donot influence liquid chromatography – mass spectrometry detection of ricin inforensically relevant samples[J]. Toxicon, 2017, 140:18 – 31.

[175] Wang D, Baudys J, Barr J, et al. Improved Sensitivity for the Qualitative andQuantitative Analysis of Active Ricin by MALDI – TOF Mass Spectrometry [J]. AnalChem, 2016, 88(13):6867 – 6872.

[176] Ma X, Tang J, Li C, et al. Identification and quantification of ricin inbiomedical samples by magnetic immunocapture enrichment and liquidchromatography electrospray ionization tandem mass spectrometry [J]. Analytical &Bioanalytical Chemistry, 2014, 406(21):5147 – 5155.

[177] Wang B, Lou Z, Park B, et al. Surface conformations of an anti – ricin aptamerand its affinity for ricin determined by atomic force microscopy and surface plasmonresonance[J]. Phys Chem Chem Phys, 2015, 17(1):307 – 314.

[178] Chen G, Ning X, Park B, et al. Simple, clickable protocol for atomic forcemicroscopy tip modification and its application for trace ricin detection by recognitionimaging[J]. Langmuir, 2009, 25(5):2860 – 2864.

[179] Dallasta C, Galanerna G, Biancardi A, et al. Simultaneous liquid chromatography – fluorescenceanalysis of type A and type B trichothecenes as fluorescent

derivatives via reaction with coumarin - 3 - carbonyl chloride[J]. Journal of Chromatography A,2004,1047(2):241 - 247.

[180] Lippolis V,Pascale M,Maragos C M,et al. Improvement of detection sensitivity of T - 2 and HT - 2toxins using different fluorescent labeling reagents by high - performance liquid chro - matography [J]. Talanta,2008,74(5):1476 - 1483.

[181] KLOTZEL M,GUTSCHE B,LAUBER U,et al. Determination of the type A and B trichothecenes in cereals by liquid chromatography - electrospray ionization tandem mass spectrometry[J]. Journal of Agricultural and Food Chemistry,2005,53 (23):8904 - 8913.

[182] Berthiller F,Schuhmacher R,Buttinger G,et al. Rapid simultaneous determination of major type A - and B - trichothecenes as well as zearalenone in maize by high performance liquid chromatography tandem mass spectrometry[J]. Journal of Chromatography A,2005,1062(2):209 - 216.

[183] Lattanziov MT,Solfrizzo M,Visconti A. Determination of trichothecenes in cereals and cerealbased products by liquid chromatography - tandem mass spectrometry[J]. Food Additives and Contaminants,2008,25(3):320 - 330.

[184] Zou Z,He Z,Li H,et al. Development and application of a method for the analysis of two trichothecenes:deoxynivalenol and T - 2 toxin in meat in China by HPLC - MS/MS[J]. Meat Science,2012,90 (3):613 - 617.

[185] Baere S D,Goodssens J,Osselaere A,et al. Quantitative determination of T - 2 toxin,HT - 2 toxin,deoxynivalenol and deepoxy - deoxynivalenol in animal body fluids using LC - MS - MS detection[J]. Journal of Chromatography B,2011, 879(24):2403 - 2415.

[186] Yang L,Zhao Z,Wu A,et al. Determination of trichothecenes A (T - 2 toxin,HT - 2 toxin,and diacetoxyscir - penol) in the tissues of broilers using liquid chromatography coupled to tandem mass spectrometry[J]. Journal of Chromatography B,2013,942/943:88 - 97.

[187] Tanak T,Yoneda A,Inoute S,et al. Simultaneous determination of trichothecene mycotoxins and zearalenone in cereals by gas chromatography - mass spec-

trometry[J]. Journal of Chromatogra – phy A,2000,882(1):23 – 28.

[188] Jelenh H,Wasowicz E. Determination of trichothecenes in wheat grain without sample cleanup using comprehensive two dimensional gas chromatography – time – of – flight mass spectrometry[J]. Journal of Chromatography A,2008,1215(1/2):203 – 207.

[189] Yoshizawa T,Kohno H,Ikeda K,et al. A practical method for measuring deoxynivalenol,nivalenol,and T – 2,HT – 2 toxin in foods by an enzyme – linked immunosorbent assay using mono – clonal antibodies[J]. Bioscience,Biotechnology,and Biochemistry,2004,68(10):2076 – 2085.

[190] Wang J P,Duan S X,Zhang G Y,et al. Enzyme – linked immunosorbent assay for the deter mination of T – 2 toxin in cereals and feedstuff[J]. Microchimica Acta,2010,169(1/2):137 – 144.

[191] 任显凤. 噬菌体免疫 PCR 技术及其在真菌毒素检测中的应用[J]. 农产品质量与安全,2017,1:15 – 20.

[192] 王辉,任健康,王明贵. 临床微生物学检验[M]. 北京:人民卫生出版社,2015.

[193] 徐德强,王英明,周德庆. 微生物学实验教程. 4 版[M]. 北京:高等教育出版社,2019.

[194] 朱陶,付灿. 2008. 几种芽孢染色方法的比较与改进[J]. 井冈山学院学报(自然科学),29(8):49 – 50.